高等职业教育本科中药学类专业规划教材

中药养护学

（供中药学、中药制药、中药材生产与加工等专业用）

主　编　滕　毅
副主编　陈旭旭　杨海玲
编　者　（以姓氏笔画为序）
　　　　王又迪（浙江药科职业大学）
　　　　刘诗行（浙江药科职业大学）
　　　　杨海玲（浙江药科职业大学）
　　　　汪　玲（宁波卫生职业技术学院）
　　　　陈旭旭（宁波药材股份有限公司）
　　　　周洋西（重庆医药高等专科学校）
　　　　柯　晓（宁波市中医院）
　　　　倪鸣岳（泰山护理职业学院）
　　　　滕　毅（浙江药科职业大学）

中国健康传媒集团
中国医药科技出版社

内 容 提 要

本教材是"高等职业教育本科中药学类专业规划教材"之一，系根据高等职业教育本科人才培养方案和本套教材原则要求编写而成。全书共包括 12 章，内容涵盖概论、中药养护的相关法规、中药仓库与现代化管理、影响中药品质变异的因素、中药常见的变异现象、中药养护方法、中药储存检查及要求、中药包装与管理、常用中药材的贮存与养护、中药饮片的贮存与养护、中成药的贮存与养护、特殊中药的贮存与养护。

本教材主要供高等职业本科院校中药学、中药制药、中药材生产与加工等专业师生教学使用，也可以作为相关从业人员参考用书。

图书在版编目（CIP）数据

中药养护学/滕毅主编. —北京：中国医药科技出版社，2024.7
高等职业教育本科中药学类专业规划教材
ISBN 978 – 7 – 5214 – 4359 – 2

Ⅰ.①中…　Ⅱ.①滕…　Ⅲ.①中药管理 – 药政管理 – 高等职业教育 – 教材　Ⅳ.①R288

中国国家版本馆 CIP 数据核字（2023）第 252279 号

美术编辑　陈君杞
版式设计　友全图文

出版　**中国健康传媒集团** | 中国医药科技出版社
地址　北京市海淀区文慧园北路甲 22 号
邮编　100082
电话　发行：010 – 62227427　邮购：010 – 62236938
网址　www. cmstp. com
规格　889mm × 1194mm $\frac{1}{16}$
印张　14 $\frac{1}{2}$
字数　406 千字
版次　2024 年 7 月第 1 版
印次　2024 年 7 月第 1 次印刷
印刷　天津市银博印刷集团有限公司
经销　全国各地新华书店
书号　ISBN 978 – 7 – 5214 – 4359 – 2
定价　**48.00 元**

获取新书信息、投稿、为图书纠错，请扫码联系我们。

数字化教材编委会

主　编　滕　毅
副主编　陈旭旭　杨海玲
编　者　(以姓氏笔画为序)
　　　　　王又迪 (浙江药科职业大学)
　　　　　刘诗行 (浙江药科职业大学)
　　　　　杨海玲 (浙江药科职业大学)
　　　　　汪　玲 (宁波卫生职业技术学院)
　　　　　陈旭旭 (宁波药材股份有限公司)
　　　　　周洋西 (重庆医药高等专科学校)
　　　　　柯　晓 (宁波市中医院)
　　　　　倪鸣岳 (泰山护理职业学院)
　　　　　滕　毅 (浙江药科职业大学)

中药养护学是中医药类职业本科院校培养高层次技术技能型人才课程体系中的重要组成部分,是中药鉴定学、中药炮制学、中药制剂学、中药化学、药用植物学等课程知识在中药养护及中药仓储领域的综合性应用。因此,本课程所培养的中药仓储及养护能力也是中药产业职业能力中必不可少的能力之一。

本教材在继承前人对中药养护学的研究成就基础上,对中药仓库贮存及中药养护的进一步发展进行了介绍。编写团队以21世纪以来我国中医药行业的新发展为背景,从产教融合的人才培养理念出发,进一步联系医药企业的生产实际和对中药养护及仓储职业本科人才需求,为培养中药仓储企业高层次技术技能型人才编写了此教材。

本教材在内容上可分为基础知识部分和项目化教学部分。其中,中药养护相关法规、影响中药品质变异的因素、中药常见的变异现象、中药养护方法等章节介绍基础知识;中药仓库与现代化管理、中药储存检查及要求、常用中药材的贮存与养护和中药饮片的贮存与养护等采用项目化教学的形式编写。本教材紧密结合中药仓储行业发展现状和企业管理实际情况对中药仓储及养护最新知识和要求,删除了现有教材中已经过时的或禁止的技术和做法,增添了现行版GAP、GMP、GSP等法规的新要求及医药仓储企业的管理规程,使本教材更加符合行业的要求和企业的实际情况。

本教材的编写工作是在编写委员会全体同志的共同努力下完成的,其具体任务分工有:滕毅:第一章概论、第二章 中药养护的相关法规、第四章第二节外在因素、第六章第二节现代养护法;陈旭旭:第三张 中药仓库与现代化管理、第七章 中药储存检查;杨海玲:第四章第三节协同作用、第八章中药的包装;王又迪:第四章第一节内在因素、第五章第四节至第九节、第六章第一节传统养护法;周洋西:第五章第一至第三节;柯晓:第九章常用中药材的贮存与养护;汪玲:第十章常用中药饮片的贮存与养护;倪鸣岳:第十一章中成药的贮存与养护;刘诗行:第十二章特殊中药的贮存与养护。

本教材的编写得到了主编单位浙江药科职业大学的大力支持和各参编单位的支持,特别感谢宁波药材股份有限公司对本教材编写的协助。

限于编者编写水平有限及本行业发展较快,书中难免存在不足之处,欢迎各院校在教学使用过程中不断加以总结提高,多提宝贵意见和建议,以便再版时加以修正。

编 者
2023 年 7 月

第一章　概　论

PPT

学习目标

【知识要求】

1. 掌握中药养护学的概念及内涵。
2. 熟悉中药养护学的研究任务、方法和意义。
3. 了解中药养护的起源与发展。

【技能要求】

具备查阅有关中药养护历代本草著作的技能。

【素质要求】

具备在中药仓储及养护领域思考维护中药商品质量稳定，维护消费者生命健康的素质。

第一节　中药养护学概述

一、中药养护学的概念

中药养护是指对中药及中药商品根据其性质和特点，采用适当的方法和技术进行合理的保养和维护的过程，以达到在贮存期间内中药及中药商品的质量不发生变化，保证中药及中药商品质量稳定的目的。中药是指在中医药理论指导下用于防治疾病和保健的药物的总称，广义的中药包括中药材、中药饮片、中成药等。中药商品是指处于医药市场流通领域中的中药的总称。中药养护学是专门研究如何对中药及中药商品进行合理养护的学科，它通过运用现代科学技术与方法研究中药商品质量变化规律，采取相应的方法与措施，保证中药商品在贮存期间质量不发生变化。

中药是特殊的物质，中药商品是特殊的商品，其所含有的化学成分必须在严格的保存条件下才能保持其活性，以达到治疗疾病和养生保健的作用。中药进入医药市场流通领域成为中药商品后，在销售给消费者之前的过程中要经历多个转运和保存环节。在众多环节中一旦某一个环节的储存条件发生变化，就有可能导致中药商品中所含化学成分发生改变，影响中药商品的质量，进而影响疗效，更会对消费者的生命健康造成影响。因此，对中药进行科学、合理的养护对保证中药在购、存、运、销过程中保持质量稳定具有十分重要的意义。在中医药产业中，中药商品在生产、流通、销售等各个环节均需要不同程度的存放和保管，只有在有效的保管养护下才能保证中药商品的质量稳定，才能为中药商品的继续流通提供保证。随着中医药产业的快速发展，特别是互联网经济对中药商品流通的促进作用，中药商品的流通量变得十分巨大，这就对处于快速流通过程中的中药商品的质量稳定提出了更高的要求。

二、中药养护学的研究范围

1. 研究影响中药质量发生变化的因素　中药含有多种化学成分，这些化学成分因自身的化学性质会在一定的温度、湿度、光照、环境空气的含氧量等保存条件下保持成分稳定。中药养护学要系统研究这些影响中药质量变化的因素，以便在贮存保管过程中有的放矢地采取有效的办法保证中药及中药商品的质量。

2. 研究科学合理的养护技术与方法　中药贮存养护是中医药行业中必备的环节，是中药质量的重要保证。因此，要想对中药进行有效养护就必须依靠专业性强、有针对性、安全可控的科学养护技术与方法。比如：虫蛀是中药贮存中常见的变异现象，许多中药仓虫，如米象、谷象、玉米象均具有耐饥、耐干燥和对抗低温能力，如何有效预防虫蛀是中药贮存中的难题。针对氧气是仓虫生存繁殖的必要条件这一特点，可采用气调养护技术，对贮存空间内的空气组成进行调节，充氮降氧，人为造成低氧环境，使氧气存流量低于 2%，使仓虫因缺氧窒息而死，以达到控制一切害虫活动的目的。

3. 研究中药养护可采用的设施与设备　中药含有多种化学成分，其性质会随着保存环境条件的变化而发生一定的变化，因此只有对中药的贮存环境严格加以控制才能有效地保证贮存中药的质量。维护中药贮存环境的稳定需要使用有效的贮存设施与设备，根据不同贮存环境的需要采用适当的设施与设备是中药养护学必要的研究内容。例如：贮存中药的温度与中药所含化学成分的质量存在相关性，对霉菌及害虫的滋生也有一定的影响，因此需要对仓库内的温度进行调节，使其符合中药商品适宜的温度范围。中药贮存企业通常将仓库按照温度设定为冷储库（2~10℃）、凉爽库（20℃以下）及常温库，使不同温度仓库内保存的中药商品始终处于稳定的温度条件下，从而达到稳定成分和抑菌防虫的效果。同样，对各种温度条件的仓库进行环境温度的监测和控制需要使用相应的监控设备和控制设备。比如：目前在中药仓储行业中普遍使用的仓库实时监控系统能够对仓库内各个点位的温度进行实时测定并记录，而后由计算机系统来分析数据，一旦仓库内出现温度波动，控温系统就会自动做出调整。随着中药产业的快速发展，中药仓储所用的设施与设备也需要跟随时代进行发展，以满足中药商品更大物流量的养护需要。

4. 研究中药养护的工作规范　中药养护工作是中药产业中的重要部分，只有在保证中药商品质量稳定的情况下才能保证中药产业链的正常流通，进一步影响中药商品的价格，更重要的是影响消费者的生命健康。中药仓储企业要根据《药品管理法》《药品生产质量管理规范》《药品经营质量管理规范》《中药材生产质量管理规范》《药品经营和使用质量监督管理办法》等法律法规的要求，严格制定中药养护操作规范，对厂房、设施设备、人员、物料、操作记录、进出库等制定规范的操作规程，使中药养护工作顺利有序进行。

三、中药养护学的任务

研究中药贮存中引起质量变化的因素和规律，采取有针对性的技术与方法，防止中药发生变质，保证中药质量以确保中药安全，保证中药数量以确保经济价值是中药养护学的基本任务。研究制定中药贮存与养护的标准操作管理规范，使中药贮存养护工作实现规范化管理，提高生产效率，促进中药贮存行业的规范化发展是中药养护学的行业任务。紧跟时代发展步伐，进一步研究与行业发展要求相适应的中药贮存养护新技术、新方法是中药养护学的学科任务和战略任务。

（一）科学运用养护技术保证贮存中药的质量和数量

中药贮存仓库是中药商业流通的节点，在这个节点上中药商品会发生贮存地点和环境的改变，从而极易导致中药贮存条件发生变化。中药是特殊的商品，其所含的化学成分一旦处于不合适的贮存环境中或贮存条件发生改变，就会导致中药的质量发生变化。比如：我国南方地区遇到梅雨季节，贮存环境的湿度会随着大气湿度的升高而相应的升高，会进一步使处在该环境中的中药含水量增加，从而增加中药发生虫蛀和霉变等变质的风险。此外，中药所含化学成分复杂，它们之中，有的含糖质，有的含脂肪，有的含挥发油、黏液质等，这些成分的性质各异，因此需要采用不同保管养护方法。例如，对于含有单糖和多糖类中药在保持药物本身干燥外，还需保持贮存环境干燥；对于含有芳香气味的中药，因所含有挥发油类物质易随温度升高而挥发，需置阴凉低温处贮存；许多含有鲜艳颜色的中药，如栀子、红花等，如果若过久日曝和强光直照，极易导致颜色变淡。根据各类中药的理化性质，进行科学养护，合理贮存，是保证中药质量与数量的关键所在。因此，做好中药贮存养护能够有效地防止中药发生变化，保证中药质量和数量。任何疏忽都会降低药品质量，影响疗效，严重时会造成巨大经济损失。

（二）研究制定中药贮存与养护的标准操作管理规范

中药仓库储存的中药商品众多，其来源广泛，所含化学成分复杂，对贮存环境的要求也有所不同。它们有的因含有挥发性成分或质地娇嫩而怕热，有的含有脂肪油容易导致泛油因而需要防热防潮，有的鲜活商品，如新鲜人参为了保证水分不散失，需要在冷藏条件下保存；再加上各种中药商品的快速流通市场的要求，中药仓储部门的工作十分复杂，不仅工作量大，而且需要入库验收、搬运码放、分类贮存、在库检查、出库等各种工作环节相互协调，才能达到中药仓库满足中药商品及物资快速流通的需要。因此，需要根据《中华人民共和国药品管理法》《药品生产质量管理规范》等法规的要求，结合企业的工作实际制定科学、高效的标准操作管理规范，提高仓库的工作效率。

（三）研究中药贮存养护新技术新方法

进入 21 世纪以来，我国的中医药产业得到了快速发展，中药商品的国内市场规模快速扩大，国际市场也得到了前所未有的发展，这就对处于复杂流通领域中的中药商品的保管养护提出了更高的要求。中药养护学应紧跟时代发展的需要，积极探索符合信息化、全球化要求的中药贮存养护新技术。

四、中药养护学的意义

通过更好地研究中药的科学养护技术，对中药商品进行严格科学的管理，才能够实现中药商品的顺利流通，实现中药生产及经营企业在中药产业链中的承上启下作用。

1. 保证中药质量安全 中药养护实质上是中药商品在贮存期间采取的必要的技术手段，使仓储环境满足中药性能的需要，避免中药发生变质，以确保中药的安全有效。中药是特殊的商品，其质量直接关乎人民的生命健康和生活幸福，因此对处于流通环节中的中药进行科学合理的养护具有极其重要的社会意义。

2. 确保中药商品的贮存安全 中药商品贮存过程中，除了采取必要的养护技术，确保中药商品不发生质量变化，还要防止出现燃烧、爆炸、倒塌、污损等安全事故的发生。《中华人民共和国药品管理法》指出，药品仓库必须制定规范的保管制度，采取必要的养护措施，变质的或被污染的药物不能药用，以保持药品的质量和纯洁度。由此可见，中药商品养护是一项必要的措施，需要采取"以防为主"的原则，确保中药商品的贮存安全。

3. 降低损耗 降低损耗是指中药商品在贮存过程中防止霉变、虫蛀、鼠咬、泛油、挥发、风化、潮解等变质现象的发生。因为一旦这些变质现象发生，就需要对变质的中药商品进行特殊养护，养护不合格的则进入销毁流程。这些特殊养护及不合格品销毁都会增加仓储企业的成本。因此，对中药商品进行严格的养护，可以使在库贮存的中药商品处于质量稳定状态，减少商品损耗，节省保管费用。

4. 保证中药商品的市场供应 中药贮存养护是保证中药商品在流通领域质量稳定的关键技术，是中药产业得以顺畅发展的重要保障。一旦中药仓库中的某种中药商品出现变质现象，就会影响该品种往产业下游流通的效率，耽误生产或销售的进度，影响该产品的市场供应，更严重的还将影响消费者的治疗保健需要。因此，只有对中药仓库或运输中的中药商品进行有效的养护才能使中药商品高效流通，持续不断地满足市场供应，满足人们医疗保健需要。

5. 促进中药商品生产的标准化发展　中药商品所涉及的范围广泛，它包含有原料药（中药材）、中间体（饮片、制剂中间体）、成品（中成药）以及包装材料和辅料等类型。处于产业链上游的中药商品的质量会对下游的产品质量产生直接影响。因此，各种类型的中药商品如果要保证其流入下一个阶段之前质量稳定，那么就需要科学合理的保管养护，在商品出库之前还应进一步进行质量检测，确保商品质量，防止劣质产品流入下游市场。同样，中药产业链中的每一个下游环节均需要对上游购入的中药商品进行入库检测和质量核对，发现质量问题应及时采取措施，比如制剂生产企业对购入的原料药进行入库检验发现有水分或杂质超标，应该立即截留该批原料药，并进行进一步检测，必要时还应向上一级药品检验部门报检，做好进一步处理工作。因此，中药养护学对于中药商品生产向标准化发展起到促进作用。

6. 提高中药商品市场流通的应急能力　在各级别、各种类型的中药仓库中贮存的中药商品的质量情况是中药生产和流通的重要保障，是下游企业生产和流通的基础。另外，中药商品的生产与消费在时间上和地区上往往存在一定的差异，存在着季节性因素或供需不平衡等因素带来的短期中药商品物资短缺情况。在这个时候，中药商品物资储备就极为重要了，可以充分弥补中药商品物资短缺的缺口，使中药商品的生产和流通得以持续不断的有序运行。

中药商品除了满足市场供应以外，还要有充分的战略储备作为社会公共卫生安全物资保障。

第二节　中药贮存养护学的起源与发展

一、中药贮存养护的历史起源

中医药学包含着中华民族几千年的健康养生理念及其实践经验，是中华文明的一个瑰宝，凝聚着中国人民和中华民族的博大智慧，是我国人民长期同疾病作斗争和保持民族繁衍的主要武器，对保证人民健康和民族发展壮大起着重要作用。

《神农本草经》是我国已知最早的药学专著，载药365种，是汉以前药学知识和经验的总结，它蕴含着丰富而深刻的药物理论，奠定了中国古代药物学的理论架构。该书记载了中药的基本理论、产地、采集时间和加工方法，还对鉴别中药真伪的重要性、贮存等都有较为精辟的概括。如药物阴干、曝干、采造时月、生熟、土地所出、真伪新陈等，为中药贮存养护的发展奠定了初步基础。

南北朝时期，医药有了显著的进步和分工。当时的《百官志》中记载："……医师四十人……太医署有主药师二人……药园师二人……药藏局盛丞各二人。"又云："药藏丞为三品勋一位。"可以推知，在当时政府就已专门设立了药物贮存机构，说明中国在很早以前就已经非常重视药物贮存的重要性。

《神农本草经集注》，作者为南北朝时期梁代的陶弘景，采用按照药物的天然属性分类的先导性著作，对魏晋以来三百余年间药学发展作了总结。该书对药物产地、采制方法、贮存时间与其疗效的关系等均有详细阐述，在序录中说："江东以来，小小杂药，多出近道，气力性理，不及本邦。"又云："凡狼毒、枳实、橘皮、半夏、麻黄、吴茱萸，皆欲得陈久良，其余唯须精新也。"

《新修本草》又名《唐本草》，唐高宗显庆四年（公元659年），是第一部由政府组织编修的药典，载药850种，总结了我国唐以前在药学方面的发展成就。唐代国家对药材的质量已经十分重视，不仅讲求道地药材，而且对药材的贮存养护也有相当程度的要求。此外，孙思邈在《备急千金要方》设置了药藏法，精辟地说明了药物贮存的重要性："忽逢瘴疠，素不资贮，无以救疗，遂拱手待毙……故置药藏法，以防危殆云尔。"此外，还详细说明了药物应根据时节来采收并贮藏。还记载："凡药皆不欲数数晒曝，多见风日，气即薄歇，宜熟知之。诸药未即用者，候天大晴明时，于烈日中曝之，令大干，以新瓦器贮之，泥头密封，须用开取，急封之，勿令中风湿之气，虽经年亦如新也。某丸散以瓷器贮，密蜡封之，勿令气泄；则三十年不坏，诸杏仁子等药，瓦器贮之，则鼠不能得之．凡贮药法，皆须去地三四尺，则土湿之气不中也。"对干燥中药、贮藏方法、存储容器均有详细说明。特别值得称道的是该书提出贮药在去地数尺，则湿气方不中药，对药物贮存的具体要求在今天依然沿用。

宋代，中药行业得到了蓬勃发展，政府和民间均开设了许多药铺，当时政府还设"收卖药材所"以辨认药材，以严厉打击市场中经营假药的行为。寇宗奭著《本草衍义》载："夫高医以蓄药为能，仓猝之间，防不可售者所须也，若桑寄生、桑螵蛸、鹿角胶、虎胆、蟾酥……之类，尤其难得之品宜蓄贮留，急病人之所急。"说明当时医生对药物的贮存十分重视。

元朝，王好古著《汤液本草》："一两剂服之效，予再候之，脉证相对，莫非药有陈腐者，致不效乎，再市药之气味厚者煎服，其证半减，再服而安。"阐明了药物的贮存效果与临床疗效之密切关系。

明代，陈嘉谟收集各代药物发展的成就，编著了《本草蒙筌》，书中对药物的贮存有较为深刻的认识："凡药藏贮，宜常提防。倘阴干、曝干、烘干未尽去湿，则蛀蚀、霉垢、朽烂不免为殃。当春夏多雨水浸，临夜晚或鼠虫啃耗，心力费悼，岁月堪延，见雨着火频烘，遇晴明向日旋曝，粗糙悬架上，细腻贮坛中。人参须和细辛，冰片必同灯草，麝香宜蛇皮裹，硼砂共绿豆收，生姜择老砂藏，山药候干炭窖，沉香、真檀香甚烈，包纸须重．……庶分两不致耗轻，抑气味尽得完具。辛烈者免走泄，甘美者无虫蛀伤，陈者新鲜，润者干燥，……"这些宝贵贮存经验沿用至今，成为后世研究贮存的理论依据。

清代，吴仪洛《本草从新》云："若陈腐而欠鲜明。则气味不全。服之必无效。唐耿诗云。朽药误新方。正谓是矣。此药品有新陈之不同。用之贵各得其宜也。"又云："用药有久宜陈者，收藏高燥处，不必时常开看，不会霉蛀。有宜精新者，如南星、半夏、黄麻、大黄、木贼、棕榈、芫花、枳实、佛手柑、秋石、石灰、诸曲、诸胶……之类，皆以陈久者为佳"。说明清代已经对药物的贮存质量更加重视，对药物的贮存养护规律已经有了较为详细的认识。

二、中药贮存养护的现代发展

我国中药的养护技术发展大致经历了三个阶段：第一阶段为继承传统阶段，主要以继承传统的养护方法为主，如用日晒、火烤、热蒸、石灰吸潮干燥药物；对存量小，性质特殊的药材采用药物对抗同贮法，起到防虫作用；对于极易发霉虫蛀的药材采用硫黄熏蒸来防虫。第二阶段是随着我国中药市场规模的不断扩大，对中药的仓储要求也随之提高，这时中药仓库较普遍地开展了仓库温湿度管理；采用氯化钙代替木炭吸潮，用空气除湿机除湿，除氧技术也得到了快速发展，特别是气调养护新技术的普遍推广，使中药的贮存养护技术得以更新，经济效益和社会效益明显提高。在第三阶段中药贮存养护逐渐向机械化、自动化、信息化发展，实现了温湿度管理的自动控制，仓库内货物的搬运、码放等实现机械化，仓库内的存储情况实现了网络化和信息化，仓库的货物存储情况、进出库等情况的数据能够实时更新，对于仓库的使用效率得到了大幅提升。

中华人民共和国成立后，在党的中医中药政策指引下，中药贮存养护的研究得到了蓬勃发展。如低温贮存、臭氧贮存、气幕防潮、环氧乙烷防霉、微波和远红外干燥等技术广泛用于药材仓储。20世纪80年代初，国家为了降低中药贮存消耗，减少污染和因熏蒸剂带来的残毒，设想了经济而科学的气调养护贮存，并列为重点科研，由湖南、天津、四川、山西、贵州五省市药材公司组成研究协作组，在科研人员的悉心研究、艰苦奋发下，终于实验成功。

　　近年我国在药材贮存养护工作方面，又取得了一系列的新成就。全国药品生产及经营企业均能按照药品生产质量管理规范和药品经营质量管理规范的要求来加强中药仓储的基础设施建设和技术革新，能普遍有效地执行"预防为主，防治相结合"的保管原则。药材仓库均建立了保管制度，重视库房温度、湿度的控制，加强了入库验收及在库检查等工作。我国中药的养护技术在继承和发展了传统药材保管养护经验的基础上，还广泛采用了现代分析检测仪器和工具，提出一些新的贮存方法。药材的品种虽多，性质各异，但由于中药养护工作者的不懈努力，采取了有效的措施，基本上克服了药材生霉、生虫的现象，保证了中药市场流通，满足了广大人民医疗上用药的需要。

目标检测

答案解析

一、单选题

1. 我国已知最早的药学专著是（　　）。

　　A. 神农本草经　　　　B. 神农本草经集注　　　　C. 汤液本草　　　　　　　D. 本草从新

2. 关于中药商品被称之为特殊商品的原因说法，正确的是（　　）。

　　A. 价格贵　　　　　　　　　　　　　　B. 组方及制作工艺复杂

　　C. 所含化学成分保存条件要求严格　　　D. 属于传统文化的一部分

二、多选题

1. 中药保管养护是在中药产业的（　　）环节中发挥作用的。

　　A. 采购　　　　　　　B. 生产　　　　　　　C. 运输

　　D. 销售　　　　　　　E. 贮存

2. 在中药仓库贮存大量中药时，一旦出现个别中药发生变质情况，可能会导致的情况有（　　）

　　A. 变质的中药失效，造成一定的损失

　　B. 不会造成损失

　　C. 变质的中药"传染"给周围中药，引发大面积连锁反应

　　D. 及时发现，及时处理，避免"传染"情况发生

　　E. 与变质中药相邻的中药也发生变质

三、问答题

1. 什么是中药养护？

2. 中药养护的研究范围是什么？

3. 中药养护学的任务是什么？

书网融合……

本章小结

第二章　中药养护的相关法规

PPT

学习目标

【知识要求】

1. 掌握 GAP、GMP、GSP 等法规中与中药养护工作的内容。
2. 熟悉 GAP、GMP、GSP 等法规中与中药养护工作相关的操作规程。
3. 了解 GAP、GMP、GSP 等法规发展趋势。

【技能要求】

具备结合生产实际，学习并执行法规要求的能力。

具备严格执行中药养护相关法规的工作能力。

【素质要求】

坚持法规意识，将不断地学习和贯彻中药养护工作的相关法规作为长期的工作任务，建立严格遵守法规的素质。

党的二十大报告中指出：人民健康是民族昌盛和国家强盛的重要标志。把保障人民健康放在优先发展的战略位置。药品是具有高风险的特殊商品，监管机构制定药品管理的法律法规就是要把控药品生产、经营及流通过程中可能存在的风险与企业获益之间的平衡。

目前，国家对中药贮存养护管理有关的法律主要有《中华人民共和国药品管理法》（简称《药品管理法》）、《中华人民共和国药品管理法实施条例》。在此依据，国家药品监督管理部门又相继颁布了《药品生产质量管理规范》（简称 GMP）、《药品经营质量管理规范》（简称 GSP）、《中药材生产质量管理规范》（简称 GAP）、《药品生产监督管理办法》等法规，这些法规对中药的生产管理、经营管理及质量控制等企业行为建立了基本准则，药品生产企业、经营企业等必须严格执行相应的规范要求。

第一节　中药材生产质量管理规范的有关规定

《中药材生产质量管理规范》（以下简称 GAP）是为规范中药材生产，保证中药材质量，促进中药标准化、现代化而制定的，是中药材生产企业开展中药材（含植物、动物药）生产和质量管理的基本准则，是生产企业应运用规范化管理和质量监控手段，保护野生药材资源和生态环境，坚持"最大持续产量"原则，实现资源的可持续利用的法律依据。GAP 在中药材生产过程中涉及到中药养护的部分主要在包装、运输与贮藏等过程，其中涉及到的内容主要有以下几条。

第三十四条　包装前应检查并清除劣质品及异物。包装应按标准操作规程操作，并有批包装记录，其内容应包括品名、规格、产地、批号、重量、包装工号、包装日期等。

第三十五条　所使用的包装材料应是清洁、干燥、无污染、无破损，并符合药材质量要求。

第三十六条　在每件药材包装上，应注明品名、规格、产地、批号、包装日期、生产单位，并附有质量合格的标志。

第三十七条　易破碎的药材应使用坚固的箱盒包装；毒性、麻醉性、贵细药材应使用特殊包装，并应贴上相应的标记。

第三十八条　药材批量运输时，不应与其它有毒、有害、易串味物质混装。运载容器应具有较好的通气性，以保持干燥，并应有防潮措施。

第三十九条　药材仓库应通风、干燥、避光，必要时安装空调及除湿设备，并具有防鼠、虫、禽畜的措施。地面应整洁、无缝隙、易清洁。

药材应存放在货架上，与墙壁保持足够距离，防止虫蛀、霉变、腐烂、泛油等现象发生，并定期检查。

在应用传统贮藏方法的同时，应注意选用现代贮藏保管新技术、新设备。

GAP 是中药材生产企业的技术指导原则，是中药生产企业供应商审核的技术标准，是药品监管部门从事监管及检查的技术依据。它明确了影响中药材质量关键环节的管理要求，建立有效的生产基地单元监督管理机制，配备与生产基地相适应的人员、设施、设备，明确中药材生产批次，建立中药材生产质量追溯体系，制定主要环节生产技术规程，制定不低于现行标准的中药材质量标准，制定中药材种子种苗或其他繁殖材料标准，使中药材生产质量控制做到"六统一"。

（1）统一规划生产基地——可采用农场、林场、公司＋农户、合作社等方式建基地，一般应当选址于道地产区，种植地块或养殖场所有明确记载和边界定位。

（2）统一供应种子种苗或其他繁殖材料——明确使用种子种苗或者其他繁殖材料的基原及种质，鼓励开展优良品种选育，禁用人工选育的多倍体或单倍体、种间杂交、转基因品种等。

（3）统一化肥、农药等投入品管理——以有机肥为主，化学肥料有限度使用，优先选用高效、低毒生物农药，尽量减少或避免使用除草剂、杀虫剂和杀菌剂等化学农药，禁止使用剧毒、高毒、高残留农药。

（4）统一种植或者养殖技术规程——禁止使用壮根灵、膨大素等生长调节剂调节中药材收获器官生长。

（5）统一采收与产地加工技术规程——明确采收年限范围和基于物候期的采收时间，鼓励采用有科学依据的高效干燥技术以及集约化干燥技术，产地加工过程中品质受到严重影响的，原则上不得作为中药材销售。

（6）统一包装与贮存技术规程——禁止使用国家禁用的高毒性熏蒸剂。

第二节　药品生产质量管理规范的有关规定

《药品生产质量管理规范》（以下简称 GMP）是根据《中华人民共和国药品管理法》《中华人民共和国药品管理法实施条例》制定的，其目的是规范药品生产质量管理，是药品企业质量管理体系的一部分，是药品生产管理和质量控制的基本要求，旨在最大限度地降低药品生产过程中污染、交叉污染以及混淆、差错等风险，确保持续稳定地生产出符合预定用途和注册要求的药品。所有药品企业均应当严格执行本规范，坚持诚实守信，禁止任何虚假、欺骗行为。GMP 在中药材、中药饮片、中成药等中药商品生产过程中涉及到中药养护的部分比较多，主要有以下几方面。

一、GMP 对仓储区的规定

GMP 对药品生产企业的仓储区有明确的规定，有利于规范药品生产企业对物料及产品存储方面的规范化操作，有利于企业在仓储区的规划、建设、运行及管理等方面的工作有统一标准。具体相关法规如下。

第五十七条 仓储区应当有足够的空间，确保有序存放待验、合格、不合格、退货或召回的原辅料、包装材料、中间产品、待包装产品和成品等各类物料和产品。

第五十八条 仓储区的设计和建造应当确保良好的仓储条件，并有通风和照明设施。仓储区应当能够满足物料或产品的贮存条件（如温湿度、避光）和安全贮存的要求，并进行检查和监控。

第五十九条 高活性的物料或产品以及印刷包装材料应当贮存于安全的区域。

第六十条 接收、发放和发运区域应当能够保护物料、产品免受外界天气（如雨、雪）的影响。接收区的布局和设施应当能够确保到货物料在进入仓储区前可对外包装进行必要的清洁。

第六十一条 如采用单独的隔离区域贮存待验物料，待验区应当有醒目的标识，且只限于经批准的人员出入。不合格、退货或召回的物料或产品应当隔离存放。如果采用其他方法替代物理隔离，则该方法应当具有同等的安全性。

第六十二条 通常应当有单独的物料取样区。取样区的空气洁净度级别应当与生产要求一致。如在其他区域或采用其他方式取样，应当能够防止污染或交叉污染。

二、GMP 对包装材料的规定

药品包装材料是药品的重要组成部分。包装材料是企业为保护药品质量采取的保护措施，其性质和质量对药品质量有着直接关系，因此 GMP 对于药品的包装材料有明确的管理要求。具体有关条文如下。

第一百二十条 与药品直接接触的包装材料和印刷包装材料的管理和控制要求与原辅料相同。

第一百二十一条 包装材料应当由专人按照操作规程发放，并采取措施避免混淆和差错，确保用于药品生产的包装材料正确无误。

第一百二十二条 应当建立印刷包装材料设计、审核、批准的操作规程，确保印刷包装材料印制的内容与药品监督管理部门核准的一致，并建立专门的文档，保存经签名批准的印刷包装材料原版实样。

第一百二十三条 印刷包装材料的版本变更时，应当采取措施，确保产品所用印刷包装材料的版本正确无误。宜收回作废的旧版印刷模版并予以销毁。

第一百二十四条 印刷包装材料应当设置专门区域妥善存放，未经批准人员不得进入。切割式标签或其他散装印刷包装材料应当分别置于密闭容器内储运，以防混淆。

第一百二十五条 印刷包装材料应当由专人保管，并按照操作规程和需求量发放。

第一百二十六条 每批或每次发放的与药品直接接触的包装材料或印刷包装材料，均应当有识别标志，标明所用产品的名称和批号。

第一百二十七条 过期或废弃的印刷包装材料应当予以销毁并记录。

三、GMP 对药品包装操作的要求

药品的包装是对药品的保管与养护，对于保持药品质量稳定具有十分重要的意义。因此，GMP 对药品包装有明确的要求。具体条文如下。

第二百零二条 包装操作规程应当规定降低污染和交叉污染、混淆或差错风险的措施。

第二百零三条 包装开始前应当进行检查，确保工作场所、包装生产线、印刷机及其他设备已处于清洁或待用状态，无上批遗留的产品、文件或与本批产品包装无关的物料。检查结果应当有记录。

第二百零四条 包装操作前，还应当检查所领用的包装材料正确无误，核对待包装产品和所用包装材料的名称、规格、数量、质量状态，且与工艺规程相符。

第二百零五条　每一包装操作场所或包装生产线，应当有标识标明包装中的产品名称、规格、批号和批量的生产状态。

第二百零六条　有数条包装线同时进行包装时，应当采取隔离或其他有效防止污染、交叉污染或混淆的措施。

第二百零七条　待用分装容器在分装前应当保持清洁，避免容器中有玻璃碎屑、金属颗粒等污染物。

第二百零八条　产品分装、封口后应当及时贴签。未能及时贴签时，应当按照相关的操作规程操作，避免发生混淆或贴错标签等差错。

第二百零九条　单独打印或包装过程中在线打印的信息（如产品批号或有效期）均应当进行检查，确保其正确无误，并予以记录。如手工打印，应当增加检查频次。

第二百一十条　使用切割式标签或在包装线以外单独打印标签，应当采取专门措施，防止混淆。

第二百一十一条　应当对电子读码机、标签计数器或其他类似装置的功能进行检查，确保其准确运行。检查应当有记录。

第二百一十二条　包装材料上印刷或模压的内容应当清晰，不易褪色和擦除。

第二百一十三条　包装期间，产品的中间控制检查应当至少包括下述内容：

（一）包装外观；

（二）包装是否完整；

（三）产品和包装材料是否正确；

（四）打印信息是否正确；

（五）在线监控装置的功能是否正常。

样品从包装生产线取走后不应当再返还，以防止产品混淆或污染。

第二百一十四条　因包装过程产生异常情况而需要重新包装产品的，必须经专门检查、调查并由指定人员批准。重新包装应当有详细记录。

第二百一十五条　在物料平衡检查中，发现待包装产品、印刷包装材料以及成品数量有显著差异时，应当进行调查，未得出结论前，成品不得放行。

第二百一十六条　包装结束时，已打印批号的剩余包装材料应当由专人负责全部计数销毁，并有记录。如将未打印批号的印刷包装材料退库，应当按照操作规程执行。

知识链接

2012年1月6日，在国家食品药品监督管理局发布的关于加强《药品生产质量管理规范（2010年修订）》实施工作的通知（国食药监安〔2012〕8号）中要求各省、自治区、直辖市食品药品监督管理局认真落实推进《药品生产质量管理规范（2010年修订）》新修订药品GMP实施工作。

第三节　药品经营质量管理规范的有关规定

《药品经营质量管理规范》（以下简称GSP）根据《中华人民共和国药品管理法》、《中华人民共和国药品管理法实施条例》，为加强药品经营质量管理，规范药品经营行为，保障人体用药安全、有效而制定的，是药品经营企业从事药品经营行为必须严格执行的规定，是企业开展经营管理和质量控制的基本准则。药品生产企业销售药品、药品流通过程中其他涉及储存与运输药品的，也应当符合本规范相关要求。企业应当在药品采购、储存、销售、运输等环节采取有效的质量控制措施，确保药品质量，并按照国家有关要求建立药品追溯系统，实现药品可追溯。药品经营企业应当坚持诚实守信，依法经营。禁止任何虚假、欺骗行为。GSP 对药品经营管理中涉及药品贮存与养护的内容主要如下。

一、设施与设备

药品储存作业区、辅助作业区应当与办公区和生活区分开一定距离或者有隔离措施。库房的规模及条件应当满足药品的合理、安全储存，并达到以下要求，便于开展储存作业：①库房内外环境整洁，无污染源，库区地面硬化或者绿化；②库房内墙、顶光洁，地面平整，门窗结构严密；③库房有可靠的安全防护措施，能够对无关人员进入实行可控管理，防止药品被盗、替换或者混入假药；④有防止室外装卸、搬运、接收、发运等作业受异常天气影响的措施。

库房应当配备以下设施设备。

（1）药品与地面之间有效隔离的设备；

（2）避光、通风、防潮、防虫、防鼠等设备；

（3）有效调控温湿度及室内外空气交换的设备；

（4）自动监测、记录库房温湿度的设备；

（5）符合储存作业要求的照明设备；

（6）用于零货拣选、拼箱发货操作及复核的作业区域和设备；

（7）包装物料的存放场所；

（8）验收、发货、退货的专用场所；

（9）不合格药品专用存放场所；

（10）经营特殊管理的药品有符合国家规定的储存设施。

经营中药材、中药饮片的，应当有专用的库房和养护工作场所，直接收购地产中药材的应当设置中药样品室（柜）。储存、运输冷藏、冷冻药品的，应当配备以下设施设备：

（1）与其经营规模和品种相适应的冷库，储存疫苗的应当配备两个以上独立冷库；

（2）用于冷库温度自动监测、显示、记录、调控、报警的设备；

（3）冷库制冷设备的备用发电机组或者双回路供电系统；

（4）对有特殊低温要求的药品，应当配备符合其储存要求的设施设备；

（5）冷藏车及车载冷藏箱或者保温箱等设备。

运输药品应当使用封闭式货物运输工具。运输冷藏、冷冻药品的冷藏车及车载冷藏箱、保温箱应当符合药品运输过程中对温度控制的要求。冷藏车具有自动调控温度、显示温度、存储和读取温度监测数据的功能；冷藏箱及保温箱具有外部显示和采集箱体内温度数据的功能。储存、运输设施设备的定期检查、清洁和维护应当由专人负责，并建立记录和档案。企业应当对冷库、储运温湿度监测系统以及冷藏运输等设施设备进行使用前验证、定期验证及停用时间超过规定时限的验证。

二、收货与验收

企业应当按照规定的程序和要求对到货药品逐批进行收货、验收，防止不合格药品入库。

药品到货时，收货人员应当核实运输方式是否符合要求，并对照随货同行单（票）和采购记录核对药品，做到票、账、货相符。随货同行单（票）应当包括供货单位、生产厂商、药品的通用名称、剂型、规格、批号、数量、收货单位、收货地址、发货日期等内容，并加盖供货单位药品出库专用章原印章。

冷藏、冷冻药品到货时，应当对其运输方式及运输过程的温度记录、运输时间等质量控制状况进行重点检查并记录。不符合温度要求的应当拒收。收货人员对符合收货要求的药品，应当按品种特性要求放于相应待验区域，或者设置状态标志，通知验收。冷藏、冷冻药品应当在冷库内待验。验收药品应当按照药品批号查验同批号的检验报告书。供货单位为批发企业的，检验报告书应当加盖其质量管理专用章原印章。检验报告书的传递和保存可以采用电子数据形式，但应当保证其合法性和有效性。

企业应当按照验收规定，对每次到货药品进行逐批抽样验收，抽取的样品应当具有代表性：

（1）同一批号的药品应当至少检查一个最小包装，但生产企业有特殊质量控制要求或者打开最小包装可能影响药品质量的，可不打开最小包装；

（2）破损、污染、渗液、封条损坏等包装异常以及零货、拼箱的，应当开箱检查至最小包装；

（3）外包装及封签完整的原料药、实施批签发管理的生物制品，可不开箱检查。

验收人员应当对抽样药品的外观、包装、标签、说明书以及相关的证明文件等逐一进行检查、核对；验收结束后，应当将抽取的完好样品放回原包装箱，加封并标示。特殊管理的药品应当按照相关规定在专库或者专区内验收。验收药品应当做好验收记录，包括药品的通用名称、剂型、规格、批准文号、批号、生产日期、有效期、生产厂商、供货单位、到货数量、到货日期、验收合格数量、验收结果等内容。验收人员应当在验收记录上签署姓名和验收日期。

中药材验收记录应当包括品名、产地、供货单位、到货数量、验收合格数量等内容。中药饮片验收记录应当包括品名、规格、批号、产地、生产日期、生产厂商、供货单位、到货数量、验收合格数量等内容，实施批准文号管理的中药饮片还应当记录批准文号。验收不合格的还应当注明不合格事项及处置措施。

企业应当建立库存记录，验收合格的药品应当及时入库登记；验收不合格的，不得入库，并由质量管理部门处理。企业按本规范第六十九条规定进行药品直调的，可委托购货单位进行药品验收。购货单位应当严格按照本规范的要求验收药品，并建立专门的直调药品验收记录。验收当日应当将验收记录相关信息传递给直调企业。

三、储存与养护

1. 企业应当根据药品的质量特性对药品进行合理储存，并符合以下要求。

（1）按包装标示的温度要求储存药品，包装上没有标示具体温度的，按照《中华人民共和国药典》（以下简称《中国药典》）规定的贮藏要求进行储存。

（2）储存药品相对湿度为35%~75%。

（3）在人工作业的库房储存药品，按质量状态实行色标管理，合格药品为绿色，不合格药品为红色，待确定药品为黄色。

（4）储存药品应当按照要求采取避光、遮光、通风、防潮、防虫、防鼠等措施。

（5）搬运和堆码药品应当严格按照外包装标示要求规范操作，堆码高度符合包装图示要求，避免损坏药品包装。

（6）药品按批号堆码，不同批号的药品不得混垛，垛间距不小于5cm，与库房内墙、顶、温度调控设备及管道等设施间距不小于30cm，与地面间距不小于10cm。

（7）药品与非药品、外用药与其他药品分开存放，中药材和中药饮片分库存放。

（8）特殊管理的药品应当按照国家有关规定储存。

（9）拆除外包装的零货药品应当集中存放。

（10）储存药品的货架、托盘等设施设备应当保持清洁，无破损和杂物堆放。

（11）未经批准的人员不得进入储存作业区，储存作业区内的人员不得有影响药品质量和安全的行为。

（12）药品储存作业区内不得存放与储存管理无关的物品。

2. 养护人员应当根据库房条件、外部环境、药品质量特性等对药品进行养护，主要内容是：

（1）指导和督促储存人员对药品进行合理储存与作业。

（2）检查并改善储存条件、防护措施、卫生环境。

（3）对库房温湿度进行有效监测、调控。

（4）按照养护计划对库存药品的外观、包装等质量状况进行检查，并建立养护记录；对储存条件有特殊要求的或者有效期较短的品种应当进行重点养护。

（5）发现有问题的药品应当及时在计算机系统中锁定和记录，并通知质量管理部门处理。

（6）对中药材和中药饮片应当按其特性采取有效方法进行养护并记录，所采取的养护方法不得对药品造成污染。

（7）定期汇总、分析养护信息。

3. 药品因破损而导致液体、气体、粉末泄漏时，应当迅速采取安全处理措施，防止对储存环境和其他药品造成污染。

四、出库

1. 出库时应当对照销售记录进行复核。发现以下情况不得出库，并报告质量管理部门处理。

（1）药品包装出现破损、污染、封口不牢、衬垫不实、封条损坏等问题。

（2）包装内有异常响动或者液体渗漏。

（3）标签脱落、字迹模糊不清或者标识内容与实物不符。

2. 冷藏、冷冻药品的装箱、装车等项作业，应当由专人负责并符合以下要求。

（1）车载冷藏箱或者保温箱在使用前应当达到相应的温度要求。

（2）应当在冷藏环境下完成冷藏、冷冻药品的装箱、封箱工作。

（3）装车前应当检查冷藏车辆的启动、运行状态，达到规定温度后方可装车。

（4）启运时应当做好运输记录，内容包括运输工具和启运时间等。

五、运输与配送

企业应当按照质量管理制度的要求，严格执行运输操作规程，并采取有效措施保证运输过程中的药品质量与安全。运输药品，应当根据药品的包装、质量特性并针对车况、道路、天气等因素，选用适宜的运输工具，采取相应措施防止出现破损、污染等问题。发运药品时，应当检查运输工具，发现运输条件不符合规定的，不得发运。运输药品过程中，运载工具应当保持密闭。企业应当严格按照外包装标示的要求搬运、装卸药品。企业应当根据药品的温度控制要求，在运输过程中采取必要的保温或者冷藏、冷冻措施。

运输过程中，药品不得直接接触冰袋、冰排等蓄冷剂，防止对药品质量造成影响。在冷藏、冷冻药品运输途中，应当实时监测并记录冷藏车、冷藏箱或者保温箱内的温度数据。企业应当制定冷藏、冷冻药品运输应急预案，对运输途中可能发生的设备故障、异常天气影响、交通拥堵等突发事件，能够采取相应的应对措施。

目标检测

答案解析

一、单选题

1. GAP 对中药材包装材料的要求除了清洁、干燥、无污染等基本要求外，还要必须满足的要求是（   ）。

    A. 包装材料要美观   B. 包装材料印字清晰

    C. 符合药材质量要求   D. 必须是可降解的环保材料

2. GMP 对仓储区的管理下列说法正确的是（   ）。

    A. 待验区要有醒目标识   B. 待验区与取样区应在同一区域

    C. 不合格品有醒目标识后可存放在待验区   D. 为节能，仓储区的照明可适当降低

3. GSP 规定，药品堆码是按照（   ）类别来操作的。

    A. 按品种   B. 按剂型   C. 按大小   D. 按批号

二、多选题

1. GAP 规定药材应使用特殊包装，并应贴上相应的标记的是（   ）。

    A. 贵细药材   B. 毒性药材   C. 麻醉性药材

    D. 一般药材   E. 大型药材

2. 包装期间，产品的中间控制检查应当包括（   ）。

    A. 包装外观   B. 包装是否完整   C. 产品和包装材料是否正确

    D. 打印信息是否正确   E. 在线监控装置的功能是否正常

3. 经营中药材、中药饮片的企业应当就库房和养护工作应配备的设备主要有（   ）。

    A. 用于冷库温度自动监测、显示、记录、调控、报警的设备

    B. 与其经营规模和品种相适应的冷库，储存疫苗的应当配备两个以上独立冷库

    C. 对有特殊低温要求的药品，应当配备符合其储存要求的设施设备

    D. 冷库制冷设备的备用发电机组或者双回路供电系统

    E. 冷藏车及车载冷藏箱或者保温箱等设备

三、问答题

1. 请简单说一说，实施中药材生产质量管理规范的意义。

2. 请简单说一说，实施药品生产质量管理规范的意义。

3. 请简单说一说，实施药品经营质量管理规范的意义。

书网融合……

本章小结

第三章　中药仓库与现代化管理

PPT

学习目标

【知识要求】

1. 掌握中药仓库的职能和类型、温湿度管理、安全管理、中药仓储作业管理。

2. 熟悉中药仓储的设施与设备，特别是企业的计算机系统及信息系统等操作。

3. 了解中药仓库的运行及管理规律、组织机构、管理规程及中药仓库现代化发展趋势。

【技能要求】

能根据中药的质量特性进行分库（区）储存；能正确进行中药仓储温湿度管理；能正确进行中药的入库验收、在库养护和出库复核；能严格按照管理制度和操作规程进行系统数据的填写。

【素质要求】

具备科学严谨的工作作风，听从上级指挥的工作素质，独立完成仓储岗位工作的素养。

具备从大局着想，为企业降低仓储能耗或损失，提高企业效益积极建言献策的职业素质。

党的二十大报告指出：建设现代化产业体系。加快建设制造强国、推动制造业高端化、智能化、绿色化发展。加快发展物联网，建设高效顺畅的流通体系，降低物流成本。中药仓库是集中贮存生产物料、辅助材料、成品及经销商品等各种物资的场所，是中药产业生产及流通体系的中心和枢纽。因此，对中药仓库与现代化管理内容的学习有助于全面掌握中药保管与养护的工作环境，熟悉从事中药养护工作所必须掌握的管理制度与操作规范，有助于从业人员在工作中严把质量关，把中药养护工作与人民的生命健康联系起来，培养生命至上的工作责任感。

中药仓库是中药商品储存、保管、养护的场所，是维护商品质量和数量，保障社会供应的组成部门。中药仓库的规划与设计、设施设备的配套与使用、仓库作业的效率与安全，都和中药商品的质量有着密不可分的关系。

第一节　中药仓库的职能和类型

一、中药仓库的职能

1. 保障中药供给，稳定市场需求　在中药商品流通过程中，中药仓库应为收购、加工、调拨和供应服务，通过调剂余缺，支持、稳定市场，保障人民用药需求。

2. 维护中药质量，保证用药安全　中药是特殊商品，中药仓库应对入库商品进行质量检查，检验合格的中药商品才能入库，通过采取必要的储存养护措施，维护商品质量，严防不合格商品进入销售环节，确保临床用药的安全。

3. 降低中药损耗，节约储存费用　中药商品进出库，应做到数量准确，作业分明，不断改善仓库保管条件，提高库容和设备的使用效率，最大限度降低劳动消耗，从而实现节能减费。

4. 研究养护技术，实行科学管理　中药仓库应在继承中药传统养护方法的基础上，借助现代物联网、人工智能、区块链等技术，研究新的养护方法，实现作业自动化、管理科学化、业务数字化。

5. 提高服务质量，满足用药需求　中药仓库应按照业务部门和市场的需求，做好中药商品的挑选、整理、分类等加工业务，使之适销对路，并及时提供商品行情，加速商品流转。中药仓库还应不断提高仓库员工的职业道德素养和业务技术能力，改善服务态度。

6. 严格管理制度，确保储存安全　中药仓库应加强安全教育和管理，健全组织，落实制度，完善各项劳动防护措施，重点做好防火、防盗、防工伤等方面管理。

二、中药仓库的类型

（一）按建筑形式分类

1. 露天库　又称货场，用于堆放中药商品的露天场所，大多是经过简单平整的天然地面，一般要比地平面高出 20～25cm，设有排水沟，以利排水。这类仓库只适合储存受气候影响较小的药材，仅用于临时存放，不可作长期储存地。储存时，货堆必须"上盖下垫"，上面用油布或苫布覆盖，下面垫有枕木。

2. 半露天库　又称货棚，指用于存放中药商品的棚子，一般只有顶盖而无墙壁。顶盖材料可用沥青纸、油毛毡、石棉瓦、铁皮等。其优点是结构简单、造价低廉，但隔热防潮力差，使用寿命短，仅用于短期存放笨重或轻泡商品。

3. 平房库　即单层建筑结构的库房。优点是建筑结构简单、造价低、进出库作业方便。缺点是地面容易潮湿，对商品的储存有不良影响，且土地利用率低。

4. 楼房库　即两层或两层以上建筑结构的库房。优点是可提高仓库容量和土地利用率，增加储存面积，降低储存费用。缺点是库房建筑结构相对复杂，造价较高，因受层间高度限制，储运劳动消耗较大，搬运速度受一定影响。

5. 立体库　即高层货架立体仓库，又称自动化立体仓库。是指采用高层货架储存商品，以计算机进行管理，用起重、装卸和运输机械设备进行商品入库和出库作业的仓库。优点是空间利用率高、单位面积储存量大、出入库能力强，实现了商品仓储管理的智能化、自动化、快捷化、网络化和信息化。缺点是建筑结构复杂，配套设备多，投资高，设备维护要求高；对仓库管理和技术人员要求较高；对储存商品的品种有一定要求，不适合长、大、笨重以及有特殊储存保管要求的商品；由于设备数目固定，可调整范围不大，难以应付储存高峰期的需求，灵活性差。

6. 地下库　具有隐蔽、安全的特点，一般用于战备和忌高温储存的商品。这类库房需要采取防潮措施。

7. 密闭库　这类库房具有严密、不受气候影响、储存品种不受限制等优点。

（二）按业务职能分类

1. 采购仓库　指多设在中药生产、经营比较集中的地点，或设在转运集散地的仓库。主要是集中储存从产区或药品生产企业收购的中药商品，整批或分批发货，一般规模较大。

2. 批发仓库　指设在药品批发企业的仓库。主要职能是将从采购仓库调进或收购入库的中药商品，根据客户的要货计划，经过编配分批发货。仓库的业务特点是批次多、数量少、进出频率高。

3. 零售仓库　指设在药品零售企业的仓库。只作短期储存，主要供门市销售。

4. 中转仓库　指为中药商品在运输途中进行分运、中转或转换运输工具，暂时存放而设置的仓库。

通常设在交通运输方便的地点，如公路、铁路、航运等交叉汇集点。

5. 加工仓库　一般设在中药材产区，特点是将储存与加工业务结合在一起的仓库。这类仓库既可将采收、收购的中药材就地进行分类、挑选、整理、包装和简单加工直接发运，又可以进行储存。中药饮片生产企业仓库也属于加工仓库，主要用于储存原料药材和成品饮片的周转性储存。

6. 储备仓库　指国家为解决战时、疫情或自然灾害等特殊情况而设的专门仓库。这类仓库储存的品种较少，数量较大，但属于必备的。

7. 保税仓库　指一般设在口岸、港口、机场等地的保税区内，或设在内地（保税）厂区内，主要储存国外来料和来料加工后的产品，如用来料加工的中药饮片、中成药、保健品等。其特点是通过保税仓库的调拨直接出口或销往国内，使销售商基本实现零库存，简化了出入关手续，缩短了经营流转周期，有利于吸引外资，促进医药商品的内外流通。

（三）按仓储技术条件分类

1. 普通仓库　指用于储存性能相近，在保管养护上没有特殊要求的中药仓库。这类仓库的特点是技术装备相对简单，建造比较容易，适用范围广泛。

2. 保温、冷藏、恒温恒湿仓库　有些中药较易受外界温湿度影响而发生变质，因而要求用保温、冷藏、恒温恒湿仓库加以储存。这类仓库需要配有制冷设备，并有良好的保温隔热性能以保持所需的温湿度。

3. 危险品库　指用以储存易燃、易爆、有毒和有辐射的中药仓库。要求有一定特殊技术的装备和装卸、搬运、保管条件，并能对危险品起防护作用。

4. 气调仓库　指能够改变仓库空气组成成分，通过充加氮气、二氧化碳或其他惰性气体，控制库内氧气浓度，达到防虫、防霉变和保持库存商品质量的中药仓库。

（四）按商品性质分类

1. 普通中药仓库　是储存普通中药商品的仓库。一般分为药材仓库、饮片仓库和中成药仓库三大类。

2. 特殊中药仓库

（1）细贵中药库　专门储存来源不易，经济价值较高的中药商品，如冬虫夏草、西红花、沉香、牛黄、麝香等，不能混存于普通仓库，应设单库储存。

（2）毒麻中药库　专门储存国家限制使用的毒、麻中药商品的仓库。是根据《药品管理法》和医疗用毒性药品、麻醉药品等相关法律法规要求而设置的，管理严格，设施安全。

（3）危险品仓库　指专门储存易燃、易爆等危险品的仓库，如火硝、硫黄等。

第二节　中药仓库的建设

中药仓库的建设必须遵循有利于中药商品储存养护的要求，只有科学、准确、合理设计中药仓库，才能保障中药商品的储存质量安全。

一、仓库地址的选择

（一）基本要求

1. 交通方便，运输畅通　仓库所在地点应交通环境适宜，方便中药商品装卸运输，尽可能设在靠近铁路、公路或港口的地方。

2. 地基坚实，高燥平坦　仓库地基坚实，能保证建筑物的牢固，使库房有可靠的负重能力。地基高燥平坦，便于防潮、排水，不受洪涝威胁。

3. 排水通畅，供水充足　仓库应具备良好的排水条件，便于开展储存作业，还必须具备充沛的水源，以保证生活和消防用水的供应。

4. 电源充足，以利储存　仓库应具备充足的电源，保证各类设施设备用电，必要时可配置备用发电设备。

5. 防火防污，环境安全　仓库环境整洁，与周围建筑物必须保持一定的安全距离，远离易燃易爆等危险品或有污染的生产单位，确保商品安全和免受污染。

（二）GSP 对仓库设计要求

企业应当具有与其药品经营范围、经营规模相适应的经营场所和库房。库房的选址、设计、布局、建造、改造和维护应当符合药品储存的要求，防止药品的污染、交叉污染、混淆和差错。

药品储存作业区、辅助作业区应当与办公区和生活区分开一定距离或者有隔离措施。库房的规模及条件应当满足药品的合理、安全储存，便于开展储存作业，并达到以下要求。

1. 库房内外环境整洁，无污染源，库区地面硬化或者绿化。

2. 库房内墙、顶光洁，地面平整，门窗结构严密。

3. 库房有可靠的安全防护措施，能够对无关人员进入实行可控管理，防止药品被盗、替换或者混入假药。

4. 库房有防止室外装卸、搬运、接收、发运等作业受异常天气影响的措施。

二、仓库的建筑要求

（一）普通库房

通常用砖木、钢架或钢筋混凝土等建成，适用于多数中药的储存。这类库房通常应具备以下要求。

1. 库房内部地坪应高于库外地面，坚实平坦，隔潮效能良好。

2. 库房墙壁完整坚固，内侧平滑，底层库墙内侧接近地面部分应有防潮层。

3. 库房顶光洁、不渗水，并具有较好的隔热性能。

4. 库房门应相对设置，便于通风。门窗、通风孔（排风扇等）结构精密，"关"能密闭，"启"能通畅，灵活方便，并能防止雨水侵入。

5. 楼房库的楼面沿外墙处应设置泄水孔，其间距应不大于30m。

6. 平房库的高度不低于6m；楼房库的高度每层不低于5m，层数不限。

（二）密闭库房

一般选用钢筋混凝土结构，并经过有效的隔绝材料处理，其防潮、防热性能高于普通库房，具有隔湿、隔热和避光等功能，使库内储品不受或少受外界因素的影响，温湿度相对稳定，适宜于怕潮、怕热、怕光等商品的储存。

（三）气调库房

是专供中药采取气调养护技术的建筑设施，其建筑结构除有较严密的隔气、隔热性能外，还应具备库内外空气压力正负差的承受力。库房密闭性要求一般以平均每24小时氧气的回升率在0.5%以下为合格，回升率在 0.2% ~0.4% 为性能良好。

（四）低温库房

系采取密闭与制冷技术，使室内温度控制在适宜低温状态的库房。根据温度的不同，可分为阴凉库房、冷藏库房和冷冻库房。

1. 阴凉库房　利用空调技术，采取多种隔气、隔热等材料进行密闭。阴凉库房的温度应保持在 20℃ 以下。

2. 冷藏库房　由密闭库房和制冷机等组成。库房内壁必须经过保温隔热等技术处理，以保持库内外隔绝，减少冷量散失。冷藏库房的温度应控制在 2 ~10℃。

3. 冷冻库房　由密闭库房和制冷机房等组成。库房内侧经过保温隔热等技术处理，库门应设置"风幕"，其启动与库门启闭同步。在库房与外界连接处应配建"缓冲房"，使出库商品能短暂停留而缓慢升温，避免商品表面产生"结露"受潮。冷冻库房内的温度一般控制在 -20 ~0℃。

（五）地室（洞穴）库房

指地下或山洞修建的库房，具有温湿度变化小、夏季防高温、冬季防低温（冻结）的功能。这类库房应有良好的密闭隔湿性能，配备有效的空气调节（排风）和除湿器等设施设备，使库内相对湿度保持在 35% ~75%。地室（洞穴）与外界连接处，也应设立"缓冲室"，防止夏季商品出库温差过大而受潮。

（六）专储库房

按照部分中药的特殊性能以及经济价值等储存保管要求，分别设置专储库房集中保管，可强化管理，便于开展适宜的养护作业。

1. 毒麻品库房　系毒性、麻醉品中药的专储库房。库房一般较小，有坚固的防护设施，库内凉爽干燥，备有特制的固定容器。

2. 危险品库房　指易燃、易爆中药的专储库房。库房应单独修建，有明显的标志，与其他库房保持 20m 的距离。

3. 细贵类库房　中药的贵重商品，因其经济价值大，保管责任重，必须专库储存。这类库房结构应坚固，具备可靠的安全防盗设施，储存养护要求严格，除设有特制的容器外，还应配置降温除湿等设备。

4. 动物类库房　中药的动物类商品，如蛤蚧、全蝎、地龙、鳖甲、金钱白花蛇等，大多具有特异的气味，储存过程中极易发生虫蛀、霉变、泛油等变异现象。专储可防止与其他药物串气，利于集中采取养护措施。这类库房应防潮、防热，并有防治仓虫的条件和设施。对储存量小的品种，库房内可修建货架分层堆放或有固定的密闭容器储存。

三、仓库的附属建筑

（一）通道

是库内保证运输车辆畅通和方便搬运的必要路面（水泥或沥青）。要求平坦光洁，四周通畅，转弯或出入处应设交通指示牌。一般负重水泥地面为 5t/㎡；沥青地面为 2.5 ~3t/㎡。

（二）料台

是仓库收发装卸中药商品的必要作业场地。通常修筑在库房的前沿，其高度应与运输车辆的车面地板持平（约离地面高0.9m），以利装卸操作。

（三）晒场

指中药商品摊晒场地。一般应选择高燥地段，四周不受或少受建筑物遮蔽的影响，也可利用钢筋混凝土建成的库房平顶作为晒场使用。

（四）加工（整理）场地

指专供中药商品加工整理作业的室内场地。要求光线充足，空气流通，装有通风除尘设施，备置必要的操作用品和机械器具。

四、仓库的库区布局

中药仓库的库区布局就是根据已选定库址的自然条件，结合各类中药储存的要求、仓库业务的性质和规模、仓库技术设备性能和使用特点等，进行全面合理的安排和配置。仓库库区布局主要包括仓库总平面布局、储存作业区布置、库房内部布置三项内容。

（一）仓库总平面布局

仓库总平面布局应考虑如下要求：方便仓库作业和中药的安全储存；最大限度地利用仓库的面积；防止重复搬运、迂回运输和避免交通阻塞；有利于充分使用仓库设施设备；符合仓库安全及消防要求；符合仓库目前需要及长远规划，尽可能减少将来仓库扩建对正常业务的影响。

根据仓库业务活动和工作任务的不同，仓库内部区域应分为储存作业区、辅助作业区和办公生活区。

1. 储存作业区　是仓库的主体部分与主要业务场所，包括库房、货场以及整理、分类、包装等场地。储存作业区的布置应保证储存中药安全、收发迅速、装卸搬运方便及仓容利用合理。各作业场所的布置，必须与仓库业务顺序相一致，使各作业环节密切衔接，以便加速作业流程。

2. 辅助作业区　是仓储作业的辅助场所，包括验收养护室、中药标本室以及存放包装物料、搬运装卸机具等场所。辅助作业区的设置应靠近储存作业区，以便及时供应，但两者应设隔断设施，防止辅助作业区发生事故而危及存货区域。

3. 办公生活区　是仓库的行政管理机构和生活服务设施的所在地，包括办公室、警务室、食堂、浴室、宿舍、休息室、文体活动室等。办公生活区应与库区各作业场所隔开或有隔离设施，并单独设置出入口，以减少人员往来对仓储作业的影响和干扰，保证作业安全和中药储存安全。

（二）储存作业区布置

储存作业区的布置，应以主要库房为中心，对各个作业区域加以科学、合理的布局。各个库房作业区的布置，力求做到最短的作业路线和最少的道路占用面积，减少库内运输的距离，提高库房面积利用率和工作效率。

1. 参考因素

（1）吞吐量　通常把中药吞吐量大和出入库频繁的库房组，布置在库区中央靠近出入作业区的地方或接近库内运输总干线，以方便出入库的装卸、搬运和运输等作业；吞吐量不大、出入库不频繁的中药商品以及存放笨重物品的库房组，布置在库区的两翼或后部。

（2）机械设备使用特性　根据储存中药的不同性能和装卸搬运要求，不同库房内应合理配置各种作业设备，如输送叉车、电瓶车、装卸设备及中药分区保管分拣自动化系统等，以适应每种设备的具体使用要求和最经济的运输半径。

2. 作业流程的合理布局

为了有效地完成仓库业务，以最少的人力、物力耗费和最短的时间完成各项作业，必须按照仓库作业环节的内在联系合理地布置作业流程。应考虑以下几点：

（1）单一的物流方向　在设置库房、道路的位置时，应符合单一的物流方向。即仓库的货物卸车、验收、存放地点之间的安排，必须适应仓储作业流程，按一个方向流动。

（2）最有效地利用空间　库内各作业场所的布局，不仅要求对地面面积要合理使用，而且对仓库空间也应合理利用，以便最大限度地利用库容。

（3）最少的作业环节　尽可能地减少一些作业环节，加速作业的进度，不断提高装卸作业的机械化程度，提升装卸效率，缩短装卸时间，实现作业的连续化，降低仓储成本。

（三）库房内部布置

仓库库房内部布置的主要目的，是根据中药堆码的方式和方法，充分考虑作业的不同需要，保证有效利用库房内部空间，提高作业的灵活性。

1. 库房分区　仓库库房通常划分为待验库（区）、发货库（区）、退货库（区）、合格品库（区）和不合格品库（区）等专用场所。以上各库（区）按照储存药品的质量状态实行色标管理：待验库（区）和退货库（区）为黄色；合格品库（区）和发货库（区）为绿色；不合格品库（区）为红色。

2. 货区布局　库房内部货区布局形式的设计应适应仓储作业的要求，便于仓储业务的开展，要以最便捷的搬运方式，最优的货物进出渠道为目标。货区平面布局的形式主要有横列式、纵列式、纵横式及倾斜式等（图 3 – 1）。

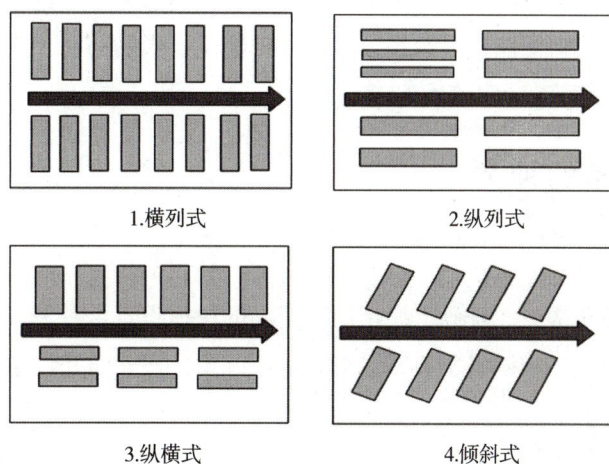

1.横列式　　　　　　　　2.纵列式

3.纵横式　　　　　　　　4.倾斜式

图 3 – 1　货区平面布局示意图

（1）横列式布局　指货垛或货架的长度方向与仓库的侧墙互相垂直。优点是主要通道长且宽，副通道短，有利于货物的存取、检查；有利于机械化作业，便于主通道业务的正常展开；通风和采光条件好。缺点是主通道占用面积多，仓库面积的利用率会受到影响。

（2）纵列式布局　指货垛或货架的长度方向与仓库的侧墙平行。优点是仓库平面利用率高，缺点是存取货物不方便，通风和采光不利。

（3）纵横式布局　指在同一场所内，横列式布局和纵列式布局兼而有之，可以综合利用两种布局的优点。

（4）倾斜式布局　指货垛或货架的长度方向与仓库侧墙或主通道成一定夹角。优点是便于叉车作业、缩小叉车的回转角度、提高作业效率。

第三节　中药仓储设施设备

仓库除主体建筑之外，一切进行仓储业务所使用的设备、工具、用品和仓库管理系统，统称为仓库设备。仓库合理配置各种设备对提高劳动效率、减轻劳动强度、缩短中药进出库时间、改进中药堆码、维护中药质量、充分利用仓容和降低保管费用等均有重要作用。

一、仓储设施设备的要求

GSP 对仓库设施与设备管理的要求如下。

1. 库房应当配备以下设施设备。药品与地面之间有效隔离的设备；避光、通风、防潮、防虫、防鼠等设备；有效调控温湿度及室内外空气交换的设备；自动监测、记录库房温湿度的设备；符合储存作业要求的照明设备；用于零货拣选、拼箱发货操作及复核的作业区域和设备；包装物料的存放场所；验收、发货、退货的专用场所；不合格药品专用存放场所；经营特殊管理的药品有符合国家规定的储存设施。

2. 经营中药材、中药饮片的，应当有专用的库房和养护工作场所，直接收购地产中药材的应当设置中药样品室（柜）。

3. 储存、运输冷藏、冷冻药品的，应当配备以下设施设备。与其经营规模和品种相适应的冷库，经营疫苗的应当配备两个以上独立冷库；用于冷库温度自动监测、显示、记录、调控、报警的设备；冷库制冷设备的备用发电机组或双回路供电系统；对有特殊低温要求的药品，应当配备符合其储存要求的设施设备；冷藏车及车载冷藏箱或保温箱等设备。

二、仓储设施设备的种类

（一）装卸搬运设备

装卸搬运设备是仓库用于提升、堆码、搬运中药商品的机械设备。一般可分为两类：一类是装卸堆垛设备，包括各种类型起重机、堆码机、叉车、滑车等；一类是搬运传送设备，包括手推车、各式平面传送装置和垂直传送装置等。

（二）运输设备

运输设备是仓库用于中药商品运输的设备。运输药品应当使用封闭式货物运输工具；运输冷藏、冷冻药品的冷藏车及车载冷藏箱、保温箱应当符合药品运输过程中对温度控制的要求。

（三）保管设备

保管设备是在保管环节中使用的基本物质设施，如托盘、垫板、地架、货架、货柜等。

（四）计量设备

计量设备是仓库进行中药验收、发货、库内周转以及盘点等各项作业使用的度量衡工具。计量设备有两类：一类是称量设备，如各种磅秤、杆秤、台秤、天平秤以及自动称量装置等；另一类是库内量具，包括直尺、折尺、卷尺、卡钳、游标卡尺和千分卡尺等。

（五）养护设备

是指仓库进行商品在库储存与养护的设施设备。

1. 监测调节温湿度的设备，如空调、除湿机、温湿度监测仪等。

2. 避光设备，如窗帘或其他适宜材料制成遮阴篷。

3. 通风照明保暖设备，通风设备有抽（排）风机、各式风机、联动窗户启闭装置等；保暖设备主要有暖气装置等；照明设备符合安全用电要求。

4. 防鼠、防虫、防鸟设备，如电猫、鼠笼、粘鼠板、灭蝇灯等。

5. 防尘、防潮、防霉、防污染的设备，如纱窗、门帘、吸湿机等。

6. 用于储存特殊中药的安全专用保管设备，如保险柜。

7. 冷链设施设备，如用于冷库、冷藏车、车载冷藏箱或保温箱的温度自动监测、显示、记录、调控、报警的设备；冷库备用发电机组或双回路供电系统。

（六）检验设备

是指中药仓库进行商品入库验收和在库检查的设施设备。如标准比色液、水分测定仪、紫外荧光灯、解剖镜或显微镜等。

（七）消防设备

是保障仓库安全必不可少的设备，如消防水桶、电动泵、水枪、蓄水池、砂土箱、各种灭火机、消火栓和报警器等。

（八）劳动防护用品

是保障仓库职工在各项劳动作业中身体安全的用品，如工作服、安全帽、手套、口罩等。

（九）其他用品及工具

包括钉、锤、斧、锯、钳、剪刀、电工刀、开箱器、小型打包机、打印机等。

（十）GSP 对药品经营计算机管理系统

按照 GSP 要求，药品经营企业应当建立能够符合经营全过程管理及质量控制要求的计算机系统，能够实时控制并记录药品经营各环节和质量管理全过程，实现仓库信息化管理。

1. 企业计算机系统基本要求

（1）有支持系统正常运行的服务器和终端机；有安全稳定的网络环境、固定接入互联网的方式和安全可靠的信息平台；有实现部门之间、岗位之间信息传输和数据共享的局域网；有药品经营业务票据生成、打印和管理功能；有符合 GSP 规范要求及企业管理实际需要的应用软件和相关数据库。

（2）各类数据的录入、修改、保存等操作应当符合授权范围、操作规程和管理制度的要求，保证数据原始、真实、准确、安全和可追溯。

（3）计算机系统运行中涉及企业经营和管理的数据应当采用安全、可靠的方式储存并按日备份，备份数据应当存放在安全场所。记录类数据的保存时限应符合 GSP 的要求。

2、中药仓库信息系统　包括医药 ERP 系统、仓储管理系统（WMS）和仓库电子标签辅助拣货系统（CAPS）等。

ERP 系统是企业资源计划系统（enterprise resource planning）的简称，是指建立在信息技术基础上，以系统化的管理运行模式，为企业决策层及员工提供决策手段的管理平台。企业建立起 ERP 系统后，就能够实时控制并记录药品经营各环节和质量管理全过程。在中药经营方面，改变传统的作业流程方式，通过在系统中设置各经营流程的质量控制功能，与采购、销售以及收货、验收、储存、养护、出库复核、运输等系统功能形成内嵌式结构，对各项经营活动进行判断，对不符合药品监督管理法律法规的行为进行识别及控制，确保各项质量控制功能的实时和有效。

仓储管理系统（warehouse management system，WMS）是物流中心物流管理信息系统的代名词，它的建设立足于仓储管理需要，服务于业务，与财务、采购、销售、运输等业务直接相关。WMS 应包括物流中心业务过程的各个领域的信息系统，包括订单处理、出入库作业运输、仓储作业、拣选作业、输配送作业等，是一个由计算机网络、应用软件及其他高科技的物流设备通过计算机网络将供应链上下游连接起来的纵横交错的立体的动态互动的系统。

仓库电子标签辅助拣货系统（computer assisted picking system，CAPS）是采用先进电子和通信技术开发而成的物流辅助作业系统，通常使用在现代物流中心货物分拣环节，与仓储管理系统或其他物流管理系统配合使用，具有拣货速度快、差错率低、效率高、标准化、无纸化的作业特点。电子标签辅助拣货系统通常是一组安装在货架储位上的电子设备，通过计算机与软件的控制，依照灯号和数字显示作为辅助工具，引导拣货人员快速、准确、轻松地完成拣货工作。

三、仓库设施设备的管理

仓库设施设备的管理包括设施设备的购置、保管、使用、保养、维修等内容。设施设备在使用时要注意遵守操作规程和相关规章制度；合理负荷并按核定标准使用；定期清洁、保养、检查，做好记录并建立档案，做到"有条不紊、使用方便、精心养护、检修及时、不丢不损、专人专管、职责分明、账物相符"。

第四节　中药仓库的温湿度管理

影响中药商品储存的环境因素很多，其中最主要的是温度和湿度。

一、温度

（一）温度的基本知识

温度是表示大气冷热程度的物理量。大气温度、库房温度和商品温度是中药安全储存常见的三个表示冷热程度的物理量。通常情况下，大气温度决定着库房温度，库房温度随着大气温度的变化而变化。

1. 大气温度　简称气温，来源于太阳辐射的热能，太阳通过短波辐射把热能传到地球表面，地面接收太阳辐射后，以长波的辐射形式把热能传给近地面的空气，使靠近地面的空气发热，温度升高。反之，地面温度就逐渐冷却。这样地面空气就有了冷热之分。

2. 库房温度　是指库房单位体积内空气的冷热程度。库房内温度的变化通常要比大气温度晚 1～2小时，同时温度变化幅度相应减小。这是因为受到库房建筑物（如墙壁、窗户、屋顶）的影响而造成的，影响的程度与库房建筑的结构质量等有关，建筑物的隔热程度好，传入库内的热量就少。库内温度还受到储存商品的影响。例如，商品所含水分的蒸发，要吸收空间热量，而吸收水汽就要放出热量。

3. 商品温度　是指仓库中储存商品的实际温度。商品温度一般以垛温的高低来表示。热传递总是自发地从温度高的一方向温度低的一方进行。当库温比垛温高时，热空气以对流方式向商品垛传递，使商品垛表面温度升高，商品垛表面又以热传导方式向内部进行传递，直到垛温完全一致时停止；当垛温高于库温时，垛表面就把热量散发到空气中。

（二）温度的变化规律

1. 周期性变化

（1）日变化　即一昼夜内气温的变化。正常情况下，一日中最低气温出现在日出前后，最高气温出现在13：00～14：00（冬季）或14：00～15：00（夏季）。日出前气温最低，午后2～3小时达到最高值，9：00气温上升最快，19：00气温下降最快。

（2）年变化　即一年中气温的变化规律。内陆地区气温最高的月份多为7月，最低则为1月；沿海地区气温最高的月份多为8月，最低则为2月；年平均气温则处在4月底及10月底。

2. 非周期性变化　不正常的偶然性变化，没有固定时间和周期规律，如寒流、暖流、霜冻、风雪、雨、雾等，往往造成气温的突然变化，给中药储存与养护增加难度及意外损失。

3. 库内温度变化　库内温度的变化主要受大气温度变化的影响，无论是日变化或年变化，多与库外气温变化相近，一般稍落后于库外，变化幅度也较小。库内夜间温度高于库外，白天温度低于库外；库内越接近房顶温度越高，越近地面温度越低；向阳的一面温度偏高，背阳的一面温度偏低；靠近门窗处容易受库外温度影响，而库内深处温度较稳定。另外，库内温度变化还与库房的建筑结构、坐落方向、库房周围空旷与否、同一库房的不同层次，库内中药种类、性质及堆垛垛型等有关。

二、湿度

（一）湿度的基本知识

空气中含水蒸气量的大小，称为湿度。空气中水蒸气含量越大，湿度也越大；反之，湿度就越小。空气湿度的表示法有：

1. 绝对湿度　指单位体积的空气中实际所含的水蒸气量，用"g/m^3"表示。

2. 饱和湿度　指在一定温度下，每立方米空气中所含水蒸气的最大量，以"g/m^3"表示。如果超过这个限度，多余的水蒸气就会凝结，变成水滴。通常情况下，饱和湿度随着温度的上升而增大。

3. 相对湿度　指一定温度下，单位体积空气中实际含有的水蒸气量（绝对湿度）与同温度同体积的空气饱和水蒸气量（饱和湿度）之百分比。其公式为：相对湿度＝绝对湿度/饱和湿度×100%。

相对湿度与中药质量关系密切。相对湿度大，表示空气较潮湿，水分不容易蒸发，中药容易发生潮解、霉变、生虫或分解等一系列的变化；若相对湿度过小，表示空气较干燥，水分容易蒸发，又会使中药发生风化或干裂等情况。根据GSP的要求，各种类型的药库相对湿度应保持为35%～75%，若在35%以下则显得过于干燥，若超过75%时则显得过于潮湿。经验表明，在相对湿度为70%时储存中药商品较为合适。因此，在仓储保管工作中应不断检查、测量仓库内外空气的相对湿度，以便及时采取相应的调节措施。

（二）湿度的变化规律

1. 日变化

（1）绝对湿度　可分单峰型及双峰型两种。

单峰型：绝对湿度在一日中各出现一次最高、最低值。一般是日出前出现最低值，到14：00～15：00时出现最高值，多见于沿海地区及内陆的秋、冬季。

双峰型：绝对湿度在一日中各出现两次最高、最低值。第一次最低值出现在日出前，8：00～9：00时出现第一次最高值；14：00～15：00时出现第二次最低值，20：00～21：00时则出现第二次最高值。

这种变化多为夏季大陆气候。

（2）相对湿度　相对湿度的日变化与温度的日变化情况正好相反。一般日出前气温最低，相对湿度最高，日出后逐渐降低，在14：00~15：00达到最低，之后又随气温下降而逐渐升高，直至次日日出前增至最高。沿海一带则逢夏季时，受含较多水气的海风影响，在13：00~15：00时，相对湿度反而达最高值。

2. 年变化

（1）绝对湿度　绝对湿度的年变化主要受温度的影响，与气温变化基本一致。夏季气温高，蒸发旺盛、迅速，绝对湿度大，最高值出现在最热月（7~8月）；冬季气温低，蒸发减慢，绝对湿度小，最低值出现在最冷月（1~2月）。

（2）相对湿度　最高值多在冬季，最低值则在夏季。但在沿海及江河流域，夏季因受季风影响，从海洋夹带大量水气，则相对湿度可达最高值；冬季因受内陆干燥空气季风影响，相对湿度就较低。

3. 库内湿度变化　库内相对湿度的变化与仓库外大气相对湿度的变化规律基本一致，但变化幅度小于库外大气相对湿度。与库内的温度变化相反，库内温度升高，则相对湿度降低，温度降低，则相对湿度升高；库内向阳的一面气温偏高，相对湿度往往偏低，向阴的一面相对湿度往往偏高；库房上部气温较高，相对湿度较低，近地面部分则相对湿度较高；冬季气温低，仓库内部温差小，故库内上下部的相对湿度相差不大。

此外，库内相对湿度的变化并不完全取决于大气湿度的变化，与仓库的通风状况和仓库结构有很大的关系。库内墙角、墙距、垛下由于空气不易流通，相对湿度较高，近门窗附近处的湿度易受到库外湿度的影响。

三、我国温湿度分布概况

（一）温度分布

冬季南北温差大，北方严寒；夏季南北温差小，普遍高温。1月为冬季代表月，全国温度均低；7月为夏季代表月，各地普遍高温，南北多可超过35℃，部分可达40℃以上。在冬季，长江以北可利用持续低温冻死仓虫，长江以南则须加强保管养护，防止仓虫潜伏过冬；在夏季，从南至北，自春末至秋初，温度均利于霉菌及仓虫生长繁殖。

（二）相对湿度分布

长江流域及以南地区，全年平均相对湿度约在70%以上；川西、贵东、湖南、湖北、台湾及沿海等地可达80%，为全年平均相对湿度最高地区。冬季相对湿度分布大致与全年相近。夏季沿海地区相对湿度变化最显著，因受东南季风影响而使相对湿度普增至80%左右。除西北地区外，全国大部分地区都应做好中药防潮措施。

四、温湿度的调节与控制

（一）温度调节与控制

1. 通风降温　通常可分为自然通风和机械通风两种方式。自然通风是根据空气自然流动的规律，使库内外的空气交换，以达到调节库内空气温度的目的，是一种简便、经济的通风方式。机械通风是利用机械设备，使库房内、外的空气通过循环得以更换的一种降温方法。

2. 避光降温　在库房外搭天棚，或在库顶 30～40cm 外以及日光曝晒的墙外搭凉棚，或将库房内的窗遮盖起来等，以减少日光的辐射热，使库内温度下降。

3. 冷气或空调降温　利用空调或冷风设备来调整库内温度，现已是各种药库采用的主要降温措施。应注意按不同中药商品的储藏要求调节适宜的储存温度。

4. 保温　在寒冷季节，一些怕冻的中药商品，应采取保温的措施使储品不受冻。可在仓库顶棚、门窗安装一些保温装置，关闭门窗；亦可采用冷暖型空调设备提高并保持库内温度；有暖气条件的地方，可在库内靠墙处安装暖气片，但应注意暖气片、暖气管与中药商品相隔一定距离。

（二）湿度调节与控制

1. 通风降湿　可采取自然通风和机械通风两种方式。自然通风是利用空气自然流动的作用，促使库内外空气加快对流，以达到除湿降潮的目的。一日之中，通常应在上午 8～12 时，当温度逐渐上升、湿度逐渐下降时通风较为适宜。机械通风是利用机械设备除去仓库环境中的水汽，以降低相对湿度的一种除湿方法。常用的通风除湿设备有排气扇、垛底通风驱潮机等，适用于各种潮湿仓库湿度的控制和调节，是除湿降潮比较好的方法。

2. 密封防潮　是指采取不同的形式隔绝外界空气中的潮气侵入，避免或减少空气中水分对中药的影响，以达到防潮目的。根据中药的数量和性质，可采用密封货垛、密封货架、密封药箱及密封药库等形式。

密封前必须做到：①中药及包装含水量在安全限度内。②去除蛀、霉等变异不合格部分。③密封材料须洁净、干燥。④库内湿度应在安全限度内，尽可能在梅雨季节前密封。

3. 吸湿降潮　在梅雨季节或阴雨天，库内外湿度都很高，不宜采用通风驱潮时，可以在密封库内采用吸湿的办法以降低库内湿度。吸湿降潮法有除湿机和采用吸湿剂两种方法。一般常用的吸湿剂有生石灰、硅胶、氯化钙、活性炭等。

4. 保湿　湿度太小能使某些含结晶水的药物如硼砂、明矾等风化，风化后失水量不等，使剂量难以掌握，特别是剧毒药，可能因此而超过剂量引起中毒等事故。在我国西北地区，有时空气十分干燥，必须采取升湿措施。具体方法有向库内地面洒水、用电加湿器产生蒸汽、库内设置盛水容器、储水自然蒸发等。一些对湿度特别敏感的中药商品还须密闭保湿，使内装药物与外界空气隔绝。

五、温湿度自动监测

药品经营企业按照 GSP 的要求，应在储存药品的仓库和运输冷藏、冷冻药品的设备中配备温湿度自动监测系统。该系统应当对药品储存过程的温湿度状况和冷藏、冷冻药品运输过程的温度状况进行实时自动监测和记录，有效防范储运过程中可能发生的影响药品质量安全的风险，确保药品质量安全。系统监测要求包括以下几个方面。

1. 系统由测点终端、管理主机、不间断电源以及相关软件等组成。各测点终端能够对周边环境温湿度进行数据的实时采集、传送和报警；管理主机能够对各测点终端监测的数据进行收集、处理和记录，并具备发生异常情况时的报警管理功能。

2. 系统应当自动生成温湿度监测记录，内容包括温度值、湿度值、日期、时间、测点位置、库区或运输工具类别等。

3. 系统温湿度测量设备的最大允许误差应当符合以下要求：测量范围在 0～40℃之间，温度的最大允许误差为 ±0.5℃；测量范围在 -25～0℃之间，温度的最大允许误差为 ±1.0℃；相对湿度的最大允

许误差为 ±5% RH。

4. 系统应当自动对药品储存运输过程中的温湿度环境进行不间断监测和记录：系统至少每隔 1 分钟更新一次测点温湿度数据；在药品储存过程中至少每隔 30 分钟自动记录一次实时温湿度数据；在运输过程中至少每隔 5 分钟自动记录一次实时温度数据；当监测的温湿度值超出规定范围时，系统应当至少每隔 2 分钟记录一次实时温湿度数据。

5. 当监测的温湿度值达到设定的临界值或者超出规定范围时，系统应当能够实现就地和在指定地点进行声光报警，同时采用短信通讯的方式，向至少 3 名指定人员发出报警信息。当发生供电中断的情况时，系统应当采用短信通讯的方式，向至少 3 名指定的指定人员发出报警信息，以便养护员及时进行调控。

6. 系统各测点终端采集的监测数据应当真实、完整、准确、有效。

7. 监测数据应当采用安全、可靠的方式按日备份，备份数据应当存放在安全场所，数据保存时限符合规定。

8. 系统应当与企业计算机终端进行数据对接，自动在计算机终端中存储数据，可以通过计算机终端进行实时数据查询和历史数据查询。

9. 系统应当独立地不间断运行，防止因供电中断、计算机关闭或故障等因素，影响系统正常运行或造成数据丢失。

10. 系统保持独立、安全运行，不得与温湿度调控设施设备联动，防止温湿度调控设施设备异常导致系统故障的风险。

此外，温湿度自动监测系统还应当满足相关部门实施在线远程监管的条件。

第五节 中药仓库安全管理

一、仓库安全管理的范围

中药仓库的安全管理包括仓库工作人员的人身安全管理、储存中药质量的安全管理和仓储设施设备的安全管理。

（一）仓库人员人身安全管理

中药的装卸、搬运和堆码等作业，存在一定的危险性，仓库工作人员在进行作业时，要严格按照规程操作，避免意外事故发生。此外，应重视对仓储工作人员的劳动保护，按岗位需要配备工作服、手套、口罩、安全帽等劳保装备。

（二）储存中药质量安全管理

中药商品除必须在适宜的环境条件下进行储存养护，防止其发生质量变异外，还应该做好防火、防盗、防破坏等方面的管理。库区门窗要求严密、牢固，在明显位置设立"仓库重地，严禁烟火""仓库重地，未经允许，严禁入内"等警示性标识。仓库进出口安装门禁系统或采取门卫值班制度，避免非仓库工作人员随意进入，库内可结合实际情况安装防盗报警装置，如在毒性中药库、细贵中药库加装在线监控系统等。

（三）仓储设施设备安全管理

中药仓库在进行新建或改、扩建的设计时，要充分考虑到库房管理的安全因素，合理选址和布局，充分考虑防震、防灾需求，降低库房因自然灾害带来的风险。仓库建设过程中必须加强施工现场管理，所用建筑材料必须符合设计要求，各项工程指标均不能低于设计值。仓库作业应采用具有较高安全系数的设备，定期进行检修维护，保证设备能正常运行。使用设备时，要严格按照操作规程或使用说明书操作使用，避免发生安全事故。

二、仓库消防安全管理

中药仓库的消防要贯彻"以防为主，以消为辅"的方针，全员参与，认真对待，防患于未然。

（一）组织措施

中药仓库应组建成立消防安全小组，仓库领导应有专人分管安全消防工作，可根据库区划分消防区域，指定地段的消防负责人，实行"分级管理，分区负责"的原则，做到使责任到区到人，分工明确，职责清楚。要坚持对仓库员工进行安全消防的教育和培训，提高员工的安全意识，并制定应急方案，定期开展消防演练。

（二）作业措施

仓库在实施仓储作业时，应把消防工作落实到过程管理中。

1. 认真执行《消防法》关于仓库安全管理的有关规定。

2. 易燃、易爆等危险品专库储存；性能相抵触的商品分开储存。

3. 商品堆码保持规定距离，照明设备按需安装，不随意乱拉线。

4. 库区内不得搭建违章建筑，不得在防火间距内堆放可燃物品，不得阻碍消防通道和安全门，疏散楼梯和走道保持畅通。

5. 根据建筑规模和储存商品的性质，合理配置消防设备，做到数量充足、规范放置、专人管理、经常有效、严禁挪作他用。

6. 仓库管理人员必须熟悉本库储存商品的性质、数量、分布情况等。必须清楚消防用水地点，要会报警，会使用、保养灭火器。

（三）火源和电源管理

仓库安全工作的重中之重是防火灭火。加强火源、电源管理，严格控制一切火患因素，是做好防火工作的先决条件。

仓库库区应当设置醒目的禁火标志，库区内严禁吸烟，严禁火种入库；库房内应安装报警装置；禁止在库内动用明火，如需要用火，必须履行用火审批手续，并采取安全措施。

在电源管理方面，库区生产、生活用电必须分开；电线和电器设备必须按规范安装、维修，库区内老化、裸露的电线须及时更换；库房内使用的照明灯具，须符合消防部门的规定；库房门外应单独安装电源开关箱，保管人员离岗时须锁门、拉闸断电；按规定设置防雷装置，并在每年雨季前检测，保证有效。

（四）常用的消防设备

1. 消防栓　是装于建筑物内消防供水管道上的阀门装置，与消防水枪、水带配套放置在消防栓箱内。水的灭火作用是冷却和窒息，但不适于油类及电器着火。

2. 灭火器　是一种用于扑灭火患初起的可携式消防器材。各种灭火器有其不同的用途，使用时要根据火灾的具体情况选择。

（1）二氧化碳灭火器 适用于扑灭易燃药品、贵重药品、精密仪器、电子设备、档案资料、小范围油类等火灾，不适宜于金属钾、钠、镁、铝的灭火。

（2）干粉灭火器 适用于油类、可燃气体、电器设备、遇水易燃物质及一般物品的初起火灾。

（3）泡沫灭火器 适用于油类等可燃液体及一般固体的初起火灾，不适用于忌水的化学物品的扑救。

（4）"1211"灭火器 属于卤代烷型灭火器，适用于扑救各种油类、有机溶剂、可燃气体和电器设备等初起的火灾，其绝缘性好，具有灭火时不污损物品，灭火后不留痕迹，灭火速度快、效率高的优点。

（5）酸碱灭火器 属于水型灭火器，适用于扑灭一般物品引起的火灾，不宜用于电器设备、油类等引起的火灾。

（6）四氯化碳灭火器 适用于扑灭电器、油类及贵重仪器设备等引起的火灾，不能扑救金属钾、钠、镁、铝、乙炔、乙烷、二硫化碳等的火灾。

3. 灭火沙箱 沙子一般采用细河沙，并配备必要的铁铲、水桶等消防工具。适用于盖熄小量易燃液体及不能用水或液体灭火器来救火的物质。

（五）安全灭火措施

1. 隔离法 火灾发生时，应立即将可燃物与火源隔开，或把未燃物尽快搬离现场，进行疏散。如一时不能搬走应迅速拆除，形成隔离带，以防火势蔓延、扩大。

2. 窒息法 是将燃烧物与空气隔绝，使燃烧物失去氧的助燃作用而熄灭的方法。用灭火器喷出的粉末或泡沫覆盖燃烧物，以隔绝空气，使燃烧停止。封闭正在燃烧的建筑、容器孔洞、缝隙，阻止空气流入等。常用的二氧化碳、泡沫灭火器等可起窒息灭火作用。

3. 冷却法 是将燃烧物的温度降低到燃烧点以下，使火熄灭的方法。最常用的冷却灭火剂是水。但有些易燃或遇水燃烧的商品，如松节油等油剂类，因其不溶于水且比水轻，水的冲击反而使燃烧物向四周飞溅，用水灭火会使火势扩大；一些忌水、遇水发生剧烈反应的中药，不能用水灭火；贵重中药被水浇泡，质量会大受影响，不宜用水灭火。

4. 抑制法 也称化学中断法，是将灭火剂参与到燃烧反应历程中，使燃烧过程中产生的游离基消失，从而形成稳定分子或低活性游离基，使燃烧反应停止。目前使用的气体灭火器"1211"和干粉灭火器都可起到抑制灭火的作用。

此外，企业每年应定期聘请消防安全部门对企业人员进行生产消防安全培训及演练，以便使企业人员始终具备防范火灾安全的知识与技能。

三、自然灾害预防

自然灾害包括雨汛、雷击、热带气旋和台风等对仓库的袭击，其危害程度难以预测。预防应做到：建立专职机构，负责防灾规划、宣传、检查等；落实分区（段）重点防范措施，建立防灾责任制和具备应急抢险能力；坚持收集气象预报、风、汛等信息，及时布置，检查隐患；改善商品储存条件，做好汛期物资准备和维修危险建筑，实现仓库不漏水、不进水、不积水，以保证仓储安全。

第六节 中药仓储作业管理

中药仓库是中药的储存场所，由于中药商品种类繁多、产地各异、性质复杂，并且易受外界条件影响，因此加强中药商品的仓储作业管理才能保证中药商品质量。中药仓储作业分为中药商品入库、在库管理和出库三个基本环节。

一、中药商品入库

中药商品入库管理的工作流程为：收货→验收→入库。

（一）收货

收货是仓库作业的开始，收货员根据来货凭证，逐批逐件点准收货。要求做到及时、准确、有序。收货的程序如下。

1. 接货　收货员根据到货通知或实际到货情况指导运输人员按指定场地卸货。并注意商品包装情况，如发现破损、污染、水湿等现象应及时处理。

2. 检查　包括核查随货资料和检查运输工具。随货资料有：物流运输单、随货同行单（票）和质检单等。

（1）核对物流运输单　货到后收货员应核对"物流运输单"上的货物来源是否与供货单位一致；核对第三方物流的货运单，是否与发货单位一致，供货单位自送应核对供货方的运输交接单。物流运输单上的主要内容有：收件人信息、寄件人信息、货物信息（名称、包装、件数、体积、重量等）。

（2）核实随货同行单（票）（表3-1）　核实随货同行单（票）是否合法、有效，其内容是否与采购记录相符，做到票、账、货相符。还要注意对照随货同行单（票）与系统备案件核对格式、章相一致，不符合要求的予以拒收。

表 3 - 1　某企业随货同行单

收货单位：
收货地址：　　　　　　　　　发货日期：　　　　　　　票据号：

通用名称	规格	剂型	数量	单位	单价	金额	批号	生产日期	有效期至	批准文号	生产厂家	上市许可持有人	质量状况
合计金额（大写）							本页小计（小写）						

制单员：　　　　　　复核员：　　　　　　保管员：

注：须加盖该企业出库专用章

此外，收货人员应当核实运输方式是否符合要求，对运输工具和运输情况进行检查，包括车厢检查、运输时限检查、委托运输信息检查、冷藏冷冻药品运输检查等。特别是冷藏药品到货时，应当对其运输方式及运输过程的温度记录、运输时间等质量控制状况进行重点检查并记录，不符合要求的予以拒收。

3. 检查数量　对照随货同行单（票）核对到货，做到票、账、货相符，对符合收货要求的到货拆除运输防护包装，检查外包装并清点到货数量。准确清点到货数量方法有以下两种。

（1）逐件点收　对零散的货包，应理清货包件数后，逐件清点，累计总数。

（2）堆码点收　对品种单一、包装一致的可集中统一堆码，方便计数。

4. 收货确认　确认无误后，收货人员签署送货回执单。如果有拒收情况，收货员应在回执单上写明拒收货物的数量及拒收原因，比如：因包装变形而拒收。同时在计算机系统中做好"药品收货记录"（表3-2），收货员将物流运输单整理归档保管。

表 3 – 2　药品收货记录

单据编号：　　　　　　　　　供货单位：

承运单位：　　　　　　　　　供货单位仓库地址：

到货日期	药品代码	药品名称	规格	单位	剂型	批号	生产日期	有效期	批准文号	产地	生产企业	上市许可持有人	到货数量

收货员：　　　　　　　　　制单日期：

5. 交接　收货签收完毕，应当按品种特性要求及时将到货移至相应待验库（区）。冷藏、冷冻药品应当移至冷库内待验，特殊管理的药品应当移至专库或者专区内待验。大宗物品，如搬运不易的中药饮片，现有待验区不能满足使用时，可直接进入合格库（区）悬挂黄色待验标志，通知验收人员尽快验收。

🔗 知识链接

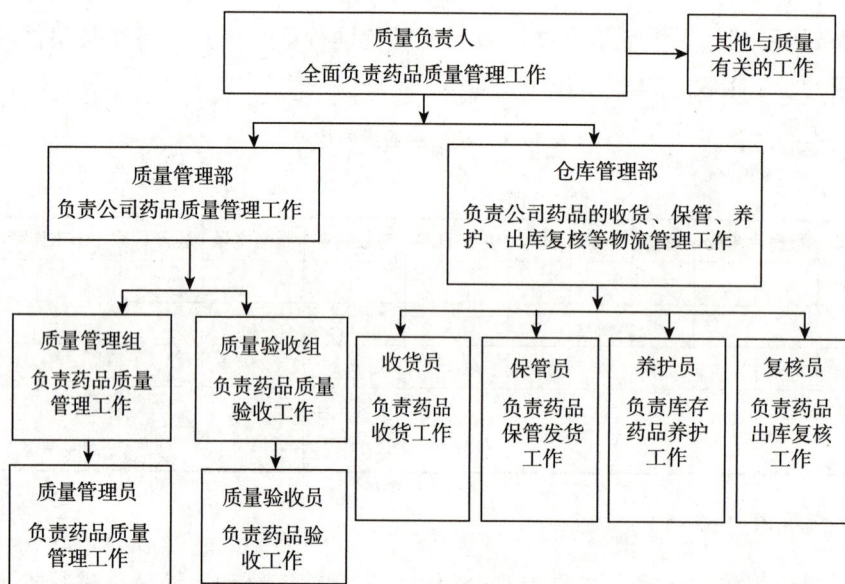

中药仓储作业管理组织结构图

图 3 – 2　中药仓储作业管理组织结构图

（二）验收

验收是指由验收员严格按照药品的法定标准和合同规定的质量条款，对购进药品、销后退回药品的质量进行逐批验收，保证入库药品数量准确、质量完好、包装完整，防止不合格药品入库。中药商品应依据国家药品标准或部颁标准或各省、自治区、直辖市制定的中药炮制规范进行验收。验收的程序如下：

1. 接收　验收员接悉药品请验信息后，接收收货员转交的来货凭证，在规定的场所（药品待验区、销后退回待验区）对药品实施逐批检查验收。

2. 检查　验收时首先检查来货与所附有关凭证，如随货同行单（票）、销后退回通知单等所列项目是否相符，不符合要求的及时查询。

3. 抽样　严格按抽样原则和比例对药品外观质量、包装标签、说明书及相关证明或文件进行逐一检查，不符合要求的予以拒收。对验收中发现的质量可疑药品可抽样送检。验收结束后，应当将检查好的完好样品放回原包装，加封抽验标志。

4. 录入　验收员登入计算机系统认真填写"药品验收记录"（表3-3），在药品验收记录上签署姓名和验收日期。

表3-3　药品验收记录

单据编号：　　　　　　　　供货单位：

到货日期	验收日期	药品代码	药品名称	规格	单位	剂型	批号	生产日期	有效期	批准文号	产地	生产企业	上市许可持有人	到货数量	验收合格数量	质量状况	验收结论

验收员：　　　　　　　　制单日期：

5. 交接　验收完毕，验收员打印"药品入库验收单"（表3-4），通知保管员办理药品入库交接手续。随着计算机管理系统软件在医药经营企业的应用，这些单据的审批与交接也可以由计算机管理系统软件进行流程管理。相比于纸质单据管理，软件流程管理更加便捷、省时、高效，相关人员利用管理系统软件可以随时随地进行流程审批或确认，便于提高工作效率。

表3-4　药品入库验收单

单据编号：　　　　　　　　　　　　　　　　验收日期：

供货单位：

药品代码	药品名称	规格	单位	剂型	批号	生产日期	有效期	批准文号	产地	生产企业	上市许可持有人	数量	大类

验收结论：　　　　　　　　　　　储存条件：

验收员：　　　　　　　　保管员：

6. 收货验收注意事项

（1）随货同行单（票）　随货同行单（票）或到货药品与采购记录的有关内容不相符的，由采购部门负责与供货单位核实和处理。

①随货同行单（票）与采购记录、药品实物数量不符的，经供货单位确认后，由采购部门确定并调整采购数量后，方可收货。

②随货同行单（票）内容中，除数量以外的其他内容与采购记录、药品实物不符的，经供货单位确认并提供正确的随货同行单（票）后，方可收货。

③供货单位对随货同行单（票）与采购记录、药品实物不相符的内容，不予确认的应当拒收，存在异常情况的，报质量管理部门处理。

（2）检验报告书　按照药品批号查验同批号的检验报告书，药品检验报告书需加盖供货单位药品检验专用章或质量管理专用章。检验报告书具有法律效力，其报告内容要对产品质量负责。目前，从生产企业采购药品的，其检验报告单为纸质；从批发企业采购药品的，其检验报告书的传递和保存可以采用电子数据的形式，但要保证其合法性和有效性。

（3）冷链药品　冷链药品通过冷藏车及冷藏箱或保温箱来运输。运输过程中，冷藏系统的温度控制情况由计算机系统全程跟踪。因此，对冷链药品到货验收时，应检查是否使用符合规定的冷藏车或冷藏箱、保温箱运输药品；查看到货温度和运输温度；对收货过程和结果进行记录，尤其注意启运时间、运输方式、温控方式、到货时间、温控状态的记录。冷藏冷冻药品出现货单不符、未按规定运输、到货温度和运输温度不符合要求以及包装破损、污染、标识不清等情况，应当拒收。

（4）进口药品　进口药品的包装、标签应有中文注明药品通用名称、主要成分以及注册证号，并有中文说明书。进口药品到货时，应对照实物收取加盖有供货单位质量管理专用章原印章的相关证明文件：《进口药品检验报告书》《进口药品注册证》或《医药产品注册证》或《进口药材批件》《进口药品通关单》等。

（5）销后退回药品　销后退回药品是指已正常销售出库并在进入市场流通或使用环节后因质量或非质量原因被退回的药品。收货人员凭销售部门开具的退货通知与实物核对，确认无误后收货。验收人员对销后退回的药品进行逐批检查验收，按照规定的抽样原则加倍抽样检查。

（6）特殊管理药品　实行双人验收制度，逐件逐包进行验收。

（7）包装标签要求　特殊管理的药品和外用药品的包装、标签及说明书上均有规定的标识和警示说明；处方药和非处方药的标签、说明书上有相应的警示语或忠告语，非处方药的包装有国家规定的专有标识；蛋白同化制剂和肽类激素及含兴奋剂类成分的药品有"运动员慎用"警示标识。

（8）拒收　收货验收时发现药品外包装破损、污染、标识不清、批号规格不符、近效期、包装变形等情形的，应当予以拒收，并在计算机系统中记录拒收情况，通知采购人员做好拒收退出工作。

（三）入库

验收合格的中药商品应当及时入库。仓库保管员凭验收员出具的"药品入库验收单"（表3-4）收货，根据验收单的品种和数量，结合商品的质量特性，选定仓库和仓位，做好入库作业。如发现货与单不符、质量异常、标识模糊、包装不牢或破损等情况，应予以拒收，并与验收员联系。

🔗 知识链接

某企业保管员岗位职责

1. 根据验收员出具的验收入库单负责办理入库交接手续；
2. 根据药品的特性和储存要求，负责对药品进行分类储存；
3. 配合养护员对仓间温湿度进行监测和调控，保证药品储存环境符合药品储存要求；
4. 规范、合理堆垛，符合"五距"要求，提高仓位利用率；
5. 负责核对账、货情况，保证储存药品账、货相符；
6. 熟悉药品包装规格，按批号发货，防止差错产生。

二、中药商品在库管理

中药商品在储存期间的稳定性，除了与中药本身的性质、生产工艺及包装方式有关外，还与储存条件和保管养护方式密切相关。因此，必须加强中药商品在库管理，采取相应的防护措施，保证商品质量。

（一）分类储存

1. 按温度要求分类　中药商品入库应按包装标示的温度要求储存，包装上没有标示具体温度的，按照《中国药典》规定的贮藏要求进行储存。其中冷库（2～10℃），阴凉库（≤20℃），常温库（10～30℃），各库房相对湿度应保持在35%～75%之间。

2. 按药品性质分类　药品与非药品、外用药与其他药品分开存放；中药材与中药饮片分库存放；特殊管理的药品存放于专库或专柜中；拆除外包装的零货药品集中存放；易串味的中药商品，要用塑料袋密封保存。

3. 按药品的剂型分类　中成药品种可按不同剂型的性质、特点分别储存。如片剂、丸剂、胶囊剂、糖浆剂等。

（二）堆放要求

中药商品应在托盘或垫板上按批号集中堆垛，不同批号不得混垛。堆垛符合"五距"要求：即堆码垛间距不小于5cm；与库房内墙、顶、温度调控设备及管道等设施间距不小于30cm；与地面间距不小于10cm。

中药商品堆放不得影响通道及防火设备，遵守外包装标识要求，控制堆放高度，轻拿轻放，防止外包装破损、挤压变形或药品损坏。商品堆放位置相对固定，堆码层次整齐、清楚。包装箱的品名、批号等内容易于观察和识别，以便于仓储管理和质量控制。

（三）在库检查

1. 养护人员应每天查看库区温湿度是否符合要求，指导保管员按温湿度变化情况，采取相应的降温、升温、除湿、通风、密闭、保湿等措施。随时检查养护设备的有效性，发现设备异常及时报告维修。

2. 养护员按照养护计划对库存药品的外观、包装等质量状况进行检查，并建立养护记录。

（1）一般养护　实行"三三四"循环制，每季检查一次。即第一个月养护在库商品总库存的30%，第二个月养护总库存的30%，第三个月养护总库存的40%。每个季度（3个月）循环养护一次。

（2）重点养护　重点养护品种的范围包括易变质、近效期、有效期较短、特殊管理、储存时间长或有特殊储存要求以及近期发生过质量问题品种相邻批号的中药商品，要求每月检查一次。

（3）特殊检查　汛期、梅雨季节、高温期、严寒期或者发现中药商品有质量变化时，应临时组织力量进行突击检查。

3. 对中药材和中药饮片应当按其质量特性采取有效方法进行养护并记录，所采取的养护方法不得对药品造成污染。

4. 在库检查应做好"药品养护检查记录"（表3-5）。养护人员应定期分析、汇总上报养护检查情况，建立"药品养护档案"（表3-6），做好养护数据积累，不断总结经验，为中药商品储存养护提供科学依据。

表 3 - 5　药品养护检查记录

养护类型：重点□　　普通□

养护日期	药品代码	药品名称	规格	单位	剂型	批号	生产日期	有效期	批准文号	产地	生产企业	上市许可持有人	数量	仓库名称	货位代码	外观质量及包装情况	处理意见

养护员：　　　　　　　　制单日期：

表3-6　药品养护档案

建档日期：

药品代码		药品名称		规格		剂型	
批准文号		生产企业		上市许可持有人			
产地				建档目的			
储存条件				包装情况			
质量问题摘要	养护时间	批号	生产日期	有效期	质量问题	处理措施	养护员	备注

5. 养护检查中发现药品质量有疑问，应立即挂待验标识（黄牌）暂停发货，并在计算机系统中锁定销售，待质量部门检验完毕，确认合格后方可继续销售，确认为不合格药品的，填写"不合格品确认报告单"（表3-7），移入不合格品库，记入"不合格品记录"（表3-8），注明不合格事项及处置措施，按照不合格品确认和处理程序处理。

表3-7　不合格品确认报告单

单据编号：　　　　　　　　　供货单位：

药品代码	药品名称	规格	单位	剂型	批号	生产日期	有效期	批准文号	产地	生产企业	上市许可持有人	数量	入库日期	仓库名称	货位代码

不合格原因：　　　　　　　　　　　　　　审核意见：

制单人：　　　　　　　　　　　　　　　　制单日期：

质管员：　　　　　　　　　　　　　　　　审核日期：

表3-8　不合格品记录

单据编号：　　　　　　　　　供货单位：

药品代码	药品名称	规格	单位	剂型	批号	生产日期	有效期	批准文号	产地	生产企业	上市许可持有人	数量	入库日期	来源	不合格原因	处理意见	处理结果

制单人：　　　　　　　　　　　　　　　　制单日期：

注：①表3-2至表3-8中，药品代码相同。②药品代码是药品经营企业的采购部门在首营品种申报时根据相应规则编制出来，用于后续环节识别，便于追溯查询。

三、中药商品出库

中药商品出库是指仓库按照业务部门开出的出库凭证，组织配货和发出中药的一系列工作的总称。中药商品进行出库检查，是保证其数量准确、质量合格，防止不合格中药进入市场的重要关卡。

（一）出库原则

1. 坚持"三查六对"制度　中药出库复核要进行"三查六对"。"三查"，即核查销售单据的货号、单位印鉴、开票日期是否符合要求；然后将销售单据与实物进行"六对"，即核对品名、规格、批号、数量、生产企业及产地是否相符。

2. 遵循"先产先出""近期先出"和按批号发货的原则　"先产先出"是指库存同一中药，对先生产的批号尽量先出库。一般来说，中药储存的时间越长，变化越大，超过一定期限就会引起变质造成损失。中药出库坚持"先产先出"的原则，有利于库存中药不断更新，确保中药的质量。

"近期先出"是指库存有"效期"的同一中药，应将近失效期的先行出库。对仓库来说，所谓"近失效期"，应包括给这些中药留有调运、供应和使用的时间，使其在失效之前进入市场并投入使用。

按批号发货是指按照中药生产批号集中发货，尽量减少同一品种在同一笔发货中的批号数，以保证中药可追溯性，便于日后质量追踪。

坚持"先产先出""近期先出"和按批号发货的原则可以减少中药在储存期间发生质量变化的概率，从而保证中药在库储存的良好质量状态。

（二）出库程序

1. 核单　即审核出库凭证。核单的目的在于审核凭证的真实性，通过核单还可以便于作业调度。

2. 配货　又称备货，是仓库保管员按照出库凭证所列项目内容进行分拣出商品的操作过程。配完货后，将出库商品堆放于发货区，标写收货单位、调出日期和品名件数，填写好出库凭证，转复核人员复核。

随着医药产品流通量的快速增长，药品经营企业的科技管理水平也在进步。配货工作岗位人员每天所要完成分拣的工作量巨大。为了解决这一问题，许多企业运用了计算机电子标签拣货系统。该系统是运用计算机软件系统将发货信息与仓库货架上的货位进行连接。一旦有发货信息产生，系统将信息快速传递给货架和货位上的感知系统，需要拣货的货架有指示灯亮起，在该货架上电子信息屏上会自动提示具体货位及发货数量。这时，配货工作岗位人员只需按照指示灯和电子信息直接拿取货物即可。

3. 复核　是复核员逐项逐批核对需要发出药品，内容包括：药品名称、数量（货件数量、散货计量）、质量是否完好，零星商品拼件装箱情况，收货单位、收货地点等，并检查包装、外观质量。复核完毕复核员填写"药品出库复核记录单"（表3-9）。

表3-9　药品出库复核记录

单据编号：　　　　　　　　　销售单位：　　　　　　　　　　　收货地址：

出库日期	药品代码	药品名称	规格	单位	剂型	批号	生产日期	有效期	批准文号	产地	生产企业	上市许可持有人	数量	质量状况

复核员：　　　　　　　　　制单日期：

4. 待运　指出库商品按照分户、分单作临时堆存，等待发运。待运商品应有明显标志，并要加强检查，防止受损和发生质量变异。

5. 发货　是将商品交付客户的过程。交付形式可以由仓库运输部门统一配送，也可以委托其他单位运输。

（三）出库注意事项

1. 发现以下问题应停止出库，并报质量管理部门处理：药品包装出现破损、污染、封口不牢、衬垫不实、封条损坏等问题；包装内有异常响动或者液体渗漏；标签脱落、字迹模糊不清或者标识内容与实物不符；药品已超过有效期；票货不符；有鼠咬、虫蛀及霉变污染等质量变异的。

2. 麻精药品、毒性药品等特殊管理药品，应实行双人发货、双人复核制度。

3. 拼箱药品装箱时应注意：箱内药品不得高于箱体；流质药品与其他药品分开装箱；易碎药品、怕压药品放在上部，遵循"大不压小、重不压轻、整不压零、正反不倒置、最小受力面"原则合理装箱，避免运输过程造成破损；拼箱发货的包装物料应当使用能防止药品被污染的代用包装，代用包装箱应当有醒目的拼箱标志，并有效遮盖代用箱上的原品名（图3-3）。

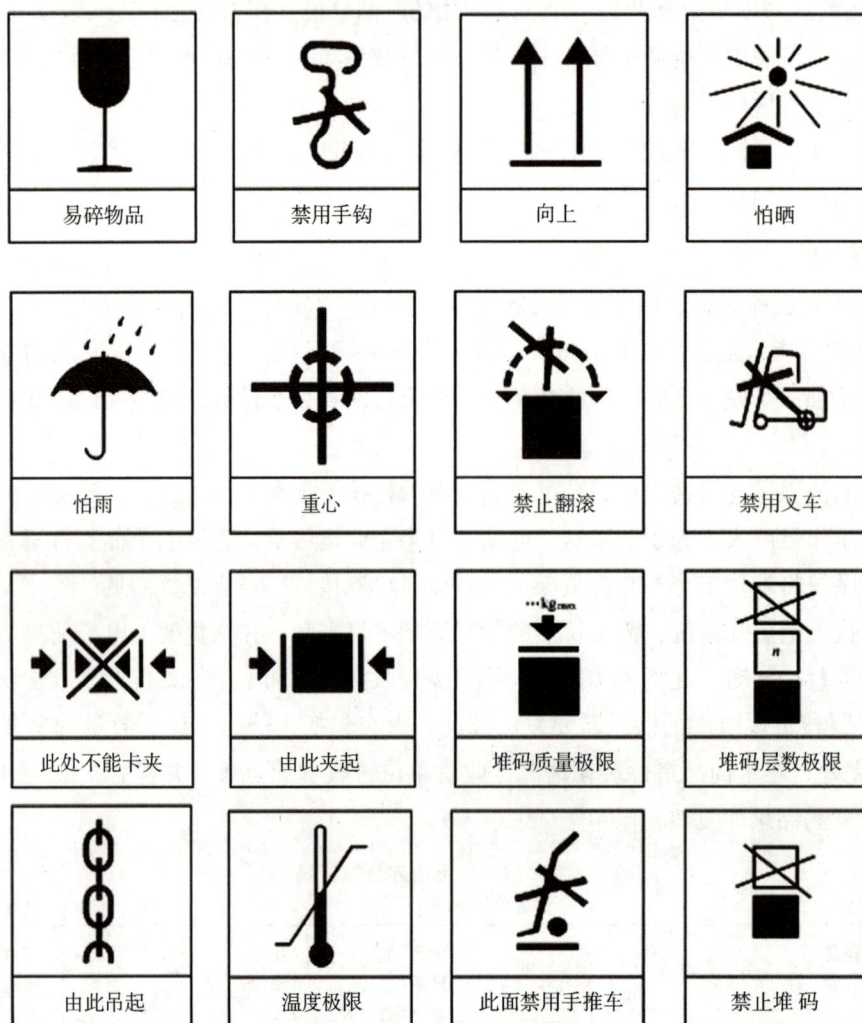

图3-3　药品包装储运图示标志

4. 已购进药品，因经营因素需要退货出库的，由采购部门提出申请，保管员凭采购部门出具的通知单清点、核对库存药品，填写"药品购进退出记录"（表3-10），按供货单位集中装箱等待出库。

表3-10　药品购进退出记录

单据编号：　　　　　　　　　　　　退往单位：

退出日期	药品代码	药品名称	规格	单位	剂型	批号	生产日期	有效期	批准文号	产地	生产企业	上市许可持有人	数量	退出原因	退出途径	是否退出

保管员：　　　　　　　　　　制单日期：

（四）运输和配送

药品的运输工作，应遵循"及时、准确、安全、经济"的原则，遵照国家有关药品运输的各项规定，有计划地合理组织运输，压缩待运期，把药品安全及时地运达目的地。

1. 运输药品，应当根据药品的包装、质量特性，并针对车况、道路、天气等因素，选用适宜的运输工具，采取相应措施防止出现破损、污染等问题。

2. 发运药品时，应当检查运输工具，发现运输条件不符合规定的，不得发运。药品运输过程中，运载工具应当保持密闭。

3. 严格按照药品包装标识的要求搬运、装卸药品。对于易碎，怕撞击、重压的药品，搬运装卸时必须轻拿轻放，防止重摔。

4. 根据药品的温度控制要求，在运输过程中采取必要的保温或者冷藏、冷冻措施。在冷藏、冷冻药品运输途中，应当实时监测并记录冷藏车、冷藏箱或者保温箱内的温度数据。

5. 委托其他单位运输药品的，应当对承运方运输药品的质量保障能力进行审计，应当与承运方签订运输协议，明确药品质量责任，遵守运输操作规程和在途时限等内容。

6. 应当采取运输安全管理措施，防止运输过程中发生药品盗抢、遗失、调换等事故。应当制定冷藏、冷冻药品运输应急预案，对运输途中可能发生的设备故障、异常天气影响、交通拥堵等突发事件，能够采取相应的应对措施。

7. 特殊管理药品的运输应符合国家有关规定。

8. 已装车的药品应当及时发运并尽快送达。运输或委托运输药品均应做好"药品运输记录"（表3-11），实现运输过程的质量追溯。

表3-11　药品运输记录

单据编号：　　　　　　业务员：　　　　　　承运单位：
收货单位：　　　　　　发货时间：　　　　　　承运车辆：
收货地址：　　　　　　发货地址：　　　　　　驾驶员：

序号	仓库名称	整件数量	拼箱数量	品种数	合计

制单人：　　　　　　制单时间：　　　　　　运输方式：

第七节　中药仓库现代化

一、现代化仓库的概念及发展趋势

现代化仓库就是在中药仓储环节运用现代化科学管理方法，将数据分析技术、人工智能技术、自动化装备和信息技术有机融合，对仓库中的人、财、物、环境及其运转过程加以监测、控制和调节，以达到高效、低耗地完成仓储任务，从而实现仓库管理现代化，信息网络自动化，装卸、搬运、码垛机械化，专业人员知识化的目标。

1. 管理信息化　以商品管理为中心的各项活动，通过信息的传输、加工利用和反馈，利用数据分析以及流程控制等实行计算机信息化管理。建立仓库监控中心,实现库房温湿度监测、防盗、消防报警、门窗启闭等监控系统的自动化、信息化管理,使整个仓库管理机构形成一个信息畅通的网络,促使管理效益不断提高。

2. 作业自动化 采用起重机、拖车、托盘及集装箱等形式,使商品装卸、搬运、拆码垛、入库点数、分类、检测、记录、发货等作业实现机械化自动化。

3. 知识专业化 从事药品验收、养护、计量和质量管理工作的人员必须按国家有关规定设置,仓库各级各类人员都必须经过正规训练或院校培养,人员的专业素质必须符合现代医药管理专业标准。

二、现代化仓库的组成和特点

现代中药自动化仓库系指采用高层货架储存货物,用起重、装卸和运输机械设备进行货物出库和入库作业的仓库,又称为自动化立体仓库或高层货架仓库(图3-4)。自动化立体仓库的本质就是运用一流的集成化物流理念,采用先进的控制、总线、通信和信息技术,通过不同软硬件设备的协调运作,将用户的作业需求程序化、既定化、标准化,依靠软件指令或简单人工操作完成指定货物的自动有序、快速准确、高效的出入库作业流程。

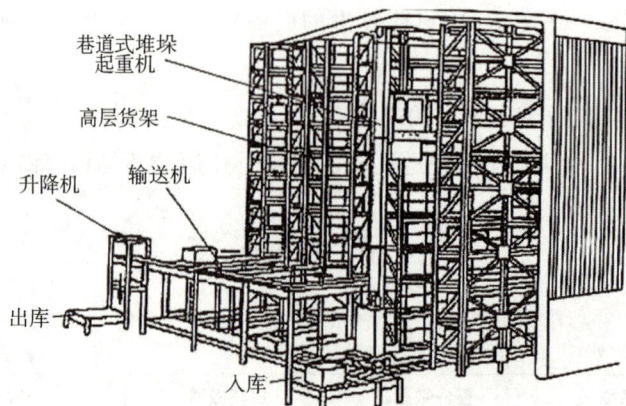

图3-4 自动化立体仓库构成

(一)自动化立体仓库的构成

1. 土建及公用工程设施 自动化立体仓库的土建及公用工程设施包括库房、消防系统、照明系统、动力系统、通风及采暖系统和其他辅助设施。库房部分所涉及的库存容量和货架规格等内容是库房设计的主要依据。对于自动化立体仓库的消防系统而言,由于库房规模大,存储的货物和设备较多且密度大,而仓库的管理和操作人员较少,所以仓库内一般都采用自动消防系统。自动化立体仓库的照明系统,由日常照明、维修照明和应急照明三部分组成。动力系统所涉及的主要设备有动力配电箱、动力电缆、控制电缆、稳压设备和隔离设备等。通风及采暖系统是根据存储物品要求采用的通风和采暖设备等,特别是存储有害气体的仓库要安装通风机,将有害气体排出室外。其他设施往往是建筑的辅助系统,如排水设施、避雷接地设施和环境保护设施等。

2. 机械设备 包括组合式货架、货箱与托盘、堆垛机、周边搬运设备等。

(1)组合式货架 材料一般选用钢材,优点是构件尺寸小,制作方便,安装建设周期短,而且可以提高仓库的库容利用率。自动化立体仓库的货架一般都分隔成一个个的单元格,用于存放托盘或直接存放货物。

(2)货箱与托盘 基本功能是采用集装单元化的方式装小件的货物,以便叉车和堆垛机的叉取与存放。采用货箱和托盘存放货物可以提高货物装卸和存取的效率。

（3）堆垛机　是自动化立体仓库中最重要的设备，它是随自动化立体仓库的出现而发展起来的专用起重机。堆垛机可在高层货架间的巷道内来回运动，其升降平台可做上下运动，升降平台上的货物存取装置可将货物存入货格或从货格中取出。

（4）周边搬运设备　搬运设备一般是由电力来驱动，由自动或手动来控制，把货物从一处移到另一处。这类设备包括输送机、自动导向车等，设备形式可以是单机的、双轨的、地面的、空中的、一维运行（即沿水平直线或垂直直线运行）的、二维运行的和三维运行的等。其作用是配合巷道机完成货物的输送、转移和分拣等作业。在仓库内的主要搬运系统因故停止工作时，周边搬运设备还可以发挥其作用，使作业继续进行。

（5）电气与电子设备　主要包括检测装置、信息识别设备、控制装置、监控及调度设备、计算机管理系统、数据通信设备和大屏幕显示器等。

（二）自动化立体仓库的关键设备

1. 巷道堆垛机　是自动化立体仓库的主要设备，通过在巷道内进行水平往复直线、垂直升降、伸缩货叉、左右叉取等一系列协调动作，实现存储单元货物从巷道端口输送机到指定储位的入库作业，或者从指定储位到巷道端口输送机的出库作业，从而与巷道端口出入库输送机系统一起实现货物的自动出入库作业功能。

2. 托盘输送机　主要包括链式输送机、辊式输送机和辊式顶升移载机。输送机输送能力大，可承载较大的负荷，具有结构简单、载荷大、效率高、运行平稳、维修方便等优点，是托盘出入库系统组成中的重要机型之一，主要由机架、支腿、驱动装置、输送链条、拉杆、护栏等组成。

（三）自动化立体仓库的特点

自动化立体仓库在日益讲究规模效益的医药物流领域优势非常明显。

1. 充分利用仓库的垂直空间，减少仓库的占地面积，提高空间利用率，其单位面积存储量远远大于普通的单层仓库。

2. 仓库作业基本实现机械化和自动化，一方面节省人力，减少劳动力费用的支出；另一方面提高作业效率，采用计算机进行仓储管理，加快了处理各种业务活动的速度，缩短了交货时间。

3. 货位集中，便于控制与管理，可以对库内商品进行有效的细化管理，实现商品的可追溯性。

4. 大规模采用标准托盘或存储单元存储、管理货物，货物的破损率显著降低，提高商品的保管质量。

5. 能更好地适应黑暗、低温、有毒等特殊环境的要求，提高仓库的安全可靠性，确保仓库安全。

但是，自动化立体仓库也存在结构较复杂、配套设备多、安装要求精度高、施工周期长、对工作人员技术业务素质要求严格以及对储存商品的种类有一定局限性的缺点。

三、现代化仓库的智能装备

1. 多层穿梭车系统　是由数个单体机器设备（多层穿梭车、提升机、输送线及拣选站台等）组合而成。多层穿梭车系统运用高密度的仓储方式，大大提高了所需的存储货位，在相同空间布局系统中，其出入库处理能力比传统仓储系统提升了 5～10 倍，多层穿梭车采用低电压供电方式，在相同货物处理量的情况下，相比传统堆垛机节省电能 10%。

2. 潜伏式机器人系统　是采用分布式智能的概念，通过使用行走机器人，将存放货物的货架运送至位于存储区周边相应的工作站台，工人依照软件和激光的指示拣货，将存货货架上的相应货物拣出，放入输送货架相应的订单容器中，实现对所有库存货品在任意时间的简单、高效访问，最终形成了一个完整的"货到人"仓储自动化系统，既节省了大量人力，又提高了作业效率、作业准确率和作业灵活性。

3. 箱式仓储机器人　即不移动货架，直接挑选货箱进行拣选。由于箱式仓储机器人是拣选搬运货箱而不是货架，所以可以把货架之间的巷道设置得更窄，存储密度更高，更节省空间，进而节省仓储租金；其"货箱到人"的特点，更适用于大部分已建仓储的情况，改造难度更低，柔性和兼容性更好。

4. 视觉拆垛及混合码垛系统　视觉拆垛系统通过三维机器视觉设备实现扫描定位，计算出抓取目标并引导机器人以准确的姿态抓取物料，根据包装尺寸可以计算出正确的放置位，包括3D视觉系统和拆垛工作站。混合码垛工作站是将不同尺寸、重量的纸箱码成一个垛型，通过在线计算码垛垛型，在线测量物体三维尺寸，即可实现高装载、稳定的垛型。也可根据输入的箱型尺寸，自动生成垛型，混合码垛效率可达450箱/小时。

5. 轨道穿梭车系统（rail guided vehicle system，RGVS）　RGVS可以通过改变小车数量来满足多变的订单规模，若一辆小车发生故障，可以通过将该小车搬出作业系统保证其他车辆的正常运行。当立体库规模较大时，通过铺设更长的轨道和增加更多的小车数量就可以满足实际需求，大大地降低建设成本，是实现中远距离运输、中等流量、低成本的解决方案之一。

第八节　项目化教学实践内容

教学项目一　中药饮片的入库收货——验收

【教学目的】

通过本项目，使学生能熟练掌握中药仓库作业工作流程，对中药商品的入库收货——验收工作中的操作规程、关键细节、单据关系等做到重点把握。

【教学内容】

中药饮片的入库收货——验收的工作流程

【教学步骤】

1. 中药饮片的来货接收　教师可根据课堂教学需要灵活设计来货的品种、运输情况、单据的合理性等，让学生以角色扮演的方式模拟练习来货接收的各种检查及核对工作，锻炼学生对检查及核对细节的掌握，从而体验收货员的工作。内容包括：

（1）接货引导　学生模拟收货员导引来货车辆停放及在指定地点卸货，并注意所需要的检查内容。教师在此处可以设计来货车辆及货物的各种复杂情况，以锻炼学生对工作细节的把握。

（2）检查随货资料及运输情况　教师在课程设计时可参照本教材的物流运输单和随货同行单（票）的样式设计模拟随货资料，可以在单据数据的设计上设置难度，以锻炼学生对收货工作内容的掌握，同时特别培养学生对单据验收的认真、仔细、存疑等素质。

（3）检查数量　清点到货数量的方式很多，教师可进行多种设计，以锻炼学生的操作能力及认真仔细的工作素质。

（4）确认收货　主要包括：填写送货回执单，在计算机系统中做好"药品收货记录"（表3-2），将物流运输单整理归档等。

（5）与验收员交接　教师指导学生模拟完成以下操作：收货签收完毕，应当按品种特性要求及时将到货移至相应待验库（区）。冷藏、冷冻药品应当移至冷库内待验，特殊管理的药品应当移至专库或者专区内待验。大宗物品，如搬运不易的中药饮片，现有待验区不能满足使用时，可直接进入合格库（区）悬挂黄色待验标志，通知验收人员尽快验收。

此外，模拟工作场景及标牌等工具可根据需要设计。

2. 中药饮片的入库验收 上述收货练习后即转入入库验收程序，学生以角色扮演的方式体验验收员的工作。内容包括以下几项。

（1）交接确认 依据"采购订单"和"随货同行单（票）"对照实物核对无误后收货，做好记录。

（2）数量验收 检查来货与单据上所列的中药饮片名称、规格、批号及数量是否相符，如出现短缺、破损情况应查明原因。

（3）包装、标识检查 中药饮片包装必须印有或者贴有标签，包装、标签应符合相关规定。特殊管理的中药饮片标签，必须印有符合规定的标识。

（4）质量检验 根据本教材的中药储存检查的内容开展常规检查和质量检验的实验操作。

（5）填写验收记录 验收完毕验收人员应认真填写验收记录，并按顺序装订保存。

【教学报告】

1. 学生根据项目内容在教学报告上记录教学情况，内容包括：操作记录、注意事项、查验及填写的单据等，教师可根据记录情况给出相应的评价。

2. 建议开展过程性教学效果评价。

教学项目二 中药饮片的出库验发

【教学目的】通过本项目，使学生掌握中药仓库保管员及复核员在药品出库验发环节的工作流程。

【教学步骤】

1. 核单 审核出库凭证所列中药饮片名称、规格、批号、数量、生产企业及客户名称等。其目的是审核凭证的真实性、发货品种的属性。

2. 配货 按凭证所列中药饮片名称、规格、批号、数量从货位上拣出，堆放于复核区。

3. 复核 按凭证所列中药饮片名称、规格、批号、数量、生产企业等与实物进行逐一核对，一致的填写出库复核记录，不一致的按照相关流程处理。特殊管理药品应实行双人发货、双人复核制度。

4. 待运 完成复核流程的中药饮片，搬运至待运库按照分户、分单作临时堆存等待运输。

5. 发货 打印运输单，将随货单据和中药饮片一起交与运输员，办理交接手续。

以上内容，教师可以灵活设计工作角色，模拟出库的药品、单据及设施设备等均可根据课程需要灵活设计。

【教学报告】

1. 学生根据项目内容在教学报告上记录教学情况，内容包括：操作记录、注意事项、查验及填写的单据等，教师可根据记录情况给出相应的评价。

2. 建议开展过程性教学效果评价。

目标检测

答案解析

一、单选题

1. 阴凉库房的温度应保持在（　）。

    A. 20℃以下   B. 18℃以下   C. 25℃以下   D. 7℃以下

2. 单位体积的空气中实际所含的水蒸气量被称为（　）。

    A. 保和湿度   B. 绝对湿度   C. 相对湿度   D. 大气湿度

3. 收货是仓库作业的开始，收货人员根据（   ），逐批逐件点准收货。

    A. 发货方电话　　　　　B. 采购部门的订单　　　C. 来货凭证　　　　　　D. 来货检验报告

二、多选题

1. 仓库是贮存商品的场所，一般应具备的优势有（   ）。

    A. 贮存量大　　　　　　B. 进出库快　　　　　　C. 保管效果好

    D. 费用低廉　　　　　　E. 保证安全

2. 中药仓库一般会按（   ）分类。

    A. 按建筑形式分类　　　　　　　　　　　B. 按商品流通过程职能分类

    C. 按商品的性质分类　　　　　　　　　　D. 按商品的价格分类

    E. 按收发货区域分类

3. 仓库现代化的含义有（   ）。

    A. 除了保管，重在养护　　　　　　　　　B. 功能和分区多样化

    C. 设施设备先进齐全　　　　　　　　　　D. 管理人员专业水平高

    E. 管理制度执行到位

三、问答题

1. 中药仓库的主要职能有哪些？

2. 中药商品的入库验收具体指哪些？

3. 在库检查实行"三三四"循环制具体指哪些？

书网融合……

本章小结

第四章　影响中药品质变异的因素

学习目标

【知识要求】

1. 掌握中药变异的影响因素（内、外因）。
2. 熟悉不同化学成分中药储存的环境及条件。
3. 不同化学成分中药发生变异的原因。

【技能要求】

根据不同中药的化学成分选择适当的储存方式。

【素质要求】

据中药变异的影响因素认真做好中药变异的防治工作，具备有良好的工作态度和强烈的工作责任心。

中药的存储一般包含中药材、中药饮片、中成药这三大类，在存储的过程中容易受多种因素的影响而发生变异，进而影响中药的质量，其中影响中药品质变异的因素包括有内在因素（中药自身因素）和外在因素（外界环境因素）两个方面，但两者往往不会单独起作用，而是靠相互之间的协同作用致使中药变异。

影响中药变异的内在因素主要有中药的含水量和中药的化学成分，比如含有糖类、蛋白质、淀粉较多的中药容易出现生虫、发霉现象，含有挥发油较多的中药容易出现散气走味的现象，含色素的中药容易出现变色的现象等，这些中药的化学成分决定着这些中药容易发生的变异现象，在存储时需要根据不同中药化学成分及其性质分类存放；导致中药变异的外在因素主要包括有环境因素、生物因素、时间因素三个方面，因为这些外在因素的影响，致使中药发生变异如含花叶色素类（化学成分）中药在日光（自然因素）下暴晒会使其出现变色现象。因此在中药的贮藏过程中控制好内、外因素是中药养护的关键。

第一节　内在因素

一、中药含水量

中药的含水量是指中药内所含水分的量。中药来源于天然的植物、动物及矿物。其中，植物药和动物药均来自大自然的生命体，都需要水参与到生命体的生长繁殖及新陈代谢之中，因此植物药及动物药均含有一定的水分。除此之外，中药中的植物药和动物药与自然界的大气之间往往都存在着气体交换，这就不可避免的带来水分的交换。当中药周围空气的水蒸气含量过大，空气表现为过于湿润，中药内的水分含量也会随之增加。反之，如果中药周围的空气非常干燥，空气流动较快，中药内所含有的水分也会释放到空气中，造成中药的含水量下降。

在一定条件下，药材含水量越高，会造成中药蛀蚀的害虫的生命活动就越活跃，中药遭受虫害的情况也就越严重；同时，霉菌的生长繁殖也会越来越快。在中药的贮存过程中影响其质量变化的因素有很多，而其自身含水量的多少，则是诸多因素中的主要因素。如中药含水量超过或低于安全限度时，易发生霉变、虫蛀、风化、脆裂、溶解等变异现象。由此可见，中药含水量是中药养护过程中进行监测和监控的主要指标，一般来说，若储存环境的空气湿度不超过70%，温度低于15℃，药材自身含水量在10%以下，就可以安全储存。

在日常检查中，中药的含水量一般可通过仪器精确测得，但有些地方由于条件受限通常以经验判断为主要手段，如产地药农在加工干燥的过程中会以传统的经验方法来判断药材的干燥程度，一般会采用以下几个方法：

（1）断面鉴别法 根及根茎、茎木、皮类中药材在折断后，如果横截面的色泽一致，中间和外层之间没有明显的分界线，则表明其已经干透。如果切片颜色不一致，则说明药材内部未干。

（2）敲击鉴别法 干燥的药材在相互敲击时，会发出清脆的响声，且声音不沉闷，而声音沉闷不清脆者，则说明药材不干燥，但也有一些例外，如一些含糖量高的药材（龙眼、熟地黄等），干燥后敲打声不清脆，应采用其他方法进行鉴别。

（3）质地鉴别法 干燥药材质地硬脆，牙咬手折费力；相反如果其质地是软的，则表明其未干。

（4）手插牙咬鉴别法 对果实、种子类中药可用牙咬或手插法进行判断。如果牙咬、手插感到很硬，则是干燥彻底的标志；如果用手插入时阻力很大，不容易插到底，甚至有湿润感，那就是未干透的表现。

（5）手搓鉴别法 全草类中药容易被手掰碎，花叶类中药容易用手搓成粉，都是干透的表现；而柔软、不易破碎或折断，则是没有干透的标志。

中药的含水量系指中药内部所含有水分的多少，水分是霉菌及仓虫生长繁殖的必要因素，因此中药所含水分的多少会对中药质量变化有影响。

1. 水分与虫害 中药在种植、采收、加工、运输、贮存的过程中，不可避免地会遭遇虫害的侵袭。绝大多数中药害虫的生长繁殖均需要温度、水分、空气和食料等基本条件，在这些基本条件中，水分是最关键的条件。如果其他生存条件适宜，而没有水分，那么害虫就不易生存或其生长繁殖受到抑制。比如：在气温25℃，枸杞子的含水量为20%以上时发生虫害较严重，而同温度不变，含水量下降到16%以内时，枸杞子则发生虫害的概率降低。同样，当归在气温20℃，含水量为25%以上时发生虫害较重，而同样温度下，含水量在15%以下，没有发生虫害。由此可见，在其他基本条件稳定的条件下，中药的含水量越高，造成虫害的情况越严重；相反，如果把含水量降低到一定标准下，则能有效抑制生虫或减少虫害的发生。

2. 水分与霉变 药材中含有真菌生长所必需的营养物质和水。其中，水是真菌生长最重要的因素。如果没有水分，真菌则不容易生长繁殖。因为水是一切微生物躯体中不可缺少的，原生质的胶体组成、物质的新陈代谢过程等全部生物化学反应均要在有水的情况下进行。在微生物细胞中，水的含量很大，比如：真菌含水70%～80%、酵母菌含水75%～85%、细菌细胞平均含水80%～85%。真菌细胞的新陈代谢是在水的作用下，依靠真菌分泌的酶将淀粉、蛋白质、纤维素等变成较简单的能溶解于水中的化合物，再吸收到细胞中的。水分越高，则真菌新陈代谢的作用越强，其生长繁殖也越快。由于绝大多数的中药商品本身含有一定的水分，还会从空气中吸附一部分水，所以在适宜的条件下，寄生和附着在药材表面的真菌孢子就会迅速生长，造成霉变。

3. 水分与潮解 潮解是中药常见的变质现象之一，是水分与所含成分共同作用的结果，中药中所含有的水分对潮解的进程起主要推动作用。这是因为中药中所含有的可溶性糖或盐能吸收空气中的水分子，使晶体表面形成糖或盐的水膜，当水分子不断地增加、扩散，中药中糖或盐的晶体结构便会由固态逐渐转变为液态，直至完全溶解。由此可见，水分与中药的潮解有十分密切的关系。

4. 水分与软化粘连　水分会使阿胶、龟板胶、鹿角胶等含亲水基团的动物胶质类药材或乳香、没药等树脂类药材表面润湿，使其表面的角质类或树脂类物质发生软化、黏度增加，使片状或块状药材之间发生粘连，影响中药商品的性状外观。

5. 水分与泛油　水分与富含脂肪油、黏液质或糖质等成分的中药变质有一定的影响。当外界环境的水蒸气含量过大，这些中药就会受潮。受潮后这些中药内部所含有的脂肪油、黏液质或糖质等成分就会逐渐溢出药材表面，出现油样物质，导致药材表面颜色加深，具有油哈味；含黏液质或糖分较多的药材，如党参、天冬、玉竹等质地变软，外部发黏，使中药商品的质量受到影响。

6. 水分与其他质变的关系　药材的含水量会受到贮存环境空气温度和湿度的影响。当外界环境过于干燥时，药材所含水分会随着蒸发而散失，药材就会发生干化、干裂、脆化等，比如金银花、铁皮石斛花、菊花、款冬花等娇嫩湿润的花类中药就会干燥发蔫，影响品质；陈皮的含水量在15%～16%，远高于其他药材的安全水分范围，原因在于陈皮的标准质地柔软、有弹性，如果过于干燥不但会导致其内部挥发油含量降低，更重要的是会果皮脆裂度增加，难以维持其原有外观性质，容易碎裂也增加了损耗率。反之，如果药材的含水量过高，还会引起某些中药发生腐烂等情况，造成损耗。

由此可见，中药的含水量是影响中药质量最重要的内部因素，含水量发生变化将引起中药商品发生一系列变化，最终导致变质。因此，在中药商品的养护过程中，我们应对含水量的控制加以重视。

二、中药的化学成分及其性质

中药是由各种化学物质所组成，其成分非常复杂，通常可分为非水溶性物质和水溶性物质两大类，属于非水溶性的物质有纤维素、半纤维素、淀粉、蛋白质、脂肪、挥发油、部分生物碱、不溶性矿物质等，属于水溶性物质的有糖、有机物、苷类、鞣质、色素、部分生物碱及大部分无机盐类等，这些不同的物质在某些外在因素的影响下便会发生变化，如淀粉类容易受到虫害的影响出现虫蛀现象，生物碱类容易受空气和日光影响，发生氧化分解现象等，大大影响了中药的质量。因此，中药贮存和加工的目的，就在于控制药材中的化学成分，使它符合药典的要求，而我们只有系统地了解了中药化学成分的特性及其变化规律，才能创造良好的贮存条件，达到防止中药变质的目的。

（一）生物碱类

生物碱是在植物体中所发现的一种含氮有机碱的总称，大多数具有极强的苦味，对人体具有显著的生理作用。生物碱在植物界广泛存在，在38个科以上的植物中已发现含有生物碱。在双子叶植物中，毛茛科、防己科、罂粟科、防己科、茜草科、豆科等植物含较丰富的生物碱。有的同一种植物中所含多种生物碱，例如金鸡纳树皮含有26种、麦角含有12种、麻黄含有6种生物碱等。含有生物碱的药材若干燥的方法不恰当，其含量可能降低，如因久与空气和日光接触，会有部分氧化、分解而变质。故此类药材应避光贮存。

生物碱是无色的结晶性物质，无臭，有苦味，大都不溶于水或难溶于水，只有极少数可以溶解，如咖啡碱、麻黄碱；但易溶于醇、乙醚、三氯甲烷、苯等有机溶剂中。

生物碱与酸所生成的生物碱盐类易溶于水和醇中，不溶于其他有机溶剂中。多数生物碱含有手性碳原子而具有旋光性，多数天然生物碱具有左旋性。生物碱与很多化学试剂能产生沉淀反应和显色反应。

为了确定一种植物浸出液中是否含有生物碱，可先使溶液呈微酸性，并用3种以上的生物碱沉淀试剂检验。常用的生物碱沉淀试剂有碘试剂（Wanger 试剂），生成红棕色絮状沉淀物；碘化汞钾试剂（Mayer 试剂），生成白色或类黄色絮状沉淀物；碘化铋钾试剂（ Dragen – dorff 试剂或 Kraut 试剂），生成黄色絮状沉淀物；鞣酸试剂，生成暗棕色沉淀物；苦味酸试剂，生成结晶状沉淀物；氯化铂（氯化金）试剂，生成复盐沉淀物等等。

含生物碱的中药常因干燥的方法不当，导致其生物碱成分含量可能降低；同时久与空气和日光接触，可能有部分氧化、分解而变质，故此类药材应避光贮存。

（二）苷类

苷类（glycosides）也被称为配糖体，在植物界中广泛分布，是一种复杂的有机化合物。纯粹的苷类一般均为无色、无臭的结晶性物质，具有苦味；易溶于醇，也有很多苷易溶于水，一般难溶于乙醚、三氯甲烷、苯等溶剂。其水溶液呈中性反应，具有左旋性，没有还原作用。苷类可与碱式醋酸铅、氢氧化钡、鞣酸等化合物作用而产生沉淀，但与多数生物碱则无沉淀反应；有的苷可以升华或具有显色反应、溶血作用等，这些性质可作鉴别及研究的证明。苷的显色反应虽由糖和配糖基所引起，但苷的本身并不能使菲林溶液还原，只有在与酸共热后再用碱中和后，其溶液对菲林溶液才有显著的反应。

自然界中发现的几乎所有苷都是 β – 苷，在水的存在下，由 β – 苷酶分解，大多数含有苷的中药都含有能水解苷的酶，由于苷和酶不在同一个细胞中，它们不接触，所以当植物存活时，酶对糖苷没有作用，然而当组织受损或死亡时，酶会迅速起作用，促进苷水解。由于苷具有易水解的特点，因此在药材采集后，必须在适当的温度下迅速干燥，其中大多数含苷类化合物的中药可在55~60℃干燥，在此温度下酶被破坏而失去作用，以防止中药发生变异，这也是中药炮制中常用到的一种方法叫杀酶保苷法，如黄芩中含有一些可以水解黄芩苷的酶，但这种酶并不是很耐高温，因此采收黄芩后，我们可以稍加处理再进行蒸制，这样能够将黄芩中所含的水解酶灭活掉，以防止黄芩出现变绿的情况。另外，有一些含苷中药在储藏前应先发酵，产生有效成分如自香荚中制备香荚醛；还有一些含苷中药使用时应加水并置于适当的温度下，促使苷和酶水解如苦杏仁中提取苦杏仁水，因此，此类中药不宜于55~60℃干燥，以防止所含的酶失去活性。总而言之，含有苷类的中药在储存时必须干燥，以避免水分的侵入。如果含水量过多，则会由于一些未被破坏的酶或是光照和微生物的影响，致使苷分解进而失效。

（三）鞣质类

鞣质（tannin）又名单宁，是一种多元酚，具收敛性，能与蛋白质结合形成不溶于水的沉淀。鞣质广泛存在于植物的根、皮、木、叶、果实等部位，其中树皮中尤为常见。如中药合欢皮中便含有鞣质成分。另外，某些寄生于植物上的昆虫所产生的虫瘿也含有较多的鞣质，如五倍子所含鞣质的量可高达70%以上。若将鞣质暴露在空气及日光中，则会渐渐变成棕色，特别在碱性溶液中，更易氧化变色，如新鲜树皮的表面，常常是淡色的，但经过一些时间就会变成棕色或红色，切开的生梨、苹果久置会变红棕色，茶水久置会形成红棕色沉淀，这些都是因为鞣质与空气接触，特别是在酶的影响下，易氧化为红棕色或更深色且不溶于冷水的物质，这种物质我们称它为"鞣红"（ phlobaphene）。当与酸、碱共热时，鞣红的形成更为迅速，能在热水中溶解，中药煎剂和浸剂的棕色便是说明鞣红的存在。

鞣质的另一种氧化变色结果是形成黑色物质。含有鞣质的植物外皮破碎或切开后，稍稍放置，便会变色，这便是由于鞣质在氧化酶或过氧化酶的作用下出现的氧化现象，植物组织与空气接触时间越长，变色程度越深，且变色程度与鞣质含量成正比。因此，为防止鞣质氧化变色，我们一方面要减少与氧气的接触，另一方面就是破坏或抑制氧化酶或过氧化酶的活性，因此在中药材加工、储藏的过程中，含有鞣质的中药应尤为注意，如果处理不当，往往会形成不同的颜色，进而影响中药的品质。鞣质具有较强的极性，能溶于水、醇、丙酮等亲水性溶剂中，不溶于苯、三氯甲烷、石油醚等亲脂性溶剂中。其水溶液呈弱酸性，有强烈的涩味。能与蛋白质、明胶溶液、重金属盐、生物碱等结合，形成不溶性物质。当它与铁盐接触时，会发生颜色反应，变成黑色；与锡长时间加热共煮时，会生成玫瑰色化合物，直接影响到药材的质量。因此，在加工与储藏时，选择合适的容器及用具是非常重要的。

（四）油脂类

油脂是油和脂肪的统称，其来源可以是动物或者植物。其中，动物脂肪中因含饱和脂肪酸较多，因其熔点较高，在常温下往往呈现为固态，称为"脂"；而植物油中所含的不饱和脂肪酸较多，其熔点较低，在常温下多为液态，称为"油"。油脂类物质在植物界广泛存在于植物的各个部位，包括根、茎、叶、花、果实和种子。一般根、茎、叶中一般很少含有油脂，大部分油脂存在于果实和种子中，一般叶片中油脂含量大致在 $0.4\% \sim 5.0\%$ 之间，如薄荷叶油脂含量约为 5%；根和茎中的油脂含量与叶中的含量相似，例如远志根、绵马根等；花粉和孢子中一般可含有 $30\% \sim 50\%$ 的油脂；而果实和种子往往是油脂大量积累的部位，尤其是在种子中油脂往往成为其主要成分，例如杏仁中含有约 45% 的油脂，蓖麻子中含有约 60% 的油脂，它们以小油滴的状态悬浮在细胞质中，这就是我们日常生活中会用大豆或油菜籽等种子榨取植物油的原因。

新鲜的油脂通常有一种令人愉快的特殊气味。但如若保存不当，经常与空气中的氧气和水接触，并在阳光的或微生物的影响下，会促使一部分氧化，另一部分分解成甘油和脂肪酸，从而产生难闻的气味，这种现象被称为油脂的"酸败"。酸败有时是由于空气中的氧气与油脂中的不饱和脂肪酸反应产生过氧化物和氧化物，碳链在原来的双键位置断裂分解产生低分子醛和酸，所以带有一种臭味。这种反应可以表示为：

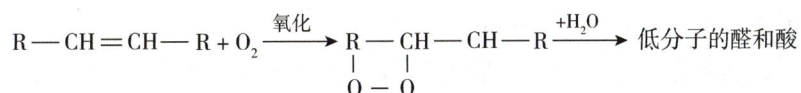

$$R—CH=CH—R + O_2 \xrightarrow{\text{氧化}} R—\underset{O—O}{\underset{|\quad\ |}{CH—CH}}—R \xrightarrow{+H_2O} \text{低分子的醛和酸}$$

油脂酸败的是由于脂氧化酶和微生物的共同作用，使油脂分解成甘油和脂肪酸，脂肪酸又氧化而生成酮酸、酮酸失去 CO_2 形成低分子酮，使油脂产生难闻的气味。这种反应可以表示为：

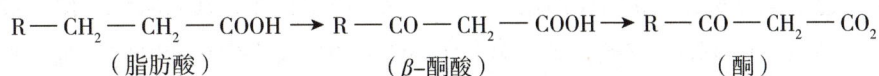

$$\underset{\text{（脂肪酸）}}{R—CH_2—CH_2—COOH} \rightarrow \underset{\text{（}\beta\text{-酮酸）}}{R—CO—CH_2—COOH} \rightarrow \underset{\text{（酮）}}{R—CO—CH_2—CO_2}$$

因此，油脂的酸败受光线、温度、水分以及油脂中杂质等多种因素的影响，故含有大量油脂的药材应除去杂质，储存于干燥库房中，严防水分侵入，且库房温度要低，或置于密闭容器中避光储存，则可防止油脂的酸败。

（五）挥发油类

挥发油（volatile oil）也称为精油（essential oil），是指从香料植物或泌香动物中加工提取所得到的挥发性含香物质的总称。它广泛分布于伞形科、唇形科、菊科、松科、芸香科等植物中；挥发油存在于植物体的各器官中，例如当归含挥发油于根中、檀香含挥发油于木材中、肉桂含挥发油于树皮中、丁香含挥发油于花蕾中、薄荷含挥发油于叶中、橘含挥发油于果皮中、小茴香含挥发油于果实中、白豆蔻含挥发油于种子中；同时存在于药材中的挥发油含量也各不相同，例如：川芎中挥发油总含量约占 1%，丁香含挥发油约占 18%。

挥发油是一种无色或淡黄色的透明油状液体，之所以被称之为挥发油是因为它在常温下就能挥发，涂在纸上挥发且不留油迹，有较强的折光性和旋光性，具有特殊而浓烈的香味或其他气味，有辛辣烧灼感。绝大部分挥发油比水轻，一般比重在 0.8~1.07 之间，只有少数挥发油比水重，如丁香油、肉桂油等。挥发油在水中的溶解度很小，易溶于各种有机溶剂，如乙醚、三氯甲烷、苯、二硫化碳等，挥发油在冷却时可能析出结晶，其结晶部分称为"脑"，如薄荷脑、樟脑等。

含挥发油类中药在储存和使用过程中，如果有光线照射且封口经常敞开，挥发油就会因接触空气容易被氧化变质，导致药材颜色变差，香气改变，甚至形成黏性团块状从树脂状物质黏附于瓶口处。因此，该类中药应贮存于低温、干燥及棕色的玻璃容器中，最好装满，并放在阴凉避光的地方密闭储藏，且每次使用后，一定要仔细擦拭瓶口的油。尤其是夏天，因为温度太高，会使挥发油挥发进而出现散气变味的现象。

在储存堆垛时，含挥发油类中药不宜重压，以免破坏药材的含油组织。同时，药材还应当保持干燥疏松，避免吸湿挤压，这样可以防止药材中的其他成分遭到破坏，进而对挥发油产生不良影响。因此，这类中药在加工中常采用低温干燥的方式，一般不超过 35℃，避免挥发油的散失。另外，有些含有挥发油的药材本身就具有杀虫、杀菌的作用，所以在贮存过程中，即使在外界条件较差的情况下也可以不霉不蛀，如丁香、花椒、大蒜等。如果与其他药材一起储存，还可以避免其他药材虫蛀，这就是中药储存养护中的一种养护方法，称为对抗同储养护法。

（六）植物色素类

植物的根、茎、叶、花、果实、种子等之所以能够呈现出各种美丽的色彩是由于有植物色素的存在。植物色素包括有脂溶性的叶绿体色素和水溶性的细胞液色素，前者与植物的光合作用有关，后者与花的颜色有关。类胡萝卜素是一类重要的脂溶性植物色素。在叶绿体中，它与叶绿素结合在一起，参与植物的光合作用。花青素是自然界一类广泛存在于植物中的水溶性天然色素，它存在于细胞液中，可使花瓣呈现出红、蓝、紫等不同颜色。

中药色泽可以反映中药品质的好坏，是药材质量检验的重要标志之一。因此，在加工和储存过程中，我们应当尽量保持其原有色泽，防止中药变色。不同植物所含植物色素的稳定性存在差异，有些色素比较稳定，而有些则容易发生变化。因此，在中药加工及储藏养护时应当尤为注意。例如，花青素的颜色会因环境 pH 的变化而发生变化：在酸性环境下呈现红色，碱性环境下呈现蓝色，中性环境下呈现紫色。另外，植物色素类还易与金属盐类如铁、锡、铜等反应变成蓝色甚至黑色，使色素沉淀；受热还会导致色素的分解和褪色；在阳光或氧气的影响下，也能使颜色发生变化。因此，对含有色素的药材进行储存养护时，要注意其性质，调整适当的酸碱度和温度，避免使用铁制工具和容器，避免在强烈的日光下曝晒，以保持其固有的色泽。

第二节　外在因素

在影响中药的质量变异的诸多因素中，除了中药所含化学成分和含水量等自身因素外，还有许多外在因素会在贮存期间对中药的品质造成影响。导致中药变质的外在因素包括环境因素、生物因素和时间因素等。

一、环境因素

环境因素也称为自然因素，指温度、湿度、空气、光照等地球自然环境所具备的要素。这些因素的变化与地理位置和自然气候有直接关系，不同的地理位置会有不同的环境因素，在某地区的环境因素会随着自然气候的变化而变化。中药商品从一地区运输到另一地区，就会受到因地理位置变化所带来的环境因素的变化；同一地区贮存的中药在夏季往往温度高、雨水多，在冬季往往温度低、雨水少，随之而来的温湿度变化可能会对中药的贮存条件造成一定的影响。中药的种类繁多，其性状特点各异，所含化学成分的性质也各不相同，环境因素对它们的影响也有所不同。比如山药、泽泻、天花粉等中药质地坚实沉重能够耐高温曝晒，不易被氧化；红花、菊花、西红花等花类中药质地娇嫩、颜色鲜艳，长时间高温或曝晒将破坏娇嫩质地，使颜色淡化；柏子仁、桃仁、砂仁等种子类中药含油脂较多，在温度高、湿度大的环境中易发生泛油现象。因此，环境因素对中药的贮存养护等均有不同程度的影响。中药贮存养护工作应重视对各种环境因素的研究，使之符合具体中药品种所需要的贮存条件，保持贮存中药的质量稳定。

（一）温度

这里的温度是指一般自然气温，气温将影响中药自身的温度，温度升高可以加速中药含有的易挥发成分加速散失，还可加速中药内部成分的变化。温度若升高到34℃以上时，会加速物质分子的运动，促使含脂肪油较多的中药，如杏仁、桃仁、柏子仁等以及某些动物类中药产生油质分解外送，形成泛油，产生不快的油哈味，药物颜色加深，同时也促进水分蒸发降低中药的重量。由于温度升高，含挥发油较多的药物容易促使挥发作用加速导致芳香味减退或散失，如薄荷、荆芥、肉桂、丁香等；含黏性糖质较多的中药，如天冬、玄参、党参等易产生软化；动物胶类、植物树脂类、干浸膏类、蜜丸类以及饮片蜜剂品类又易发软粘连成块或溶化。当温度在15～20℃时，药材成分基本稳定，利于贮存。

自然气温的变化对中药贮存库房的环境的温度和中药自身的温度造成影响以外，还会导致一系列复杂的影响。一般来说，对于我国大部分地区自然气温升高，自然界的水汽蒸腾作用加强，带来该地区的空气湿度升高，处在该环境中的其他因素发生变化。比如霉菌、鼠类、虫类，也会随着温、湿度升高而活跃起来。当温度在20～35℃时，害虫、真菌等会加速繁殖，从而提高中药发生虫蛀和霉变的风险。而温度在0℃以下时，某些鲜活中药如鲜人参、鲜石斛等所含水分就会结冰，其药材组织内的水分会在细胞间隙结成冰晶，使细胞及内容物受到机械损伤，引起局部细胞坏死；某些中成药的液体制剂，如甘草煎膏则会变稠增大浓度，产生沉淀和凝固。在某些相对干燥的地区，如陕西、甘肃、新疆等，气温升高并不会导致空气湿度增大，但干燥的热空气与强烈的光照和一定的风力共同作用，加速贮存中药内部的水分散失，使中药出现失去润泽、干裂、褪色、风化等现象。同时，中药内部成分也会随着温度升高发生化学变化。

（二）湿度

湿度是指空气中水蒸气的含量多少，用来形容空气潮湿的程度。湿度是环境因素的重要方面，一个地区的空气湿度与中药贮存空间内的湿度有直接影响，会进一步影响中药内部的含水量。当库房内的湿度升高时，极易导致中药的含水量升高，会增加中药发生霉变、虫蛀等变质的风险。

水是生命之源，同样湿度也是微生物生长的必要条件。霉菌等微生物的生长、繁殖及新陈代谢过程均要在有水分的情况下进行。如灰绿曲霉菌在水分为13%以上就能生长，青霉菌生长繁殖需要在16%的水分条件下。除了中药内部的水分会对霉菌的生长造成影响以外，空气中的相对湿度对霉菌的生长也有一定的影响。一般来说，霉菌孢子发芽所需的最低湿度为75%～95%。当空气的相对湿度在75%以下时，各种霉菌就会生长困难。同样，水也是中药害虫生理活动不可缺少的基本条件，害虫的物质代谢过程中的全部生化反应都要在有水的情况下进行，没有水害虫就无法进行生命活动。比如：米象、谷象等在中药含水量为15%～20%时，繁殖最快，如果中药含水量低于10%则无法生存；印度谷螟在中药含水量为9%～10%时能够生存发育，若含水量低于8%则会终止生长。

湿度升高会使一些含有可溶性糖或无机盐类成分的中药表面吸附水蒸气，出现返潮或潮解现象。比如：芒硝、胆矾、大青盐、中成药的糖衣片、煎膏剂等。湿度升高是引起中药泛油的重要因素之一。当湿度过大，中药的含水量增高，其呼吸作用也随之增强，中药化学成分内部反应加速，释放出大量的热，热量如果无法及时逸散，则会导致中药所含油脂外溢，形成泛油。湿度升高也会加速一些药物的变质进程，比如新鲜人参等，湿度升高导致中药内部水分增大，会加速新鲜药材腐烂的进程。

湿度降低也同样会对中药的质量产生影响。当空气相对湿度在60%以下时，空气中的水蒸气含量降低引起中药的含水量减少。一些含结晶水较多的矿物药，如胆矾（硫酸铜 $CuSO_4 \cdot 5H_2O$）、芒硝（硫酸钠 $Na_2SO_4 \cdot 10H_2O$）等则易失去结晶水而导致风化。叶类、花类、胶类中药则因失水而导致干裂发脆，蜜丸失润发硬。

因此，湿度是中药贮存养护必须重视的环境因素之一，各种中药商品都要根据其各自的性质和特点来设定贮存空间内的湿度，以保证在贮存期间内中药商品的质量不发生改变。

（三）空气

空气是由氮（78%）、氧（21%）、氩（0.93%）和氖、臭氧等其他气体组成的混合物。其中，空气中的氧和臭氧对药材的变质起着促进的作用。臭氧在空气中的含量虽少（每 $100m^3$ 空气含臭氧2.5mg），但是却对药材的质量产生极大的影响。因为臭氧是一种强氧化剂，能够加速药材中有机物质，特别是脂肪油的氧化过程。另外，空气中的氧对于药材颜色的改变起着很大的作用。因药材成分的结构中含有酚羟基，在酶的参加下，经过氧化及聚合等化学反应后形成大分子化合物，所以在贮存中，中药的色泽往往由浅变深。比如大黄、牡丹皮、白芍等含鞣质较多的中药在长久与空气接触后，或在润切制阶段，会激活酶的活性，在氧的作用下，氧化生成大分子棕色物质或将鞣质氧化成红色。黄芩苷在黄芩酶的水解作用下，生成葡萄糖醛酸与黄芩素，后者具有三个邻位酚羟基，易氧化成醌类而显绿色。

因此，中药商品在生产、流通及贮存等过程中应尽量避免直接暴露在空气中。在运输过程中，中药材等原料药应加强包装管理，运输车辆应对货物做密闭处理。货物的转运过程应尽量做好衔接工作，快速检验，快速入库，避免中药商品长时间处于中药商品贮存仓库之外，使之处于不可控的环境因素之中。

（四）光照

光照系指日光直接照射在中药表面。日光有着复杂的组成：首先，它蕴含着大量的热能，直接照射物体表面会引起温度升高；其次，日光包含着复杂的射线，按波长长短可分为无线电波、红外线（波长约在760nm以上）、可见光（波长在400～760nm之间）、紫外线、X射线和γ射线等。中药商品如果被日光长时间照射，可能引起中药商品的表面温度升高，起到一定的加热作用，使中药内部化学成分可能产生一定的变化，可逐渐引起成分的氧化、分解等化学反应，一般称之为光化反应。比如：有些含有鲜艳色素的中药（如番红花、红花、月季花等）颜色会逐渐变浅；某些绿色的全草及叶类等植物药（如薄荷、藿香、大青叶，益母草等）也会由深色退为浅色；含挥发油的中药，在阳光的照射下会变色而影响质量（如川芎、当归、丁香、薄荷等），因此，含有挥发油类中药、质地娇嫩的花草类中药不宜直接照射，以免降低或散失芳香味，影响中药质量。另外紫外线等放射线长时间照射对于中药商品中的微生物和害虫的生命活动有较大影响。由于紫外光有较强的杀菌作用，因此可以利用日光曝晒来杀灭微生物和害虫。

二、生物因素

（一）真菌

真菌是微生物中极为重要的一类，属于微生物中的真菌门。真菌孢子在自然界中广泛分布，一般在空气中就有大量真菌孢子飘散，真菌孢子对营养条件要求不高，因此在绝大多数的物体表面或空气中均有存在。那些散落到药材表面的真菌在适宜的温度、湿度和足够的营养条件下很快就会繁殖起来。它通过分泌酵素将药材中的蛋白质、糖类、脂肪等营养成分分解成氨基酸、葡萄糖、脂肪酸等，从而导致药材发霉变质，降低药用价值，而且分解后所产生大量的真菌毒素，如黄曲霉素、杂色曲霉素、黄绿青霉素、灰黄霉素等。一旦人们服用了发霉的药，就很可能会因真菌毒素的作用而引起肝、肾、神经系统、造血组织等方面的损害，严重者还可能导致癌症。比如黄曲霉素是发霉中药中常见的毒素，黄曲霉素在肝脏中含量相对多，是其他器官和组织的 $5\sim15$ 倍，黄曲霉素进入体内后主要在肝脏代谢，在肝细胞微粒体混合功能氧化酶系的催化下发生羟化、脱甲基和环氧化反应，故黄曲霉素较易引发肝癌。人们日常的发霉食物中一般也含有大量的黄曲霉素，因此在日常生活中医生往往建议人们避免摄入发霉食物，以免对人体健康造成不良影响。

真菌在中药表面滋生的现象被称为霉变，也称为发霉，是中药贮存中最常见的变质现象之一。真菌的繁殖及传染能力极强，中药一旦发生霉变就会对周围的中药及环境造成不良影响。真菌往往会出现在中药的缝隙、空洞、皱褶等隐秘角落，极难被发现。因此，在日常的在库检查工作中一定要认真仔细，一旦发现有中药出现发霉的迹象应立即处理，将发霉中药挑拣出来，使其及时与周围环境隔离，以免造成传染。同时，必须对周围的环境进行及时处理，以免造成更大的经济损失。在贮存养护过程中，中药的霉变是一个较严重的问题，应当引起我们足够的重视。

（二）害虫

中药的害虫通常指对中药产生危害的虫类，又因为它们常在中药仓库内造成危害，故也称为"仓虫"。蛀食中药的害虫分布范围广，在中药栽培产地、产地加工场、运输车站、购销部门的仓库中均能见到。中药害虫繁殖迅速，适应力强，一旦气候环境适宜，就会大量生长繁殖，危害中药。它们能够蛀蚀药材的组织结构，蛀入中药组织内部后排泄粪便、分泌异物，有时也把中药蛀成许多小孔或形成粉末，使中药外观、色泽、气味等发生根本改变，失去原有重量，有效成分丢失，降低或失去疗效。据统计，在常用的 800 余种中药中，被虫害的品种即占 45% 左右。根据世界各国记录的资料已定名的仓库害虫有 300 多种，国内已发现的仓库害虫也有 60 种之多。常见的药材害虫有谷象、米象、赤拟谷盗、大谷盗、药谷盗、锯谷盗、烟草甲虫、赤毛皮蠹、地中海粉螟、印度谷螟、粉斑螟、粉螨等。

（三）鼠害

鼠害是指鼠类动物对中药的贮存质量造成的危害。广义的鼠害是指鼠类动物对农作物、经济作物等物资的生产和贮存造成的危害，比如：鼠类动物的盗食及污染等行为对农田、粮食等造成的损害；狭义的鼠害是指鼠类动物对中药商品的种植、加工、制剂、贮存及企业造成的损害。全国每年因鼠害造成的药材经济损失达数十亿元。鼠类动物是啮齿动物，它的口器功能强大，能严重啃食粮食、药材、木材及建筑物等；它对食物的消耗功能很强的。鼠类动物对药材的盗食能够使药材的数量直接减少，使药材的性状遭到破坏而影响药材的品质。鼠类动物对一些富含淀粉、蛋白质、脂肪、糖类等营养物质的中药品种危害较大，因此绝大部分的中药品种都属于鼠类动物危害的范围。除此之外，它们还随处排泄粪便，对药材造成严重污染，危害人类健康。鼠类是传播病原微生物的媒介，把某些病毒、致病菌带到药材上，如鼠疫耶尔森菌等等，其危害是难以估计的。因此，防治鼠害已成为仓储中药养护工作的一项重要任务。中药仓库中常见的鼠类动物有褐家鼠、小家鼠、黄胸鼠、黑线姬鼠等4种。

三、时间因素

时间因素是指中药商品从入库到出库之间的时间。中药商品在仓库等各类保管机构里的贮存时间长短对于中药商品的质量有潜在的影响。中药是特殊的商品，其使用价值体现在中药商品所含有效成分的质量稳定上。只有中药商品在贮存期间始终保持有效成分的性质和含量处于稳定状态，才能有效、顺畅地流通和销售，对生产企业来说实现了中药商品的经济价值，对消费者来说得到了良好的疗效从而实现了中药商品的使用价值。

中药商品在中药仓库保存时间的延长可能会发生一系列潜在的变化。第一，中药所含的有效成分都有一定的活性，久贮容易发生水解或氧化还原反应而导致成分变化。第二，随着保管时间的延长，中药商品可能遇到的发霉、虫蛀等变质的风险就会增加。第三，中药商品在中药仓库贮存期间为了保管的需要会经常装卸、搬运、移仓倒垛、抽检等操作，在一定程度上存在挤压或增加破碎的可能。第四，对于特殊中药商品，比如生鲜类商品因其新鲜品质如果长时间保存会发生腐烂、干燥、失鲜等一系列变化；对于易燃易爆类的中药商品，比如火硝、硫黄、松香、干漆、樟脑、海金沙等，如果保存时间过长发生危险的可能性会增加。

此外，我们还应考虑到人为因素、管理因素等同样对中药质量变异起一定的作用。

第三节　协同作用

一、各类因素的关系

影响中药质量的因素很多，大致可分为内在因素、外在因素、时间因素。除此之外，还可能包含人为因素、管理因素等。在各类因素中，内在因素对中药发生变异起主要作用，外在因素等起辅助作用。

总体上看，这些因素对中药质量的影响有所不同。中药的内在因素（所含成分、含水量）属于该中药的基本性质，中药所含成分不会受到外因的影响而改变其性质，而含水量受到外因的影响比重比较大。因此，中药所含成分的性质是中药质量发生变异的核心因素。比如：山药、天花粉富含淀粉，米象、谷象等仓虫因为喜食淀粉类物质从而会趋向于侵害山药、天花粉。反之，石膏、胆矾等矿石类成分不是米象、谷象等仓虫喜食的物质，仓虫就不会去侵害；再比如：苦杏仁、桃仁、柏子仁等种子类中药富含油脂，它们之所以发生走油的现象其核心是在于油脂的性质，当外界温度及湿度符合油脂溢出的条件时即会发生走油现象。在走油问题上，油脂的性质起主要作用，外界温度及湿度等条件起辅助作用，二者共同作用推动油脂走油现象的发生。富含挥发油的中药，如薄荷、荆芥、广藿香等容易出现散气走味等情况，同样是这些中药所含挥发油易挥发的性质起主要作用，外界的温度高、空气干燥、空气流动性大等因素为挥发油的散气走味提供了辅助条件。此外，诸如风化、潮解、软化、粘连等情况均是中药所含化学成分的性质对变异起主要作用，温度、湿度、光照、空气等外在因素起辅助作用。

此外，中药变质的发生除内在因素与外在因素的共同作用外，还需要一定的时间才能发生。当外在因素满足了中药所含成分发生变异的条件后，变异现象从开始发生到逐渐显现到被养护员所察觉之间需要一定的时间，因此时间因素同样是必不可少的辅助因素之一。当然，人为因素、管理因素等也是需要考虑的。如果保管员工作严谨认真，管理部门对保管员的工作监管到位，不给中药质量变异提供足够的外在因素，就会避免中药质量变异情况的发生。比如：入库及在库检查、检验等工作到位，管理部门重视仓库养护工作等均能有效地降低中药质量变异情况的发生。

二、协同作用的概述

协同作用是指引起中药质量变异的内在因素、外在因素、时间因素、人为因素及管理因素等共同作用，导致中药变质情况的发生。也可以说，中药质量变异是在各因素协同作用下发生的。因此，我们说引起中药质量变异的内在因素、外在因素、时间因素、人为因素及管理因素等是一个整体或体系，一种中药质量发生变异是在因素体系的共同及协同作用下产生的。因此，我们不应将内在因素、外在因素、时间因素、人为因素及管理因素等相互割裂来看，不存在某一因素会在其他因素均稳定的情况下单独发生作用，致使中药发生变异的情况。这也指导我们在日常的养护工作中，不应将注意力只集中到温度、湿度等一个或几个因素上，而忽略了各因素间的协同作用。我们应该根据中药所含化学成分的性质及其由此可能导致的变质现象为出发点，设计符合该成分稳定保存的外界条件，在科学的企业管理和严谨的仓储养护的工作作风下，仓库储存的中药才会保持质量稳定。这也是中药仓储与养护工作始终追求的目标。

目标检测

答案解析

一、单选题

1. 中药的品质发生变异发生的原因有（　　）。
    A. 中药的主观因素单独起作用
    B. 中药的客观因素单独起作用
    C. 中药的主观因素与客观因素共同作用的结果
    D. 中药的主观因素与客观因素都不起作用
2. 中药库房的湿度宜控制在（　　）。
    A. 60%以下　　　　　B. 65%以下　　　　　C. 70%以下　　　　　D. 75%以下
3. 一般来说，种子类中药一般多含有的成分有（　　）。
    A. 生物碱类　　　　　B. 苷类　　　　　C. 油脂类　　　　　D. 鞣质

二、多选题

1. 中药变异的内在因素包括（　　）。
    A. 中药的含水量　　　　　　　　　　　B. 中药的内在营养物质
    C. 中药的化学成分　　　　　　　　　　D. 中药的化学成分的性质
    E. 霉菌、鼠害
2. 中药的化学成分类型包括（　　）。
    A. 生物碱类　　　　　B. 水分　　　　　C. 油脂类
    D. 植物色素类　　　　E. 挥发油类

3. 挥发油类成分具有的性质有（　　）。

A. 广泛存在于伞形科、菊科、芸香科中药中　　B. 最好保存于阴凉避光的环境中

C. 需要低温保存　　D. 储存温度一般不得高于45℃

E. 散失后会导致药材变色

三、问答题

1. 简述中药的含水量对中药质量的影响。

2. 简述引起中药变异的环境因素。

3. 请简述引起中药质量变异的时间因素。

书网融合……

本章小结

第五章　中药常见的变异现象

中药在运输、贮存过程中，如果管理养护不当，那么在外界条件和自身性质的共同作用下，会逐渐发生质量变化，出现发霉、虫蛀、变色、变味、泛油等现象，直接影响中药的质量和疗效，这种现象称为中药品质的变异现象。中药贮存中最棘手的问题是霉变和虫蛀，其中以霉变危害最大。常见的变异现象有发霉、虫蛀、泛油、变色、变味、风化、潮解、粘连、挥发、腐烂和冲烧等。

第一节　霉　变

PPT

学习目标

【知识要求】

1. 掌握霉变的概念及易发生霉变的中药。

2. 熟悉导致中药发霉的真菌的形态、种类及生活习性。

3. 了解霉变对中药的危害性。

【技能要求】

能够准确地识别霉变中药，并予以养护。

【素质要求】

通过学习中药霉变的知识，使学生认识到霉变对中药质量、药效及人体健康的危害，强化职业道德观念。

霉变，亦称发霉，是真菌在中药表面或内部滋生的现象，是中药贮存中极易发生的变质现象之。霉变会对中药产生不同程度的不良影响，直至完全失去疗效。一般地说，霉变绝大部分是由真菌引起的，与中药发霉关系比较密切的真菌有毛霉、根霉、黄曲霉、黑曲霉、灰绿曲霉、青霉、灰绿青霉、黄绿青霉、镰刀霉、刺黑乌霉、念珠霉、葡萄状穗霉等。这些真菌对中药危害极大。飘散在空气中的真菌孢子附着在药材表面，在温度和湿度等条件适宜的情况下萌发出菌丝，通过分泌酵素溶蚀药材组织，使其中的蛋白质、糖类、脂肪等成分分解，造成药材腐烂变质，失去药用效力，并产生秽臭恶味，更严重的是真菌能产生毒素，如黄曲霉毒素、杂色曲霉素、黄绿青霉素、灰黄霉素等，对人体产生毒害作用。一旦人们服用了发霉的药就有可能引起肝、肾、神经系统、造血组织等方面的损害，严重者可导致癌症（如黄曲霉毒素等）。因此，在中药的贮存养护过程中，霉变是一个较严重的问题，应当引起我们足够的重视。

一、真菌

（一）常见真菌的种类

中药在贮存及运输的过程中极易发生霉变的现象。一般来讲，发霉绝大多数是由真菌导致的。真菌是一种具真核的无叶绿体的真核生物。真菌的种类繁多，其数量约有数万种以上，常见的真菌分类如下：

1. 藻状菌纲 藻状菌纲中一些菌的形态及结构与藻类十分类似，大多数藻状菌都是由很发达的菌丝体构成营养体。藻状菌纲的菌丝体无隔膜，重要的藻状菌纲有毛菌及根霉，其广泛分布于大自然中，经济价值较大，但同时对中药商品的危害也很大。

（1）毛霉 毛霉的菌丝分枝很多，其孢子囊柄呈单轴直立于菌丝体，在孢子囊梗的顶端生孢子囊。毛霉菌菌落絮状，初期为白色，后呈现灰色或黄褐色，菌丝发达，单细胞、无隔膜，以孢囊孢子繁殖。毛菌在中药表面多有存在，具有较强的分解蛋白质的能力。

（2）根霉 根霉是较为常见的一种霉菌。根霉的菌丝没有横隔，在培养基上生长时，由营养菌丝产生弧形的菌丝，并向四周蔓延。匍匐生长的菌丝接触培养基处，分化成假根（类似根状的菌丝），吸收养料。从假根处丛生出直立的孢子囊柄，柄的顶端膨胀形成圆形的囊，称孢子囊，内含许多孢子，称孢囊孢子。成熟的孢子从破裂的囊壁逐个释放出来，并向各处散布进而繁殖。菌落呈絮状，初生时为白色，后为灰黑色，密生黑色小点。根霉在自然界里分布很广，在药材上寄生颇多，对淀粉和脂肪有较强的分解能力，对含淀粉、蛋白质、脂肪较高的原料药材及中成药有较大的危害。

2. 子囊菌纲 子囊菌纲是真菌中最大的一纲，目前已知的子囊菌纲约15000种，其中包括酵母菌、曲霉菌、青霉菌等。子囊菌纲的主要特征有：有性孢子内生，在子囊内形成。子囊菌的显著特征是子囊，它是一个薄壁囊状的容器，内含一定数目的孢子，在成熟时期就会破裂。在大多数子囊菌种，子囊内含有 8 个孢子。子囊菌的菌丝有分隔。

引起中药商品霉变的子囊菌主要有曲霉菌、青霉菌、酵母菌等，这些子囊菌对日常生活和防治疾病都是有益的，但是他们也会引起中药霉变、食物发酵等不良作用。

现就几种常见的子囊菌纲进行描述。

（1）曲霉菌 曲霉菌是危害中药的主要真菌之一，广泛分布于自然界中，种类多样。曲霉菌能产生大量的酶系，同时利用基质作为养料，只要含有一定的有机物和水，就可以长出曲霉菌，因此曲霉菌的生长繁殖力很强。曲霉菌属的菌丝颜色多样，有黄色、绿色等。菌丝体由具横隔的分枝菌丝组成，分生孢子产生在由菌丝分化出来的分生孢子柄顶部，分生孢子柄的顶部会产生球形头状物，称之为泡囊，并在泡囊上方生出许多瓶状小梗，将泡囊完全盖住。曲霉菌的分生孢子梗多不分枝，有或无横隔，靠分生孢子进行无性繁殖。曲霉菌主要危害的中药品种有：党参、生晒参、红参、天麻、玉竹、山药、怀牛膝、当归等。

在中药上常见的曲霉菌主要有：灰绿曲霉、黄曲霉菌、黑曲霉菌和棒曲霉菌等。

（2）青霉菌 青霉菌的菌丝与曲霉菌相似，同样分布较为广泛。此菌一般为绿色或蓝色，菌丝较短粗，有分隔。分生孢子梗的顶端多分枝但不膨大，在分枝的分生孢子柄末端形成许多小梗，小梗顶端长出成串念珠状的分生孢子，形状似扫帚。

青霉菌是导致中药霉变的主要真菌之一，它在生长、繁殖、代谢的过程中会产生色素、毒素和霉臭气，对中药质量有极大影响和危害。青霉菌常与曲霉菌共生，但青霉菌多属于中温性至低温性，大多在 0℃ 即可生长，对水分要求比曲霉菌要高，孢子萌发的相对湿度为 80% ~90%，青霉菌主要危害的中药品种有：玄参、党参、莲子、地黄、毛知母、玉竹、薏苡仁等。

（3）酵母菌 酵母菌为单细胞真菌，呈卵圆形、圆形、圆柱形或圆锥形。菌落形态与细菌相似，呈乳白色或红色，表面较黏稠。酵母菌一般在偏酸或湿度较高的条件下进行生长繁殖，同时酵母菌本身的含水量也较高，约为 75% ~85%。在酵母菌的发育繁殖过程中，水分起着很重要的作用，参与了物质代谢过程中的所有生化反应。因此，水分越高，酵母菌繁殖的速度越快。含糖质较多的中成药蜜丸剂、糖浆剂等在防腐不善的情况下，常常受其影响而发酵变质。

（二）真菌生长繁殖的条件

真菌广泛地存在于自然界中，没有叶绿素，因而无法进行光合作用。真菌是以寄生的方式来获取食物或以腐生物的方式吸取有机物质。

与自然界其他的生命体一样，真菌的生长发育与环境密不可分，外界环境不仅可以影响真菌生长发育的速度，还可能抑制其生命活动。影响真菌生长发育的因素包括营养物质条件与外界自然条件。

1. 营养物质条件　中药营养成分是引发霉菌繁殖的根源。霉菌等微生物在生长繁殖过程中需要从外界环境吸取营养物质，通过新陈代谢作用，从中取得能量，并合成新的细胞物质。营养物质是霉菌一切生命活动的物质基础，中药材含有丰富的蛋白质、脂肪、糖类、纤维素、淀粉和水分等成分，是霉菌生长繁殖的良好培养基，这也是某些中药易生霉变质的原因。

真菌对各种营养物质的摄取和利用有一定特性。这就是某一种或某一类真菌只能利用一定范围的物质，大体归纳为碳源和氮源。所谓碳源，是指某些真菌的营养来自于糖、淀粉、有机酸和纤维素等含有大量有机碳的物质，因此葡萄糖、麦芽糖、糊精、淀粉等都是最好的碳源；所谓氮源，是指某些真菌的营养物质以蛋白质、蛋白胨和某些氨基酸等为来源。微生物摄取蛋白质、蛋白胨和某些氨基酸等营养后把蛋白质水解成氨基酸，然后脱去氨基形成 NH_3（氨气）。某些含蛋白质丰富的中药被霉腐后，产生氨的臭味，就是由此而生的。

2. 外界自然条件　真菌能够侵入中药内部并生长繁殖，除中药本身含有真菌所需营养物质外，还与外界环境存在密切关系，两者缺一不可。当外界环境适宜，真菌则迅速生长繁殖；当外界环境不利时，真菌的生长繁殖则会受到抑制，甚至死亡。

我们可以通过掌握微生物的生活规律，人为制造不适于真菌生长的环境，以便防止或抑制其发育繁殖，达到保护药材安全贮存的目的。影响真菌生长繁殖的外界自然条件主要有温度、湿度、光线、空气等，下面将详细进行描述。

（1）温度　真菌生长繁殖的过程中会发生一系列的物理和化学反应，这些反应均需在一定温度范围内才能正常进行。真菌的生长繁殖、孢子发芽等过程均需要于适宜的温度范围内完成。

与真菌生长繁殖有关的温度范围很多，不同真菌都有适应其生长适宜的温度区间。我们将真菌生长繁殖最迅速的温度范围称为该真菌的生长最适温度，在此范围内真菌的生长速度最快。按照真菌对温度的适应范围可将真菌分为三种类型：低温型、中温型和高温型。而按照真菌能够进行生长的温度又进一步可分为三个温度节点：最低温度、最适温度、致死温度。温度对各类真菌生长繁殖的影响见表5-1。

高温和低温对微生物造成的影响截然不同。低温会抑制微生物的酶活动，导致生物体的新陈代谢减慢，使微生物处于休眠状态。而高温会使微生物在很短的时间内死亡。在自然界中，导致中药霉变的中温型微生物数量最多，例如真菌的最适宜温度为 20~30℃，低于 10℃ 不易繁殖，高于 45℃ 则停止生长。对于大多数的真菌来说，50~60℃ 为致命的温度。

表5-1　温度对不同类型真菌繁殖的影响

真菌类型	最低温度（℃）	最高温度（℃）	最适温度（℃）	致死温度（℃）
低温型	0	20~30	5~10	40~50
中温型	5	40~50	25~37	60~70
高温型	30	70~80	50~60	90~120

（2）湿度　水分是真菌生长的必备条件之一。即便是在中药含有真菌生长所必需的淀粉、糖、脂肪、蛋白质等营养物质充足的前提下，如果缺少水的参与，真菌依然无法生长繁殖。水是生命发展中不可缺少的成分，在微生物细胞中的比重很大，细菌细胞平均含水量为80%～85%左右，酵母菌含水量为75%～85%，其他真菌含水量为70%～80%，水参与了物质新陈代谢过程中的所有生化反应，含水量越高，真菌新陈代谢越快，其生长繁殖的速度也越快。

由于绝大多数中药本身含一定的水分，还能够从空气中吸收水分。在中药含有的水分符合真菌所适宜的条件时，寄生于中药表面的真菌孢子会迅速生长繁殖，造成霉变。不同的微生物对湿度的要求不同：一般有荚膜、芽孢的细胞和真菌的孢子耐干旱，在干燥的环境里可以保持一段时期，遇适宜条件仍能生长繁殖。

各类真菌生长所需的水分也不完全相同，如灰绿曲霉在含水量高于13%（指被霉腐物质的含水量）即可繁殖，曲霉属和青霉属的真菌要含水量高于16%才能繁殖，毛霉属和根霉属的真菌则需更多的水分才能生长。空气中的相对湿度对真菌的生长也有一定影响，相对湿度低于75%时，各种真菌生长困难，无法繁殖。

（3）日光　日光是指太阳光。太阳光的成分复杂，作用机制亦复杂，对各种真菌的作用也不同。①合成有机物：有些含叶绿素的微生物（自养型微生物）可以吸收日光，将空气中二氧化碳转化成为有机物。②抑菌杀菌：大多数真菌可被光线抑制或杀死，因此用日光暴晒中药既可以防霉，又可以治霉。③降低水分：日光曝晒可使中药的含水量降低，破坏微生物生长繁殖的环境条件；④灭活：由于直射的日光中紫外线的存在，在紫外线作用下能使霉变真菌中的蛋白质发生变性，进而破坏其活力。

（4）空气　空气对真菌的生长繁殖过程有一定影响。空气中的氮气占比约为78%，氧气占比约为21%，其他气体占比约为1%。根据真菌对空气的不同要求，可将微生物分为三种类型：好氧型微生物、厌氧型微生物和兼性厌氧微生物。好氧型微生物对空气中的氧气有依赖，只能处于氧气较为充足的状态下才能生成，多数真菌及某些酵母菌均属于这一类型。厌氧型微生物对氧气的依赖程度小，在缺少氧气的条件下依然能够生存，如乳酸菌。兼性厌氧微生物系指在有无氧气分子的条件下均能生长的微生物。

根据微生物对氧气有所依赖的特性，我们可采取气调养护技术进行防霉。气调养护是指对密闭空间内的空气组成进行调节，人为造成低氧环境从而抑制霉菌生长的养护方法。在缺少氧气的环境下，好氧型微生物无法进行生命活动，无法形成孢子。

二、中药发霉的主要原因

中药在贮存的过程中极易出现发霉的现象。一般而言，绝大部分的发霉是由真菌引起的。中药发霉又称霉变，指中药受潮后在适宜温度及其他条件下，引发寄生在其表面或内部的真菌大量繁殖的现象。大气中存在着数不胜数的真菌孢子，其在适宜的温湿度条件下萌发为菌丝，破坏中药商品的有效成分，降低中药疗效。

导致中药发霉的主要原因主要有以下几个方面：

1. 中药内含有可供真菌生长的营养物质　许多中药均含蛋白质、淀粉、糖类和黏液质等成分，这些成分为真菌的生长繁殖提供了必需的营养物质。

2. 中药受潮湿导致含水量增加　水是生命之源，在所有微生物生长发育中是不可或缺的成分，物质的新陈代谢都是在有水的情况下进行的。细菌平均含水为80%～85%，酵母菌平均含水为75%～85%，其他真菌平均含水为70%～80%。含水量越高，真菌新陈代谢的作用越强，其生长繁殖的速度也越快。尤其是在梅雨季节，空气潮湿，中药极易从外界吸收水分，此时的温度也适合真菌的生长，因此容易造成霉变。

3. 中药本身"发汗" "发汗"是指中药受到闷热时，内部水分往外渗出的现象。发汗后，中药内部的水分就蒸至表面，造成中药表面处于湿润状态，从而为霉菌孢子的生长繁殖提供了条件。

4. 中药生虫引起发霉 仓虫蛀入中药内部后会继续生长发育，排泄粪便及代谢产物，在此过程中还会散发热量，从而导致中药的温湿度改变，给微生物创造了适宜的生长发育环境，引起霉变。另一方面，药材生霉以后也引起虫蛀，形成恶性循环。由此可见药材的虫蛀和发霉相互关联、相互影响。

5. 环境不洁 中药所处环境不清洁指仓库的卫生环境不达标，没有及时清理的垃圾和物品可能携带或滋生霉菌，然后通过空气流通污染在仓库储存的中药，导致药材发霉。

三、易发生霉变的中药

一般而言，含糖类、油脂类及蛋白质等营养成分的中药容易霉变。

1. 根及根茎类中药

（1）最易发霉的根及根茎类中药 有怀牛膝、天冬、当归、独活、玉竹、黄精、麦冬、百部、白术、薤白、甘草、紫菀、秦艽、附子等。

（2）较易发霉的根及根茎类中药 有知母、苍术、云木香、商陆、葛根、人参、黄芩、远志、白茅根、白及等。

2. 果实种子类中药

（1）最易泛油或发霉的果实种子类中药 有橘络、柏子仁、龙眼肉、使君子、胡桃仁等。

（2）较易泛油或发霉的中药 有橘核、白果、郁李仁、苦杏仁、桃仁、五味子、火麻仁、巴豆、天仙子、榧子、女贞子、青皮等。需要注意的是柏子仁、苦杏仁、桃仁等还极易泛油。老鼠爱啃食果实种子类中药，例如火麻仁、杏仁、黑芝麻、白果等，因此在保管时需注意预防鼠害。

3. 花类中药 易发霉的花类中药有菊花、款冬花、金银花、槐花、洋金花等。这些花类药材也易生虫。同时注意花类药材中的款冬花、菊花、金银花等易变色。

4. 叶类及全草类中药 易发霉的叶类中药有马齿苋、大小蓟、大青叶、桑叶、豨莶草、鹅不食草、车前草、蒲公英、薄荷、佩兰等。

5. 茎、皮、藤木类中药 易发霉的茎、皮、藤木类中药有黄柏、白鲜皮、桑白皮、椿皮、鸡血藤、首乌藤等。

6. 动物类中药 易发霉的动物类中药有蛤蟆油、鹿茸、狗肾、九香虫、土鳖虫、金钱白花蛇、蕲蛇、地龙、蜈蚣、蛤蚧、刺猬皮等；这些药材又都极易生虫；其中，九香虫、刺猬皮、狗肾、壁虎等还易泛油。

四、预防措施

易霉变的中药应放置于通风干燥处。若严格控制库房的温度以及中药本身的含水量，霉变是可以完全预防的。预防霉变需要首先注意的是保持中药的干燥，其次就是防止真菌在中药上进行生长繁殖，要消灭寄附在中药上的真菌，使其不再传播。

1. 正确的中药材产地加工及炮制 中药的加工炮制、包装、运输与中药霉变有着密切关系，土壤中含有丰富的有机物和无机物，是真菌良好的培养基。因此，药材在进行产地加工时，应按照 GAP 及 GMP 的相关要求，有良好的卫生环境，并严格遵守操作规范。

中药加工干燥前，应除去泥土、杂物及非药用部位，并进行合理的清洁。在中药炮制过程中，干燥的仪器应保持清洁。中药的含水量必须符合《中国药典》（2020 年版）的规定标准。包装材料需要注意消毒保持洁净，运输过程中避免污染。

只有把好药材产地加工关，才能把好中药原料的质量源头，为下游的生产奠定质量基础。

2. 严格的中药入库验收　在进行中药入库验收时要严格检查，除常规的验收项目外，应重点检查中药的含水量高低、其干燥程度、色泽气味等。还需检查包装周围是否存在水渍或发霉等情况。对含水量过高或包装有破损的中药，应尽量进行挑选、晾晒等方法并采取相应措施，以防止互相感染，经加工整理后再行入库；若发现包装容器有发霉现象，应及时挑出，单独堆放。

3. 严格的中药在库检查　中药的在库检查要保持经常性，勤加检查。中药入库时确无霉变现象，但在贮存过程中如果不注意检查也会导致发霉。对于重点中药应该进行拆包或开箱检查，对大垛药材，应从上部和下部取样检查。对露天货垛，应重点检查其地势高低和排水情况是否良好，垛顶与四周毡盖是否严密，垛底是否受潮等。抽查时，还应注意中药本身有无受潮、发霉、泛油以及生虫等现象的产生。总而言之，在库中药应经常进行定期检查，一般每月检查一次；梅雨季节，对易霉中药应5~7天检查一次，分批分类进行检查。

4. 控制好库房的温度　真菌生长最佳温度在20~35℃，若控制库房的温度在20℃以下，即可有效地预防药材霉变。库房要配备相关隔热装置，例如双层通风式的屋顶、墙体、加强屋顶材料的隔热性能等。库房隔热性好，才能有效控制库内温度上升。此外中药本身具有组织细胞的呼吸作用，有时会由于受潮或热的影响释放出热量，使自身温度升高，若不能及时散发热量，可能会使药材霉变。由此可见温度与中药霉变的关系极为密切，对于一些不耐高温的中药品种，在贮存过程中也要控制在其符合贮存的温度范围内。

5. 控制好库房的湿度　真菌生长繁殖相对湿度在75%以上，若将库房相对湿度控制在70%，即可防止药材霉变。若不控制库房的相对湿度，即使药材本身干燥，也会因为相对湿度大而逐渐吸潮，导致霉变。

首先，库房可利用空气除湿机，达到快速除湿、精准控湿的效果，保持库房在相对湿度70%左右。其次，需要时刻保持库房内通风透气，可以利用翻垛通风的方法保持库内相对温度。

6. 做好分类贮存，合理堆垛　对于不耐高温的中药需堆放于阴凉库房内；含水量相差悬殊的中药应分开贮存，易霉变、虫蛀的中药不宜堆放于露天堆场内。根据中药的不同特性，采取合理的堆垛形式，防止中药受潮、受热、受压；较湿中药应放置于通风垛，地面较潮湿的库房还需加垫枕木（大约20cm）并保留空间。合理分配库房内面积，便于检查及翻垛，减少因久贮所造成的损失。

第二节　虫　蛀

PPT

虫蛀是指害虫侵入中药的内部，导致中药被蛀蚀的现象。中药被虫蛀后，内部组织遭到破坏，仓虫将中药材蛀蚀出孔洞，严重的还会将中药内部蛀空。花类中药被虫蛀后，花瓣会散乱。动物类中药的皮、肉、内脏易被蛀空，从而影响中药的疗效，可见虫蛀是中药贮存过程中危害最严重的变异现象。中药材在加工、运输、贮存的过程中，均有可能受到害虫的污染。一般而言，含糖、油脂、蛋白质、黏液质等营养成分的中药较容易遭受虫蛀。发生虫蛀的原因与中药的有效成分、含水量、外界环境的温湿度等因素有关。

一、中药仓虫对中药经济的影响

中药仓虫又称为中药仓库害虫，它们长期生活在仓库中，仓库的温湿度对其生长繁殖有较大的影响。中药仓虫的种类有很多，全国各地的气候条件及温湿度不同，仓虫的种群也会有不同之处。例如米象、咖啡豆象是世界性广布种，主要适合生存于湿润及半湿润地区，在我国的昆明、黑龙江、广州等地均有分布。烟草甲虫也是世界性广布种，多分布于我国的沿海地区。中药被虫蛀后，有的形成蛀孔或蛀洞，有的已经完全破坏了中药的原有性状，有的甚至将中药完全毁坏变成蛀粉，失去药用价值，造成了较大的经济影响。

二、虫害的来源与传播

1. 主要来源　中药在采收期已受到害虫的污染，在加工过程中又未能及时将害虫及虫卵进行消杀，在贮存过程中药材中隐藏的虫卵繁殖以及仓虫从外界侵入等，这些都是中药害虫的来源。

（1）入库之前已有害虫潜伏　中药的采收过程中，已寄生在中药材（尤其是根及根茎类和果实种子类中药）上的仓虫的卵、幼虫或成虫，跟随中药被带进仓库。尽管进行了相应的清洁、加工干燥等处理，但对有些顽固的隐藏在药材缝隙或孔洞中的仓虫，特别是虫卵不会产生影响。后续一旦条件适宜，仓虫便可继续生长繁殖。

（2）包装材料不清洁　中药外用包装被仓虫污染，也会成为导致中药遭受虫蛀。

（3）库内有害虫繁殖源　仓库内已经生虫的中药没有及时进行隔离堆放，因此无虫中药也会被感染。

（4）仓库及加工厂周围环境不洁　库内杂物和垃圾没有及时清理，导致仓虫大量滋生；同时库外杂草丛生，垃圾乱石成堆，害虫便可寄居于此，后续再飞入仓库内进行生长繁殖并蛀蚀中药。如玉米象、锯谷盗等中药仓虫。

（5）运输工具带来害虫　中药在运输过程中，运输工具若曾装运过带仓虫的物品，仓虫就极可能潜伏于运输工具之中，再感染到中药商品上。

2. 中药仓虫的传播　随着中药流通量的持续增加，害虫传播途径也日渐复杂，主要含自然传播与人为传播两部分。

（1）自然传播　①在野外和室内都可以发生危害的害虫，可由野外飞入库内，或附在采收的中药进入仓库。如麦蛾、玉米象、绿豆象等。这类仓虫的生命力较强，很快就能适应环境，继而进行发育繁殖。②鼠类和其他昆虫也会进行传播。如一只甲虫体上含螨类400多个，而一只老鼠体上含螨类1000多个，它们在日常活动中，将附生于自身躯体上的螨类在相邻仓库之间互相传播，感染其他正常的中药商品。

（2）人为传播　①中药仓库本身就隐藏有仓虫。仓库的地板、门窗、天花板等地方均是仓虫隐身、寄生的场所，入库前检验人员未经仔细检验，将害虫或虫卵带入仓库，引起交叉感染蔓延。②已感染仓虫的各类仓库器具及运输工具、包装物料等，未经消毒杀虫处理，即去运输或盛装正常中药，也会使之被感染生虫。

3. 中药仓虫的危害

（1）仓虫将中药蛀蚀成为洞孔   严重时将药材内部蛀空，不仅使药材的重量减少，而且破坏药物的有效成分，使疗效降低以至丧失。

（2）污染中药   仓虫蛀入中药的内部后，会排泄粪便，分泌异物，掉落残体或死亡的尸体等留在中药内部，造成不洁与污染，给人体健康带来极大的危害。

（3）携带病菌及毒素   仓虫本身是带菌的媒介，它的分泌物、排泄物及腐败的残体是微生物生长和繁殖所需的营养物质，能使致病菌、真菌等存在中药之中，从而对人体日常保健和疾病治疗带来危害。

（4）引发其他变质   中药被虫蛀之后，易导致某些易泛油的品种如当归、玉竹、桔梗等出现泛油的现象，与此同时花类中药如款冬花、菊花容易散瓣，外形遭到破坏，引起进一步质变，导致药材药效降低。

（5）降低药效   中药被虫蛀后，中药的成分会损失、疗效会损耗，还会带来一定的经济损失。

综上所述，仓虫对中药质量和疗效的危害巨大。仓虫不仅会对中药造成损害外，而且还会蛀蚀中药内外包装、苫垫枕木，影响库房构造等，从而影响中药的安全贮存。

三、中药仓虫的生长发育规律与习性

中药仓虫的种类有很多，中药仓虫绝大部分属于昆虫纲，危害中药的仓虫有89种，其中昆虫纲涉及8目，占88种。昆虫纲不仅是节肢动物门种类最多的一纲，也是动物界中种类最多的一纲，我们应该对中药仓虫的主要形态特征及发育规律进行了解，以便更好开展中药仓虫防治工作。

1. 生长发育规律

（1）生育特征   仓虫的生殖发育方式为多种多样，有两性卵生（两性生殖）、孤雌生殖、卵胎生等，其中以两性卵生最多。卵生是仓虫繁殖最普遍的方式，指雌雄成熟的个体通过交配受精后，产生受精卵，从而发育为新的个体；孤雌生殖是指有的雌虫不经过交配或不经过受精而发育为新的个体，这种生殖方式又叫单性生殖，如蜜蜂。卵胎生是指卵在母体内发育成幼虫后排出体外的生殖方式。仓虫按个体发育可分为胚胎发育和胚后发育两个阶段，胚胎发育从受精卵发育开始到孵化出幼虫为止；胚后发育从脱离母体到成虫性成熟为止。具体表现如下：

①卵   卵是仓虫第一个独立发育的阶段，此阶段内仓虫相对不活跃。卵多数呈圆形细胞，其外面包裹有一层坚硬或坚韧的卵壳，其主要成分是有机质、钙盐、蛋白质和蜡质，具有高度的不透性，可以减少水分的流失，对卵起到保护、保湿等作用。卵壳的前端有一个或几个穿通卵壳的小孔，受精时精子由此小孔进入卵内，因此称为受精孔。当精子和卵子结合后，会形成受精卵，受精卵经过不断的细胞分裂形成胚盘，胚盘进而发育形成胚胎。中药仓虫的卵都很小，范围在 $0.1\sim0.5$ mm 之间。卵的形状也是千差万别，如蛾类和大部分甲虫的卵呈卵圆形或椭圆形；如大谷盗、玉米象等仓虫的卵呈长圆形等。

中药仓虫产卵的方式有多种：如裸露式（豌豆象）和隐蔽式（玉米象）等。隐蔽式的产卵方式就是仓虫先在药物上钻一小孔，然后产卵于此小孔中，最后用分泌物将小孔封闭住。中药仓虫产卵场所有所差异，一般多是将卵直接产于药材上或缝隙中，也有将卵产于药材的包装上，以便孵化后的幼虫能就近取食。

②幼虫 虫体从卵中破壳而出的过程，称为孵化。从卵内孵化出的虫体，就称之为幼虫。幼虫体分头部和胸部（胴部）两大部分。幼虫期处于中间期，是仓虫获取营养与生长繁殖的关键时期，同时是危害中药严重的时期，我们要重点关注此时期，以便进行仓虫防治工作。

仓虫幼虫主要三种类型：无足式、寡足式、多足式。仓虫在幼虫期有蜕皮现象。这是因为幼虫在生长过程中，体型会逐渐变大，必须将原有的表皮脱去，换上新皮才能继续生长，蜕皮是幼虫发育中不可缺少的环节。幼虫的蜕皮次数多数在 4 ~ 12 次之间。从卵中孵化出的幼虫为"第一龄"，经过一次蜕皮过程后称为"第二龄"，下一次蜕皮过程后即为"第三龄"。以后每蜕皮一次，虫龄即增加一龄，前后两次蜕皮相隔的时间称之为龄期。最后一次蜕皮转化为蛹前的幼虫，则把它叫作末龄幼虫。

③蛹 蛹是幼虫变化到成虫特有的一个发育阶段和过渡形态，也是在其整个生长发育过程中的一个静止阶段。幼虫成熟后即停止取食，寻找适当的隐蔽场所将消化道食物与残渣进行清洁，吐丝作茧；或利用分泌物将食物碎屑和排泄物等连缀起来作茧；或借助于杂物保护化蛹。蛹是个不活动的时期，蛹期虽看似不食不动，仿佛静止状态，但在体内却进行着激烈而复杂的生理活动。如分解器官，形成成虫的器官与组织，均在这一时期完成。

中药仓虫的蛹主要类型有：裸蛹、被蛹、围蛹三种。裸蛹也称离蛹或自由蛹，它们没有包被壳，触角、足和翅不会紧贴体躯，腹部可进行微小活动。多数鞘翅目的蛹为裸蛹。被蛹与裸蛹不同，它的触角、足和翅都紧贴于体躯上，有一层透明的深膜状蛹壳包围着，不能自由活动，鳞翅目的蛹多为被蛹。围蛹的蛹外层具有硬壳，将蛹包裹其中。

④成虫 成虫是中药仓虫个体发育过程的最后一个阶段，也是性成熟的阶段。成虫的生殖器官已经发育完全，可以进行繁殖后代。仓虫的生长发育过程中，若经历卵、幼虫、蛹、成虫四个阶段而来，即为完全变态；若只经历卵、若虫、成虫三个阶段而来，即为不完全变态。成虫的主要任务就是交配产卵以繁殖后代，所以成虫期实质上就是生殖期。有些仓虫到成虫期后不再取食，因为它们已经发育完全，同时也已取得足够的营养，可以立即进行生殖繁育。但这类仓虫的寿命较短，交配产卵后很快就会死亡。另外一些仓虫（如甲虫类），它们在成虫期还需取食，是因为它们的生殖腺发育不完全，所需的营养还不够，性腺未成熟，所以还需经过一定时期取食后才可进行交配产卵。这类仓虫不仅在幼虫期即开始危害药材，成虫期也会蛀蚀中药。

2. 仓虫的生活习性

（1）适应性 中药仓虫一般都具有较强的耐寒、耐热、耐干、耐饥等特点，并对杀虫剂有一定的耐药性。某些毒性中药也可以成为仓虫的食物。

（2）食性 食性指的是动物取食的习性。中药仓虫的种类繁多，它们的食性也是广而杂的，但它们取食的主要成分是有限的。药材仓虫通常取食的主要成分有糖类、蛋白质、纤维素等营养物质。这些营养物质含量越多，则药材可能遭受仓虫蛀蚀程度就高；若这些成分含量少，则药材遭受仓虫蛀食的程度就较轻。不同仓虫的食性不同，所蛀食的药材品种也会有区别。中药仓虫的食性可分为以下几种。

①单食性 仓虫仅蛀一种药材，不蛀食其他药材。如大斑蝥、小斑蝥目前发现仅蛀蚀香附子；豌豆象仅蛀蚀豌豆；三化螟仅取食水稻等。单食性仓虫的食物一般以植物药材为主。

②寡食性 仓虫蛀蚀相近科属及类似性质的动、植物药材。如胸角薪甲主要取食菌类药材、小菜蛾幼虫主要取食十字花科的中药材等。

③多食性 仓虫可以多种药材为食。如咖啡豆象会蛀蚀 52 种不同的药材，米扁虫能蛀蚀 46 种不同的药材、棉铃虫可取食 200 余种中药材和植物等。

④杂食性 仓虫可以为害多种药材，对动、植物药材均能蛀蚀为害。大多数仓虫具有杂食性，如赤

拟谷盗烟草甲、黑粉虫等；皮蠹科仓虫对动、植物药材均喜食；棉铃虫的幼虫喜食茄科、豆科及锦葵科植物；卷蛾科的仓虫喜食含糖类及质地柔软的药材。

（3）趋性　是指仓虫对自然界刺激下会引起运动的反应。仓虫受到刺激后趋向刺激物运动的反应称为正趋性；反之，避开刺激物运动的反应称为负趋性。

①趋光性　许多中药仓虫都有一定的趋光性，这是仓虫对外界光源刺激所引起的反应。例如许多蛾类仓虫、甲虫、蝼蛄等都具有趋光性；玉米象等中药仓虫趋向日光灯；烟粉虱对黄色具有趋向性；因此根据这一特性，我们可利用灯光来诱杀此类中药仓虫。

②趋温性　仓虫的生长繁殖具有一个适宜的温度范围，外界环境温度低于其适宜的温度范围，仓虫表现为正趋温性；环境温度高于其适宜的温度范围，仓虫表现为负趋温性。利用这一特性，可采取高温或低温防治此类中药仓虫。

③假死性　某些中药仓虫（如金龟子、象鼻虫等）对外界的机械性刺激较敏感、或受到外界惊扰时为了逃避捕食，而呈假死性。

④趋化性　仓虫对化学物质刺激所引起的反应称为趋化性。中药仓虫对异性分泌的生物激素有正趋性，对化学物质的刺激具有负趋性。利用这一特性，可采用生物激素或化学物质刺激来诱杀仓虫。例如可用糖醋液诱杀蛾类仓虫、地老虎成虫；利用雌性激素吸引雄性仓虫并诱杀。

（4）隐蔽性　大多数仓虫体型较小，外表颜色较深，不容易发现其存在，具有保护色，善于隐蔽于暗处。此特征提示我们对仓库环境及药材外包装进行检查时，要注意仔细观察阴暗处是否有仓虫藏匿之处。

（5）繁殖性　仓虫的繁殖能力较强。环境适宜的条件下，仓虫一年可交配产卵多代，且孵化率较高，生活周期短。如不注意防治，在短时间内可能会造成暴发性虫害。

四、中药仓虫与环境条件的关系

中药仓虫在其生长发育过程中，与周围的环境密切相关，它们会在外界环境里有选择地获取所需营养物质，同时它们的行为、生长、发育和繁殖也受环境条件的影响。仓虫适宜的生长温度为 15～35℃，相对湿度为 60% 以上，中药含水量在 11% 以上。认识中药仓虫与环境条件的矛盾性与统一性，便于我们开展有效的中药仓虫防治系列措施。

影响中药仓虫生长发育的环境因素有很多，如空气、温度、湿度、中药化学成分、仓虫的天敌、微生物等。直接或间接影响中药仓虫的因素，统称环境条件。环境条件可分两大类：气候条件与生物条件。气候条件包括温度、湿度、空气等；生物条件包括食物、天敌、生物等。在这些环境条件中有些是生存所必需的条件，而有些则是辅助条件。

1. 仓虫与空气　空气是一种混合物，由许多地球大气层中的气态物质组成，大约含有 21% 体积分数的氧，含有 78% 体积分数的氮，0.94% 体积分数的氩，0.03% 体积分数的二氧化碳，约含 0.03% 体积分数的其他稀有气体。中药仓虫与其他生命体一样，其生长、发育、繁殖全过程的任何时候都离不开氧气。在整个生命活动周期里，必须进行呼吸，仓虫需要吸收空气中的氧气、释放体内的二氧化碳才能生存，所以空气与生命活动的关系十分密切，也是仓虫代谢中不可缺少的物质之一。

中药仓虫需要吸收氧气，释放二氧化碳，仓虫本身体内代谢的强度不同，氧气的需求量也不同，在体内代谢较强或外界氧气缺少或不足的情况下，仓虫的耗氧量也会加快，其生长发育就会受到抑制及至终止其生命。其中气调养护的原理就是将药材置于密闭的空间内，对影响中药质量的氧气浓度进行一定的控制，人为创造出一种低氧状态。中药在此环境中，原有的仓虫会窒息而死亡，微生物的繁殖也会受到抑制，从而保证被贮存的中药品质稳定，防止中药变质。气调养护技术有：充 N_2 降 O_2、充 CO_2 降 O_2 及自然降氧等。如库中的氧气浓度降到 1% ~ 2%，一定时期内大多仓虫就会因缺氧而窒息死亡。此外，较高浓度的 CO_2 和 N_2 等惰性气体，对中药仓虫也起到一定的麻醉和毒杀作用。并随着浓度的增加和时间的延长，作用还会更加强烈。

2. 仓虫与温度 中药仓虫属于变温动物，其生长发育过程中的生理机受周围环境温度的影响。所以，仓虫的体温不稳定。仓虫的发育繁殖对温度有一定要求，根据温度对仓虫的影响，可将温度分为以下几个区间范围。

（1）有效温度区 温度范围在 8 ~ 40℃ 内，大部分仓虫可以有效维持生命，8 ~ 15℃ 为大多数仓虫生长发育的起点。15℃ 是防虫的关键温度，应在此温度时落实春季防控检查与养护措施，体现出中药养护工作的科学性。

（2）适宜温度区 温度范围在 15 ~ 35℃ 是仓虫的适宜温度区，仓虫可以完成正常生长发育。温度范围在 25 ~ 32℃ 是仓虫最适宜的温度范围，在此温度范围内仓虫发育繁殖的速度最快。

（3）不活动温度区 0 ~ 15℃、35 ~ 40℃ 是仓虫不活动的温度范围，此时仓虫常常呈休眠状态；生理代谢下降；摄食量少；生长发育速度缓慢。

（4）致死高温区 温度范围在 50 ~ 60℃ 称为仓虫的致死高温。在此温度范围内，由于高温刺激，会破坏虫体内的蛋白酶，导致仓虫失去生命活动能力后陷入昏迷。某些防虫方法例如烘干法、沸水喷淋法、蒸汽杀虫法等，即利用此原理进行防治。

（5）亚致死高温区 温度范围在 40 ~ 50℃ 一般称为仓虫的亚致死高温区。在此温度范围内，仓虫正处于致死的临界点，若仓虫此时转入适宜温度范围，则可恢复正常生理功能；若长时间在亚致死高温区间内，新陈代谢会失去平衡导致死亡。采用高温曝晒法杀灭仓虫即采用这一原理，曝晒时间越长，灭虫的效果越好。

（6）亚致死低温区 温度范围在 -4 ~ 8℃ 称为仓虫的亚致死低温区。在此温度范围内，随着温度的继续下降，仓虫也会陆续死亡。一般温度在 10℃ 以下时，仓虫的生理活动会受到严重抑制。

（7）致死低温区 一般将温度在 -4℃ 以下称为害虫的致死低温区。在此温度范围下，虫体体液结冰，细胞原生质脱水、生理结构遭受破坏，细胞受损致死。

这些温度区间表明，仓虫处于不同的温度区间里有着不用的反应。在暖季，虫蛀中药处于盛期；而在寒冷或高热的温度下，仓虫的生理活动减弱。同时要注意处于非致死温区内的仓虫并不会致死，若回到适宜温度范围则仓虫将会继续危害中药。

5. 仓虫与湿度 湿度指的是仓虫周围环境中的含水量，包括中药本身含水量和空气中的水蒸气或水分。中药在采收、运输、加工炮制、贮存、养护等过程中容易遭受到虫害的侵袭。中药仓虫体内本身的含水量较高，大部分占比其体重的 45% ~ 90%，它们体内的水主要来源于摄取食物的时候获得的。水是中药仓虫进行新陈代谢和生长繁育的过程中不可或缺的基本条件，仓虫在进行生命代谢过程中的全部生化反应都需在有水的条件下进行，可以说没有水就没有仓虫的生命活动，故水是仓虫生长发育繁殖的最重要物质基础之一。

中药含水量的高低会直接或间接地影响仓虫体内的含水量。中药含水量的变化，常常又与空气湿度有关。若空气相对湿度低，则中药含水量就少；若相对湿度高，则中药含水量就大。当湿度适宜时，仓虫也迅速生殖繁衍；此时若其他条件适宜仓虫生长繁育，但缺少仓虫生长所需的水分，那么仓虫也不易生长发育或存活。如同样处于气温 25℃ 时，含水量 20% 以上的枸杞子发生虫害较严重，而含水量在 16% 以内的枸杞子却不易生虫。同样处于气温 20℃，含水量为 25% 以上的当归被虫蛀较严重，含水量在15%以下的当归却没有发生虫害。总而言之，在一定条件下，中药含水量越高，造成虫害就会愈严重。相反，控制中药含水量处于一定标准之内，就可以抑制生虫或减少虫害的发生。由此说明，药材的生虫与其含水量有着极为密切的关系，这也是需要明确中药安全含水量的原因所在。

中药的各种仓虫对水的需求不同。如谷象、米象等仓虫在中药含水量处于15%～20%时迅速繁殖，但若中药含水量低于10%或高于40%则会无法存活。麦蛾等仓虫适合存活于含水量在9%～10%的中药中。若低于这个范围，麦蛾可能会停止生长。粉螨等仓虫在含水量13%～15%的中药中生长旺盛。由此可见湿度（含水量）对仓虫的发育繁殖影响较大。根据湿度对仓虫的影响不同，可把湿度分为以下几个范围。

（1）最适湿度范围　相对湿度范围在70%～80%之间（温度18～27℃）称为最适湿度范围，在此范围内仓虫的繁殖能力最强；产代速度最快、时间最短，对中药商品危害也是最严重的。

（2）适宜湿度范围　仓虫生长繁殖能力降低，生育下降的相对湿度范围在75%～90%之间（温度27～35℃）。

（3）不适宜湿度范围　若相对湿度在30%～40%之间，仓虫所汲取到的水分极少，水分不足会导致仓虫生理失调或死亡。

从上述的湿度范围我们可以看出，湿度与温度对仓虫的生长繁殖的影响是相互联系的。如温度虽适宜，但空气湿度较小，仓虫亦无法存活。当外界温度适宜时，此刻仓虫体内新陈代谢正处于旺盛期，会消耗大量的水和营养物质；反之，如果空气湿度高，但温度过高或过低，仓虫体内的新陈代谢会减慢，发育亦会受到抑制。因此控制中药的含水量、中药库房内的温湿度，即能防治或减少仓虫的危害。

五、常见中药仓虫的分类及特征

中药仓虫的种类繁多，目前已定名的约300多种。我国对一些省市自治区进行调查后共收集仓虫标本17700多号，并整理出我国中药仓虫约210余种，隶属2纲、13目，59科。其中绝大多数中药仓虫均来源于昆虫纲鞘翅目和鳞翅目的昆虫，少部分来源于昆虫纲等翅目、缨毛目（毛衣鱼）、啮虫目（如尘虱）、蜚蠊目（如东方蜚蠊）的昆虫。鞘翅目仓虫又称为"甲虫类"害虫，危害中药的仓虫以此类数目最多；鳞翅目害虫又称为"蛾类"害虫，也危害较多品种的中药。熟悉掌握这些中药仓虫的形态特征及生活习性，贯彻"以防为主、防治结合"的方针，及时了解仓虫的发生与发展，迅速稳准地采取有效防治措施，以避免或减少中药遭受虫害造成损失，提高中药药效。

1. 甲虫类中药仓虫　甲虫类仓虫（鞘翅目仓虫），是昆虫纲中的第一大目，也是中药仓虫最大的一个类群，俗称"甲虫"，种类有33万种以上。鞘翅目仓虫的主要特征是：成虫口器呈现咀嚼式，触角一般1～11节；前翅很发达，呈革质，称作鞘翅；后翅膜质，常常折叠于鞘翅下，也有的后翅短或已完全退化。幼虫口器发达，呈咀嚼式，胸部有胸足3对，无腹足，也有些种类没有胸足，蛹为裸蛹，归于完全变态。

（1）药材甲 *Stegobium paniceum* L.　俗称药栈甲虫、药谷盗、药甲等，属于鞘翅目窃蠹科。主要分布在江苏、山东、湖北、河南及华南地区。

①主要危害的中药　羌活、藕节、泽泻、生地、蜈蚣、葛根、甘遂、延胡索、麦冬、苍术、甘松、白芷、山药、桔梗、山柰、千年健、防风、川贝母、升麻、天麻、党参、甘草等50余种动植物中药。

②形状特征　成虫长度大为2～3mm，红栗褐色或深栗色，密被细毛。头部隐于前胸下，触角有11节，末3节呈现为扁平三角形，其余则呈现为细小念珠状。前胸背板近三角形，后缘微宽于鞘翅的基部，鞘翅上具明显的纵点行（约9行）。幼虫体长，形状与烟草甲类似，不同之处在于，体上密被的细

毛短而稀，腹部背面排有一列褐色小短刺。

③生活习性 药材甲的生育率较高，1年可产2~4代，繁殖适宜温度为24~30℃，相对湿度为70%~90%。成虫善飞行，耐干力很强，最活跃的时期为黄昏或阴天。通常在药材表面凹凸不平处或藏有碎屑的地方产卵，5~10天后孵化为幼虫；幼虫喜暗，耐饥力较强，常常在中药内部蛀成一条通道，有些还会将药材蛀空，在其中化蛹，羽化成虫继续对中药造成危害。

（2）咖啡豆象 *Araecerus fasciculatus* Degeer 属于象甲总科长角象科，主要分布在河南、山东、湖南、湖北、四川、贵州、云南、广东、江浙等地。

①主要危害的中药 木香、川乌、白芷、赤芍、甘草、黄芪、射干、草乌、甘松、当归、泽泻、川芎、大黄、北沙参、锁阳、葛根、南沙参、党参、百合、升麻、天麻等50余种植物药材。

②形态特征 成虫长度约为3~4.5mm，呈长椭圆形，体表呈暗褐色至黑褐色，密被细毛，具有褐色和黄色的小斑点若干。头正面呈三角形，复眼为圆形，黑褐色。触角有11节，前胸背板长仅有鞘翅的一半，前缘比后缘更窄，鞘翅背面微微隆起，有灰白色细毛，并形成了棋盘状花纹。腹末呈小三角形，露在鞘翅外。足部细长，前足基节呈卵圆形，深褐色。幼虫成熟后体长约4~6mm，体为乳白色，具横向皱纹和白色短细毛。体形纤细、略为弓形，头部较大，呈近圆形，淡黄色。

③生活习性 咖啡豆象1年可产3~4代，幼虫喜好藏于根类、种子类中药里越冬。成虫善飞能跳。温度在27℃左右时，雄虫羽化后3天，雌虫羽化后6天即可进行交配，交配后约30分钟后便开始产卵，产卵前一般会在中药上咬啮一个卵窝，然后在窝内进行产卵。孵化后的幼虫蛀入中药的内部继续危害，直至化蛹羽化为成虫。

（3）米象 *Sitophilus oryzae* Linne 米象俗称象鼻虫，铁嘴，属于鞘翅目象虫科，除新疆以外我国各地均有分布，尤以长江以南的城市最为严重。

①主要危害的中药 米象食性杂，成虫主要危害种子类中药，如薏苡仁、莲子、芡实等淀粉含量较多的中药。幼虫、成虫均会蛀食药材。

②形态特征 成虫体长3~4mm，羽化初时为赤褐色，后呈黑褐色。触角有8节、膝状，口吻略向前伸，呈象鼻状，故称为米象。米象的后翅发达，可以起飞。卵的长度约0.65mm，呈长椭圆形，乳白色，半透明。幼虫的外观为白色，似蝇蛆状；头部为淡褐色，体部为乳白色，足退化，全体分13节。蛹为椭圆形，长3~4mm，初化蛹时乳白色，继变褐色。

③生活习性 米象的产量与环境相关，某些寒冷地带1年仅产1~2代，暖热地带1年可产6~7代。在秋冬等寒冷季节成虫喜欢潜伏于库房内外潮湿、阴暗的地板缝、砖石缝等越冬，至第二年开春后再返回仓内继续危害中药；一般不在中药中越冬，因为极易冻死。越冬的成虫产卵时间一般在3~4月，繁殖力较强，条件适宜的情况下一年可繁殖80对成虫。米象喜欢温暖、潮湿、阴暗的环境，以及充分的食料。若温度低于13℃、高于38℃时成虫呈不活动状态，24~30℃是最适宜活动的温度范围；若中药水分低于8%，则米象不能发育，水分含量至少在10%~13%，米象才能发育。因此，米象的适宜生长条件为：温度25℃，中药中含水量14%、相对湿度80%以上。中药含水量越多，则繁殖越快。

米象的成虫和幼虫都会蛀蚀中药，主要是蛀食中药外部，造成蛀孔，再逐渐深入内部，使整个中药成一空粒；或是在中药中产卵。幼虫孵出后就开始对中药内部进行啮食，最后将中药蛀成一空洞。由于米象在生长繁殖过程中排泄物多，能水分增加、温度升高，促使真菌生长繁殖，故米象不仅直接对中药造成危害，而且还会引起中药的发热霉变。

（4）谷象 *Sitophilus granarius* L. 谷象属于象虫科，形态特征和生活习性与米象相似，但由于成虫没有后翅所以无法飞翔，仅能进行库内繁殖。成虫的耐饥性和对耐低温的能力均强于米象。

①主要危害的中药　谷象食性复杂。主要危害果实及种子类中药，如薏苡仁、谷芽、莲子、麦芽、浮小麦等。

②形态特征　分布广，世界各国多有存在。幼虫约长 2.5mm，第 1~4 腹节背面被有横条皱纹。成虫体长约 3mm，呈赤褐色，具光泽，体形与米象相似，但谷象的前胸背板存在稀疏刻点、呈长椭圆形，鞘翅上无斑纹，后翅退化无法飞行。

③生活习性　谷象的繁殖能力尚可，1 年可产 3~4 代，热带地区可产多达 6 代，每发育一代需 30~50 天。谷象耐饥、抗低温能力较强。实验表明，成虫耐饥时间与外界温湿度的变化有关，相对湿度在 80%~90%，温度在 30~35℃时成虫可耐饥 35 天，16~18℃时成虫可耐饥 43 天，10~13℃时成虫可耐饥 48 天。成虫对低温的抵抗力也较强，5℃可成活 14 天，0℃可成活 67 小时，-15℃时可成活 19 小时。成虫寿命 4~5 个月。产卵最适温度为 16~22℃，相对温度为 85%~100%。

（5）玉米象 Sitopmilus zeamais Mctschulsky　属于象虫科，为杂食性仓虫。分布于全国各地（新疆除外）。

①主要危害的中药　郁金、白芍、当归、贝母、党参、半夏、山药、天花粉、泽泻、薏苡仁、莲子、浮小麦、谷芽、芡实、荔枝核、麦芽 20 余种植物药材等。

②形态特征　成虫体长 3~5mm，呈黑色或赤褐色，头部延伸呈象鼻状、金淡黄色，触角有 8 节，呈膝状，末节明显膨大；前胸背板有圆形刻点，鞘翅上有 2 个橙黄色斑纹，后翅一对且膜质非常发达。幼虫体长为 2.5~3mm，多蜷缩，背部隆起，腹部较平，腹部呈乳白色。

③生活习性　玉米象的生长发育与季节气候相关，一般 1 年可产 3~4 代，在华南地区可产多达 6~7 代，但处于在寒冷气候 1 年仅产 1~2 代，玉米象大多以成虫越冬。玉米象发育繁殖最适温度为 28℃。若温度低于 15℃或高于 35℃时，即停止活动。成虫耐寒力强，即使温度只有 5℃，仍可经过 100 天后才开始死亡。成虫耐饥力也强，在温度 25℃，相对湿度 70% 的条件下，可以平均耐饥 7.5 天。

成虫很活泼，善爬行、飞翔；喜欢聚集在仓库内危害中药，产卵时一般先在药物上咬啮一个窝，然后于窝内进行产卵。孵化后的幼虫继续在药材内蛀食。

（6）烟草甲虫 Lasioderma serricorne Fabricius　属于窃蠹科。分布于全国各地。其幼虫的食性广而杂，凡属于有机物均能危害，不仅蛀食烟草，对中药的危害更大。

①主要危害的中药　干姜、茶叶、大茴香、香附、半夏、郁金、黄菊花、除虫菊、肉豆蔻、砂仁、羌活、前胡、当归、金银花、密蒙花、钩藤、鸡血藤、薏苡仁、瓜蒌、桃仁等 60 余种动植物药材。

②形态特征　成虫体长 2.5~3mm，虫体略宽（呈椭圆形），背面隆起，呈赤褐色、有光泽，全体密被黄棕色细毛。头部宽大，常隐蔽于前胸下。触角有 11 节；足部短小。卵呈长椭圆形，为淡黄白色。幼虫体长约 4mm，呈淡黄色，密被丝状的金黄色细毛。头部具倒"八"字形纹。前胸多具皱纹，1~3 节较膨大。

③生活习性　一般 1 年产 3~6 代，幼虫喜阴暗、行动敏捷、喜蛀食多含淀粉的中药内部；幼虫的生长繁殖与温度有关，低于 20℃时基本不活动，10~15℃时即逐渐死亡。高温 60~70℃中 2h 内均全部死亡，一般以幼虫越冬。成虫通常只食液体，不食固体食物；具假死性、善飞、喜阴暗处。在白天或光线强烈时，潜伏在暗处不活动，而在阴暗、黄昏或夜间四处活动。

（7）长角谷盗 Laemophiloeus Pusiuus Sconherr　长角谷盗属于扁甲科。分布较广，我国大部分省区均有发现。

①主要危害的中药　半夏、天南星、生附子、甘遂、天花粉、葛根、山药、商陆、黄芪、郁李仁、腊梅花、旋复花、密蒙花、芫蔚子、车前草、芡实、浮小麦、谷芽、莲须等动植物中药。

②形态特征 成虫长 1.4~1.9mm，呈扁长形，黄褐色至赤褐色，全体密被白色细毛，头部呈三角形，复眼呈黑色，为圆形、突出。触角有 11 节，前胸背板较宽，后缘比前缘窄，光滑且无毛，具光泽，密被多数小刻点，鞘翅较长。幼虫体长约 3~4mm，呈扁长形，头部为淡褐色，前胸腹有丝腺一对，腹部末端有臀叉一对。

③生活习性 一般 1 年产 4~5 代，温度为 23~30℃、相对湿度为 55%~57% 时，产出 1 代需 40~60 天；温度为 33~37℃。相对湿度为 80%~90% 时，发育时间大大缩短，温度为 21~37℃，相对湿度为 70%~90%，是其生长繁殖的最适条件。长角谷盗一般以成虫越冬，雌虫一生产卵数约为 330 粒，孵化出的幼虫，喜食种子药料的胚部。

（8）锈赤扁谷盗 *Laemophloeus feuwgineus* Stephens 属于鞘翅目扁甲科，全国各地均有分布。

①主要危害的中药 锈赤扁谷盗喜蛀果实及种子类中药，如芡实、青皮、橘红、香橼、浮小麦、胖大海等。

②形态特征 体长 1.5~2.5mm，全体扁平、呈赤褐色。头部呈三角形。触角有 11 节，但比长角谷盗的触角短；雌、雄虫的触角均为念珠状，雄虫的触角略长于雌虫。前胸背板为倒梯形，后缘狭窄。虫体上密生金黄色细毛。鞘翅较长，成熟幼虫长度为 3.5~4.5mm，胸部的腹面具刚毛。

③生活习性 与长角谷盗类似，耐低温、喜干燥，最适宜繁殖温度是 35℃ 左右。温度为 32℃、相对湿度为 90% 时，产完 1 代大约需 20 天，寿命较长。成虫于午后或黄昏四处活动，平均寿命为 6~7 个月，少数可达 1 年左右。

（9）日本蛛甲 *Ptinus japonicus* Reitter 属于蛛甲科，分布于全国各地。

①主要危害的中药 大黄、山药、升麻、防风、天花粉、天葵子、白芷、陈皮、槟榔、红花、地龙、狗肾等。尤其对含粉性的中药蛀蚀较严重，导致药材变色变味，失去药用价值。

②形态特征 成虫体长 3~5mm，呈红褐色或黑褐色。头部较小，容易被前胸背板所遮掩。触角有 11 节，呈丝状；前胸背板中央含一对棕褐色隆起的毛垫。鞘翅基部含有白色毛斑。雄虫的鞘翅为微椭圆形，雌虫为近卵圆形。幼虫的体长 4.5~5.5mm，密被淡黄褐色细毛。头部上有一"八"字形斑纹。腹面末节有一褐色的"U"形肛前骨片。

③生活习性 1 年可产 1~2 代，成虫喜在中药表面进行活动。特别是在中药的缝隙内或碎屑中进行活动。日本蛛甲耐寒，在 -5℃ 中也可以活动；具假死性、畏光、多在傍晚和夜间活动。

（10）锯谷盗 *Qryzaephilus surinamensis* L 属于谷盗科。

①主要危害的中药 人参、党参、玄参、天南星、天花粉、白芍、天麻、天冬、白芷、枸杞、大枣、荔枝核、肉苁蓉、芡实、杏仁、郁李仁、火麻仁、麦冬、泽泻、川贝母、半夏、桔梗、薏苡仁、木瓜、槐角、山茱萸、金银花、款冬花、菊花、佛手花等植物药材。

②形态特征 成虫体长 2~3.5mm，呈扁平长形，暗红色或黑褐色。背面具金黄色长毛，头部呈三角形，其上具颗粒状突起。触角有 11 节，呈棒状。复眼为黑色、小圆形、向外突出。前胸背板为长方形，两侧边缘都有明显的 6 个锯齿。鞘翅上具 10 条纵向细纹，并被黄褐色细毛。成熟幼虫体长 3~5mm，扁平、细长，密被淡黄白色毛，头部为椭圆形，淡褐色。胸部背面每一节均含 2 个近方形的褐色斑。

③生活习性 1 年可产 2~5 代，每代的发育时间随温度变化，一般温度范围在 25~27℃ 时需要 30 天，温度在 28℃ 时需 22 天，而温度在 35℃ 时则只需 18 天，气温较高时，发育 1 代的时间即短。锯谷盗生长发育的最适温度范围为 30~35℃，成虫寿命约 3 年。通常于中药的碎屑或粉末中产卵、越冬。雌虫平均产卵约 375 粒，孵化率达 95%。锯谷盗多生活于中药碎屑、粉屑中，为明显的后期性仓虫。

（11）大谷盗 *Teneleroides mawritanicus* Linnaeus 属鞘翅目谷盗科，分布于全国各地。

①主要危害的中药 川芎、黄药子、乌头、南沙参、当归、泽泻、大黄、党参、川贝母、山药、射

干、白术、麦冬、独活、胖大海、地肤子、蛇床子、鹤虱、腊梅花、五倍子、僵蚕、桑螵蛸等。

②主要形态特征　成虫体长 6.5~10mm，扁平长椭圆形，深赤褐色，有光泽。头呈三角形，复眼较小，圆形、黑色。触角 11 节，第 7~10 节微呈锯齿状。前胸背板宽大于长，具有小刻点，前缘呈凹形，后缘呈凸形。前胸与鞘翅之间呈颈状。鞘翅有纵点条纹 7 条。幼虫体长 15~20mm，扁长形，头部大而扁，近方形，呈黑褐色，胸部 12 节，乳白色，各节侧被黄色细毛，尤末节最多。前胸盾及中、后胸背面各有一对褐色斑，腹末有一对深色凹形大臀叉。

③生活习性　1 年发生 1~2 代，在环境条件不适宜时，可延续至 2~3 年繁殖一代。在气温 27~28℃时，完成一代需 65 天，21℃时，则需 287~352 天。成虫常相互残杀，善捕食其他害虫，寿命 1~2 年，产卵期可达 2~14 个月，每一雌虫产卵多达 1300 粒以上，成虫及幼虫均可越冬。大谷盗耐饥力强，成虫能耐饥长达 184 天，幼虫更强。成虫及幼虫能在 −6.7~−9.4℃的低温下存活数周；卵和蛹的抗寒力较成虫弱。

(12) 米扁虫 *Ahasverus advena* Waltter　属鞘翅目锯谷盗科，分布于全国各地。

①主要危害的中药　党参、泽泻、板蓝根、土茯苓、知母、前胡、百部、南沙参、明党参、白芍、白芷、羌活、栀子、枸杞、大枣、槟榔、川楝子、黄柏、款冬花、红花、紫河车、土鳖虫等，特别喜欢食易发霉或霉变的药材。

②形态特征　成虫长 1.5~2mm，扁长形，黄褐色至黑褐色，密被黄褐色细毛。头呈三角形，触角 11 节，棒大，末 3 节膨大，前胸背板横长方形，两侧缘各有一大型钝齿突，两侧缘各有小齿突约 10 个。小盾片扁矩形，鞘翅椭圆形，其上具 10 余条不明显刻点。幼虫长约 4mm，扁长形，全体疏生淡黄色细毛，胸腹部第 1~7 节逐渐膨大，从 8~12 节又逐渐缩小。

③生活习性　成虫寿命较长，一般 1 年以上，卵散产，每雌虫每日产卵 9 粒。卵期 4~5 天，幼虫期 7~14 天，蛹期 7 天，每完成一代需 18~25 天，此虫危害中药范围较广，已知能危害的品种达 40 多种。

(13) 赤拟谷盗 *Triboliun castaneum* Herlst　属鞘翅目拟步行虫科，分布于全国各地。

①主要危害的中药　茯苓、党参、葛根、川牛膝、明沙参、淮牛膝、百合、芡实、甘草、槐角、薏苡仁、金樱子、无花果、橘络、橘核、莲子心、野菊花、红花、厚朴花、辛夷、佛手花、冬虫夏草、银耳、神曲、九香虫、胆南星。

②形态特征　成虫体长 3~4mm，椭圆形。褐色，有光泽，头部扁阔，复眼呈肾形，黑色。触角 11 节。前胸背板横长方形，小盾片半圆形或近五角形，鞘翅上有纵点行。幼虫体长 6~7mm，长椭圆形，乳白色。头部淡褐色。胸腹部具光泽，散生黄褐色细毛，腹末背面具黑褐色向上翘的臀叉一对，臀叉顶端较尖。

③生活习性　1 年发生 4~5 代，多以成虫群集在中药包装物或仓库的缝隙中越冬。成虫不善飞行，喜群居。每一雌虫平均产卵 327 粒，有时可多达 800 粒以上。成虫寿命是：雄虫为 547 天，雌虫为 226 天。据报道，成虫寿命在食物充沛时短，食物不足时反延长。温度 30℃，相对湿度 70% 时，从卵到成虫只需 27 天。成虫有假死性、群居性，体内臭腺能分泌臭液，使药材具异味。

除上述 13 种较为常见的危害中药的仓虫外，甲虫类中药仓虫的种类还有很多：黑粉虫、黑菌虫、谷蠹、竹蠹、花斑皮蠹、黑皮蠹、白腹皮蠹、拟白腹蠹、钩纹皮蠹、长角扁谷盗、土耳其扁谷盗、脊胸露尾甲、毛覃甲、湿薪甲、赤足郭公虫、赤颈郭公虫、四纹豆象等。

2. 鳞翅目（蛾类）中药仓虫

(1) 印度谷蛾 *Plodia interpunctella* HÜbner　也叫印度谷螟，属于卷螟科，在全国各地均有分布。

①主要危害的中药　枸杞子、酸枣仁、杏仁、当归等 50 余种植物药材。

②形态特征　印度谷蛾其成虫长 6.5~9mm，翅展 14~20mm，被灰褐色鳞片，前翅近基部处为灰

黄色，其余部分为赤褐色，并存在黑褐色斑纹；后翅为灰白色，呈半透明。卵为椭圆形，呈乳白色。幼虫体长约 10~20mm，头部为赤褐色，虫体为淡黄色，腹部通常向背面弯曲。

③生活习性　通常 1 年可产 4~6 代，不同地区、环境的产量有所不同。喜欢处于包装品、屋柱、板壁等缝隙中或库内阴暗角落处。一般以幼虫越冬，幼虫在第二年春季即羽化为成虫。雌虫可产卵最多达 350 粒，卵多产于中药表面或包装的缝隙中。孵化为幼虫后立即钻入药材中进行啃食。幼虫在对药材进行啃食时，还会吐丝缀种子成巢，随后匿居其中，长时间后药材变为块状。此过程还会排出大量虫体粪便，严重影响药材的质量。

（2）地中海粉螟 *Ephestia kuehniella* Zeller　属于卷螟科，在全国各地均有分布。

①主要危害的中药　辣椒、杏仁、豆蔻、当归、党参、杏仁等植物药材。幼虫会吐出大量的丝，往往将种子等连缀成一大块，使中药质量受损。

②形态特征　成虫体长 7~14mm，翅展 16~25mm。前翅狭长，呈灰黑色，近基部及外缘处各有淡色的波状横纹，翅的外缘散在横列明显的小黑斑；后翅为灰白色。幼虫体长约 10~15mm，头部为赤褐色，背面常带桃红色，虫体为乳白色。

③生活习性　一般 1 年产 2~4 代，以老熟幼虫越冬。成虫产卵在药材表面，获药材粉屑中。

（3）粉斑螟 *Ephestia cautella* Walker　属鳞翅目卷螟科，各地有发现。

①主要危害的中药　胖大海、砂仁、陈皮等果实、种子类药材。食性、为害情况及习性与印度谷蛾相同。

②形态特征　成虫 6~7mm，翅展 14~16mm，灰褐色。幼虫长 12~14mm，头部赤褐色，体乳白色。

③生活习性　1 年发生 1 至多代，具体随地区气候而异。此虫较印度谷蛾和地中海粉螟的抗寒能力差，因此可利用冬季开放门窗，放宽药材堆垛间距，让冷空气迅速透入药材包中；在 10℃ 时能减弱其幼虫的活动；在 15℃ 时能使其繁殖减慢；在 0℃ 时经一周各虫期即全部死亡。

（4）烟草粉螟 *Ephestia elutella* Hiibner　属鳞翅目卷螟科，分布于全国各地。

①主要危害的中药　陈皮、石榴皮、合欢花、玫瑰花、可可豆等。

②形态和习性　与地中海粉螟相似。成虫在 5~8 月出现，喜在夜间活动，对温、湿度要求较高，寄主含水 13% 时，幼虫发育最迅速。

（5）米黑虫 *Aglossa dimidiata* Hawarth　属鳞翅目各蛾科，分布于全国各地

①主要危害的中药　党参、木瓜、川藿香、地龙、旱莲草、白药子、黄药子、土茯苓、重楼、草果、何首乌、天花粉，以及含淀粉较多的种子类中药。

②形态特征　雌性成虫体长 12~14mm，翅展 31~34mm，雄虫体长 10~12mm，翅展 30~34mm，体呈黄褐色，具黑色鳞片。头顶部具一小丛灰黄褐色细茸毛，前翅宽大，近三角形，其上有波状斑纹。幼虫体长 20~29mm，全体黑色。头部宽大赤褐色，两侧有单眼 6 个。蛹长 8.6~13mm，红棕色，具光泽。头宽大，并逐渐向末缩小呈纺锤形。腹末端横列尾沟 6 个。

③生活习性　1 年发生 1~2 代。幼虫常群集作茧相连成网越冬。次年 5~7 月化蛹羽化成虫，卵散产于药堆表面的阴暗处，幼虫孵化后，吐丝连缀种子药材或碎屑作成管状巢，后居其中危害。幼虫期 80~110 天。成虫黄昏时飞翔交尾，寿命 6~17 天。

（6）一点谷蛾 *Aphomia gulasis* Zeller　属鳞翅目蜡首科，分布于沿海及云南、贵州、四川一带。

①主要危害的中药　火麻仁、枣皮、杞子等。

②形态特征　体长 9~12mm，灰黑色，死虫则呈灰黄褐色。雌虫下唇须发达。前翅长三角形，灰黑色，雌虫在亚缘线，内横线处有淡色波状纹，在中横线外方近前缘处有个明显的大黑点。雄虫在翅中央

横列一个淡色叉状纹，叉状纹的尖端近前缘处有一小黑点。后翅为灰色。

③生活习性　1年发生一代，以幼虫形式为害药材。

（7）谷蛾 Tinea granella L. 属鳞翅目谷蛾科，各地均有发现。

①主要危害的中药　党参、苦杏仁、大枣等种子及含糖、淀粉较丰富的药材。

②形态特征　成虫体长5~8mm，翅展12~16mm，前翅银灰色，有褐色斑点，后翅较狭灰色。幼虫体长8~11mm，头褐色，体乳白色。

③生活习性　1年发生1至多代。此虫在库内或田间均能产卵繁殖，幼虫在较潮湿的药材内或库内各种木板及包装品缝隙中越冬。孵化幼虫啮食药材表面或蛀入内部，并吐丝将数十粒种子缚住而结成团状潜伏其中进行食害。同时排出较多粪便，使受害药材染有臭气。

（8）麦蛾 Sitotroga cerealella Olivier　属鳞翅目麦蛾科，分布于全国各地，是世界性大害虫。

①主要危害的中药　麦蛾不仅能危害稻谷、麦类，也是蛀蚀种子果实类中药害虫之一。如苡仁、莲子、芡实、火麻仁、秫米、扁豆等。

②形态特征　成虫体长较小，仅5~6mm，翅展8~16mm，黄褐色，有光泽。头部平滑，触角丝状。前翅竹叶形，淡黄褐色，后缘具长毛。后翅淡灰黑色，后缘毛长大于后翅宽，灰褐色。幼虫长6~8mm，乳白色。头小，淡黄色，具侧眼6对。全体光滑，胸足极短，腹足退化。

③生活习性　麦蛾是我国稻麦产区的重要害虫，尤以长江以南地区发生最普遍，危害极大，发育最快，一般1年发生4~6代，在热带地区可多达12代。以成熟幼虫在种子药材内越冬。越冬幼虫至来春化蛹羽化为成虫，24小时后即开始交配产卵，卵常产于浮小麦、赤小豆、苡仁等的腹沟，胚部或表面上。每雌虫平均产卵约100粒，最多可达390粒。在温度30℃，相对湿度70%时，卵期平均3天。幼虫孵化后，通常先蛀食种子中药的胚部，后蛀入其内危害。麦蛾不仅能在库内繁殖，而且在田间也能产卵繁殖；飞行力量很强，若种子含水量在8%以下，则不能生存。成虫寿命最短为6~8天，最长可达39天。

3. 螨类中药害虫　螨类不属于昆虫一类，而是节肢动物门、蛛形纲、蜱螨目中螨类小动物，种类很多，分布极广，体形微小，一般只有0.3~1mm，肉眼仅可看及，在低倍显微镜下观察，螨椭圆形，有足4对。螨喜欢温暖潮湿的气候，每次产卵100~200个，10天就可繁殖一代，但温度若在50℃以上干燥时可大量死亡。螨的腹面有圆形吸盘，它利用吸盘附在其他昆虫或动物（如鼠、雀等）身体上而传播，严重时还会随尘土风扬各处，是一种危害极为严重的仓虫。

螨在许多中药材和中成药中都可寄生。当螨侵入药材内部食害时，集积大量虫尸粪便并排泄大量水分，可导致被害中药在短期内发霉变质。由于螨的种类不同其危害性也不相同，一些螨类不但损坏和蛀食药材，使中药变质，而且可以直接危害人们的身体健康或传播多种疾病，如皮炎、皮肤瘙痒；若随药品或食品吃下后，螨能穿过胃壁进入内部器官，当进入泌尿道时可产生血尿，进入呼吸系统可引起哮喘及肺螨虫病；进入血液循环系统可引起发热、水肿等病变，对人类的危害很多。因此口服中药中活螨和螨卵的检查已引起人们的重视。

（1）粉螨 Tyroglyphus farinae De Geer　粉螨又称粉壁虱，属蜱螨目谷螨科，我国分布极广。

①主要危害的中药　主要吞食粉屑和蛀食种子、叶类中药以及包装衬垫材料等，食性的复杂为一切害虫所不及。它不但能直接毁坏药材，同时聚积大量虫尸、虫粪和排出大量液体，使被害物污染，发霉变质，不堪药用。

②形态特征　成虫体长0.4~0.8mm，白色，半透明，足尖及口器呈黄褐色，分头胸及腹两部分，两者间有明显横沟纹1条；具有长短相近的足4对，体和足均有极规则的长毛。

③生活习性　主要以成虫越冬。此虫在空气干燥、温度低的不良环境中就进入休眠期，体壁变硬，头部大部缩入体内，不食不动，可抵抗不良环境数月之久；并能随尘土吹走或黏附于其他昆虫、动物和仓库用具等到处传播，一遇适宜环境即能蜕皮恢复活动。此虫在适宜的温、湿度和药材水分下，完成一代的时间仅需 13～17 天。最适宜温度为 20～25℃，在 50℃ 中经 16 分钟各虫期均死亡；如中药含水量在 10%～12% 以下，则不适宜其生存。

（2）干酪螨 *Tyroglyphus sino* L. 属蜱螨目谷螨科，我国各地有分布。主要危害果实种子类和叶类中药。其形态特征和生活习性约与粉螨相类同。它生长的适宜温度约在 25℃ 左右，相对湿度在 80% 以上，其繁殖最旺的时期在 5 月到 10 月间。掌握它的生长条件，以利于防治。

（3）其他螨类　除粉螨、干酪螨以外，近年来还在一些中药材及中成药中检出了不同种类的螨，如腐食酪螨、景天螨、甜果螨、真革螨、虱状蒲螨、革螨、肉食螨、桔色触足螨、食甜螨、吸吮螨类等等，在中药养护中应加以防范。

六、危害中药的仓虫种类

1. 危害根与根茎类中药的虫种　药材甲、咖啡豆象、蝼蛄、烟草甲虫、拟地甲、玉米象、地老虎、锯谷盗、米扁虫、金针虫、印度谷螟、大谷盗等。这些虫种食性广且杂，大多数都耐饥，除印度谷螟的成虫不食药材外，其余虫种的幼虫、成虫都会蛀蚀。烟草甲虫、药材甲、咖啡豆象等还可以通过飞行传播，造成更大的危害。

2. 危害花类中药的主要虫种　药材甲、烟草甲虫、米扁虫、印度谷螟、粉斑螟、锯谷盗、大谷盗等。

3. 危害果实类药材的主要虫种　药材甲、咖啡豆象、米象、米扁虫、药谷盗、印度谷螟、烟草甲虫等。

4. 危害种子类中药的主要虫种　烟草甲虫、玉米象、米扁虫、锯谷盗、印度谷螟、咖啡豆象、赤拟谷盗、药谷盗等。

5. 危害动物类中药的主要虫种　烟草甲虫、米扁虫、赤拟谷盗、拟白腹皮蠹、白腹皮蠹、花斑皮蠹、赤足郭公虫等。

七、易虫蛀的中药

1. 根及根茎类中药　根及根茎类最易被虫蛀的中药有大黄、独活、白芷、防风、川芎、藁本、泽泻、牛膝、太子参、白芍、黄连、川贝母、浙贝母、川乌、草乌、白附子、当归、党参、桔梗、甘草、黄芪、山药、防己、仙茅、板蓝根、苎麻根、前胡、南沙参、莪术、天南星、半夏、郁金、天花粉、生姜、干姜、北沙参、白蔹等。属于一般易被虫蛀的中药有：甘遂、升麻、射干、苦参、胡黄连。金果榄、光慈姑、三棱、巴戟天、北柴胡、山豆根、何首乌、延胡索、香附、地榆、红芽大戟、乌药、节菖蒲、紫草、赤芍、银柴胡、天葵子、续断、千年健、黄药子、天麻等。

由于这些根及根茎类中药的产地、品种、质量及加工方法和贮存时间等不同，生虫程度也不完全相同。同为防风，关防风为东北道地的根茎类中药，条粗肉厚，最容易生虫；而西防风条细肉薄，生虫程度较轻。还有川乌、草乌、黄芪等中药，在南方地区最易生虫，而在东北地区则不宜生虫。

2. 藤木、皮类中药　较被虫蛀的藤木、皮类中药主要有鸡血藤、大血藤、肉桂、肉苁蓉、海风藤、青风藤、锁阳、桑白皮等。一般易生虫的有黄柏、川黄柏、椿白皮、桑寄生、桂枝等。

3. 花类中药　易被虫蛀的花类中药主要有款冬花、菊花、丁香、金银花、凌霄花、闹洋花、芫花、木槿花、芙蓉花、蒲黄等。

4. 果实及种子类中药　易被虫蛀的果实及种子类中药主要有金樱子、枸杞子、山楂、陈皮、青皮、川楝子、瓜蒌、橘红、麦芽、谷芽、木瓜、胖大海、无花果、苦杏仁、酸枣仁、薏苡仁、郁李仁、芡实、荜茇、莲子、莲子心、赤小豆、白扁豆、豆蔻、肉豆蔻、山茱萸、淡豆豉、佛手、香橼、预知子、枳实、枳壳、槟榔、槐角、荔枝核、胡椒、柿蒂等。

5. 动物类中药　易被虫蛀的动物类中药主要有蛤蚧、地龙、水蛭、乌梢蛇、蕲蛇、金钱白花蛇、蜈蚣、刺猬皮、斑蝥、蟾蜍、僵蚕、龟甲、鳖甲、土鳖虫、穿山甲、鸡内金、海马、蜘蛛、红娘子、青娘子、鹿筋、桑螵蛸、刺猬皮、紫河车、狗肾、九香虫、蟋蟀、蝼蛄、蜣螂、蜂房等。其中某些动物类药材如蜈蚣、蜣螂、桑螵蛸、蛇类是极易被虫蛀的品种。

6. 藻菌类中药　易被虫蛀的藻菌类中药主要有冬虫夏草、茯苓、灵芝等。

八、预防措施

对易被虫蛀的此类中药，首先要勤加检查，其次还应该从源头上杜绝仓虫产生，控制传播途径、消除仓虫生长繁殖条件。在对易生虫中药进行贮存时，首先要选择干燥通风的库房，若库房内地面潮湿，可在地面铺放生石灰、木炭等物品吸潮；还可以将药架底垫木使其离地40cm以上。

1. 选择正确的采集加工炮制方法　选择适宜的采集时间与方法，既能提高有效成分含量，又可防止仓虫为害。中药采收后必须经过加工炮制后才能供临床使用，一般要经过净选、加工、干燥、包装等一系列的程序，其中最重要的就是净选和干燥，净选彻底，干燥适度，才可以将仓虫彻底杀死。潮湿的中药一般都容易生虫，有些非药用部分的残茎、毛须、净选时未能去除的，也容易滋生和藏有仓虫。有些中药的干燥情况与中药变质密切相关，例如采用日光照射进行晒干的橘皮，很容易发霉、生虫、返潮；而通过低温烘烤干燥的橘皮就不易发生这些变质。还有些中药要注意产地加工时要蒸透，若蒸不透就容易被虫蛀，如延胡索产地加工蒸透后会使淀粉粒糊化，质地变硬，从而不易生虫；如蒸得不彻底，内里粉白，就容易生虫。

因此，采取合适的采集加工、干燥、炮制方法，杀灭仓虫及其虫卵，去除非药用部位，对防止虫害、减少药物受损情况、提高药物疗效具有重要作用。

2. 控制中药的含水量　中药的生虫与否和其本身的含水量密切相关。在一定条件下，中药的含水量越高，造成虫害愈严重。相反，如果控制含水量在一定标准内，就可以减少虫害的发生。

3. 加强入库验收　进行中药入库时，对于易生虫的中药要进行着重检查，除了检验其规格、真伪、品质优劣等方面，还应着重检查其是否受仓虫蛀蚀及其含水量等情况。

进行虫检时首先要查看药材包装的周围和四角是否有虫迹；轻轻拍动敲打后，是否存在虫粪及蛀粉；还应注意药材外部包装容器本身是否干燥。其次对药材进行取样抽检，检验药材的内外部是否生虫。最后，进行具体检验时，易生虫的中药部位需仔细检查，采取折断、剖开、摇晃、打碎等方法检查。如发现中药已生虫时，应立即与未生虫的中药进行隔离堆放，并及时采取相关杀虫措施，避免交叉感染，扩大危害。如药材的包装不适合，应立即改换包装或整理好后重新入库。

4. 做好在库检查　有些容易被虫蛀的中药，在入库验收时没有检查到仓虫，但在后续贮存、养护的过程中仍有可能会被虫蛀，因此必须注意中药的在库检查工作。

进行在库检查时要依次逐包逐件、逐堆逐垛进行。某些仓虫（如鳞翅目蛾类）喜欢在药堆包件附近或包件外表进行活动，这时就要注意观察药垛表面是否有虫丝、幼虫及飞蛾。与此同时还需要对包件进行抽样检查。某些仓虫（如鞘翅目类），常居暗处，喜欢藏匿与药垛之下或深处，从下往上对药材进行蛀蚀，故对包箱内的检查也极为重要。检查时间可定期或不定期进行。例如夏、秋季温度较高，湿度较大，此时仓虫繁殖迅速，一般5~7天检查一次；而冬、春季，温湿度均较低，不利于仓虫生长，可以每10~15天检查一次。也要根据不同种类季节的具体情况进行定期和不定期检查。

5. 控制库房温、湿度　仓虫的生长、发育、繁殖等一系列生命活动，对温湿度都有相应的要求。仓虫在适宜的温度内可以顺利完成其生长繁殖，而水是中药仓虫进行生命活动不可或缺的基本条件，仓虫体内进行全部生化反应都需要有水的存在，没有水就无法进行新陈代谢。因此加强库内温、湿度管理，保持库房干燥通风，并采用吸潮剂、垫高垛底等方式隔潮，则可减少仓虫滋生。

6. 加强检疫防治　检疫防治的目的是防止有害微生物、危险性害虫等传播和蔓延。我国目前已规定的对外检疫的对象有谷斑皮蠹、谷象、四纹豆象等仓虫，对内检疫对象由各省自行规定。必须按照国家规定做好检疫，切断有害微生物、仓虫来源和防止传播。

7. 合理安排出入库　陈货中药与新货中药相比更易生虫，故应注意某些中药品种的新、陈质量状况，易蛀中药应先行出库。同时，对易蛀中药的货垛应贴有明显标识，以便于后续进行贮存养护。

8. 虫情测报　在成虫繁殖旺盛的季节，还应加强虫情观察和在库药品的检查，及时掌握仓虫发生规律；还可以用诱虫灯诱扑。有些国家还采用"商品雷达"测报虫情，取得了良好的效果。

第三节　鼠　害

PPT

> **学习目标**
>
> **【知识要求】**
>
> 1. 掌握鼠害的概念及鼠害对中药贮存造成的危害。
> 2. 熟悉鼠害的防治措施。
> 3. 了解中药贮存中常见的鼠类。
>
> **【技能要求】**
>
> 能够采取正确的方法防治中药鼠害。
>
> **【素质要求】**
>
> 通过学习鼠类对中药的危害，培养学生树立"健康第一"、理论联系实际的思政目标。

我国的鼠害问题十分严重，鼠害已成为当前我国生态发展和环境建设的一个重大隐患。目前全世界约有5000余种哺乳动物，鼠类约占1800种，现我国发现的鼠类约有184种。鼠类的特点是：分布广、种类多、数量大、适应性强、繁殖快。根据全国农技中心组织专家会分析，我国每年因鼠害而造成的药材经济损失高达数十亿元；鼠害造成的受害农田面积约占2667万公顷；粮食损失约1500万余吨；因鼠害传播与感染相关疾病影响的病人达70多万人。因此，防治鼠害已成为当前中药仓储贮存养护工作过程中的一项重要任务。防治鼠害对于保障人民身体健康，保护社会财产安全都具有重要意义。

一、中药贮存工作中常见的鼠类

老鼠是小型哺乳类啮齿动物，种类繁多，常见的中药仓鼠如下。

（一）褐家鼠

褐家鼠 *Rattus norvegicus* Berkohout，也叫大家鼠、挪威鼠、沟鼠、白尾吊、水老鼠、谷仓鼠等。喜欢隐藏于住宅区的下水道、暗渠、垃圾堆、厕所、仓库、杂物库房等潮湿、阴暗场所。成年褐家鼠体长一般超过150mm，体重约在106~350g左右，体型较大；全身除腹部（灰白色）以外，均呈褐色或深褐色，背部颜色更深，体侧毛色稍浅；口鼻圆钝，两耳短肥厚且不透明；褐家鼠的尾巴长度短于体长，尾巴上部为黑褐色，下部为灰白色，且尾毛很稀少；尾环显著；雌性有乳头6对：胸部2对、腹部1对、鼠蹊部3对。前后足背白色，后足粗长（大于33mm）。褐家鼠是我国分布最普遍的家鼠之一，繁殖能力很强，雌鼠出生3个月后就会性成熟，妊娠期约20~24天，平均每窝产10余只仔鼠。褐家鼠的平均寿命几乎不超过2年。其听觉、嗅觉和触觉很灵敏，善于打洞，不善攀登，喜欢栖息于相对潮湿的地方，具有同类残杀性。昼夜均可活动，但主要在夜间进行活动，以春夏季黄昏和黎明活动最频繁。

（二）小家鼠

小家鼠 *Wus musculs* Linnaeus，别名小鼠、小老鼠、小耗子等。属于啮齿目鼠科。喜欢隐藏于仓库的杂物堆、地板缝隙、纸箱的纸屑里等。小家鼠体长一般6~10cm，体形瘦小，体重为7~20g；毛色大，体为黑色、而背部毛为灰褐色，腹部颜色较深；口鼻、耳朵较大；尾巴尖细，尾长比体长略短些，尾背部的毛色与背部无色差，尾腹部的毛色稍浅，呈沙黄色；雌体乳头5对；上颌门齿有缺刻。小家鼠的繁殖能力很强，在外界条件合适的情况下，一年四季均可生长繁殖。怀孕期约20天，产后不久又能迅速交配受孕。在春、秋季节是繁殖高峰期，一般年产5~8胎，每胎产鼠6~8只，仔鼠2~3个月性成熟后便可繁殖。小家鼠的平均寿命约为100天，大部分小家鼠的寿命不到一年。特长是攀爬、跳跃能力强，奔跑速度快，还会游泳。常常栖居室内无人的隐蔽处；活动于不常被人挪动的物体内外、干燥和食品附近的场所；喜好打洞，常在墙底、仓库、货堆旁打较多洞口进行筑巢。该鼠昼夜均活动，最活跃的时间是晚上，多在地面墙根旁活动。觅食活动高峰期在黄昏和黎明前这两个时间段。

（三）黄胸鼠

黄胸鼠 *Rattus flavipectus* Milne‐Edwards，又叫屋顶鼠、黑家鼠、长吊尾、黄腹鼠、船鼠等。喜欢藏匿于货场缝隙处、屋顶天花板、垃圾堆、下水道内进行活动。成年黄胸鼠的体长一般为14~19cm，体型较小，体重为70~180g，嘴巴很尖，全身都呈黑灰色，背部毛为棕褐色，腹部为深黄色至土黄色，尾巴较长，尾长大于头身之和，尾毛为黑色；

耳朵又大又薄，雌性乳头有5对，其中胸部2对，鼠蹊部3对；上门齿无缺刻。

黄胸鼠的繁殖力与褐家鼠相似，但产仔数较少，平均每窝6~7只左右；寿命也与褐家鼠类似，平均寿命约2年。它们的动作非常灵活，攀爬、跳跃能力强。鼠洞构造非常简单，食性复杂（具肉食性），昼夜均可以活动，但主要夜间进行活动与觅食。一般在夜间黄昏与黎明时期最为活跃。

二、鼠的发育规律与习性

1. 鼠的发育规律　老鼠的生长发育可分为三个时期。

（1）幼小时期　即出生后两个月之内，一般在巢内范围活动。小家鼠一般在出生两个月后即可进行交配繁殖。

（2）壮年时期　处于3~9个月时，此时期为老鼠一生中最活跃、最高涨的时期。

（3）衰老时期　老鼠处于10个月以上，其活动能力日渐衰退，其嗅觉、触觉、视觉、行动能力也随之变得迟钝。

2. 鼠的繁殖能力　鼠的生长发育速度极快，幼鼠刚出生的前两个月主要生活在窝（巢）内，两个月后即可跟随母鼠离巢活动。鼠的个体很小、一般3个月左右鼠类就能达到性成熟。处于3~9月龄的鼠类是最活跃的，随后其活力逐渐降低，18个月龄后的鼠类就会慢慢失去其活动能力。鼠类怀孕时期很短，且产仔数较多。大多鼠类每年产仔数次，每次可产仔5~8只。母鼠受孕3个月左右即产仔，小鼠2~3个月性成熟后可继续繁殖后代。鼠类的平均寿命为1年左右，且具有较强的繁殖能力，所以灭鼠是一个重复性工作。一般灭鼠达标后半年内可能又会恢复到之前的鼠类密度。

3. 鼠的活动规律

（1）行走　老鼠是一种昼伏夜出的动物。为了躲避人类，多数时间在夜间活动、觅食；鼠类喜欢靠墙根或固定物边活动，形成鼠路。鼠类都喜欢走鼠路，特别是沿墙壁、货堆、物体下面的藏匿处行走；喜欢走狭隘的路，不愿走两侧较为宽敞的地方。褐家鼠的活动范围较大，一般在100~150m范围内觅食、活动；小家鼠的活动范围较小，多在30~50m范围内觅食、活动。

（2）攀登和跳跃　褐家鼠、小家鼠、黄胸鼠三种均可攀登、跳跃，其中黄胸鼠攀登能力更强；褐家鼠跳跃能力更强，可以垂直跳高60cm，小家鼠也能跳高30cm。

（3）游泳　褐家鼠、小家鼠、黄胸鼠三种均会游泳，褐家鼠的水性最好，能在水面浮游60~72小时，并潜水30秒。

（4）栖息地　褐家鼠喜湿，喜欢打洞栖息于地下层等阴凉处；黄胸鼠和小家鼠喜干燥，黄胸鼠主要栖息于较高层，小家鼠喜欢靠近食物处栖居，常在抽屉、报纸堆、旧鞋、絮窝等常见地方栖居。

（5）打洞　鼠类挖洞、营巢、做窝的能力很强。在松软的土壤挖掘的洞道可长达3m，深度可达0.5m。一般老鼠挖洞、营巢、做窝地点多在库房墙壁角落处、天花板、顶棚以及药材货堆中，有的甚至在中成药的外包装箱中做窝产仔，对中药造成危害。

（6）咬啮　鼠类有一对非常坚硬锐利的门齿，咬啮能力很强。鼠类为保持门齿的适当长度，每天必须有咬啮动作以达到磨牙的目的。凡是有棱角的物品，例如建筑材料等，都是老鼠喜欢咬啮的目标。因此，许多中药仓库的门窗和药箱等处很小的洞隙，常被老鼠咬啮成大洞后续进行做窝繁殖。

（7）迁移　鼠类生存需要基本的栖息场所。如原有的栖息地受到干扰破坏，或缺乏食源，爆发鼠类疫病等原因，老鼠便会进行迁移。因此在灭鼠前不应改变鼠类栖息和活动的环境，以免影响灭鼠效果。

（8）探索行为　老鼠具有强烈的探索行为，好奇心很重。经常不断探索发掘周围的物体、食源、水源、地形，鼠洞以及躲藏场所等，不断适应生存繁衍的环境。

（9）摄食行为　褐家鼠、小家鼠、黄胸鼠三种家鼠均为杂食动物，褐家鼠和黄胸鼠食性广而杂，具肉食性，各种肉类、果类、垃圾乃至动物粪便都吃；小家鼠喜食物蛋白和碳水化合物。褐家鼠和黄胸鼠很依赖水，缺水无法生存。尤其是褐家鼠，每日需饮水15~30ml，禁水只能耐受24小时。某些灭鼠法也是利用了这一特性。小家鼠体型瘦小，对水及食物的需求量较小，耐受性大。

老鼠在昼夜均活动，但最主要还是在夜间活动，两个活动觅食高峰分别为黄昏和黎明前。鼠类具有强烈的探索行为，在探索环境的同时，也尝试环境中的新旧食源。一开始的取食量较少，时间间隔也较长；但随着取食量的逐渐增加，间隔时间也不断缩短。鼠类的这种摄食行为起保护作用，对我们进行毒饵灭鼠、尤其是采用急性灭鼠剂灭鼠造成很大的困难。鼠类摄食行为的另一种表现是搬拖食物，褐家鼠一天可搬拖1~3kg食物藏一些隐蔽场所（如洞内），故灭鼠时最好用粉状或小颗粒的毒饵，避免被鼠类拖走。

（10）避物反应　鼠类由于长期生活在人类的周围，因此不断进化的过程中也具有了一种能力：鼠类会避开异物或环境中出现的新鲜事物，哪怕是食物，也是开始先少量取食，随后再逐渐增加，小心防止因摄食不当引起的中毒死亡。这种避物反应也称为"新物反应"。这种新物反应在褐家鼠和黄胸鼠中最为明显，它们对外界环境中的新鲜事物会比较谨慎，会通过时间去判断其危险性。同时这种反应也是鼠类被人们认为"狡猾""警惕""聪明"的由来。而这种反应，也是说明了我们采用急性灭鼠毒饵后鼠却拒食的原因。一些捕鼠器和新饵物首先是被当作一种新鲜事物而回避了。因此我们在采用毒饵之前可以先用无毒饵物，避免鼠类开始就产生避物反应（新物反应）。鼠类的记忆力很强，对进食的环境、食物的位置可记忆一周左右，但垃圾堆及货堆等某些环境脏污的地方，新鲜事物和多种类型的食物经常出现，在这里生活的鼠类极少有避物反应，我们可以根据这一特点经行捕鼠。因此，我们要对家鼠的生活习性进行了解，才能进行科学防鼠，健康防鼠。

4. 鼠的感观能力　老鼠的感觉器官很发达，如嗅觉、听觉和味觉都很灵敏。鼠类拥有敏锐的嗅觉，可以凭嗅觉进行求偶、觅食；也能准确辨别气味，若捕鼠工具上沾有人的气味或鼠血气味等，它们可以立即辨认出来，因此要注意时常进行灭鼠工具的杀菌消毒；鼠类还在活动路线中留下尿与分泌物，可以沿着这些有特殊气味的路线进行活动。鼠类的听觉很灵敏，能听到轻微的声音并判断其来源。老鼠的触须是一种复杂、灵敏的感觉器官，又粗又长又硬，可以触探周围的物体，在黑暗复杂的环境中可利用毛、触须来判断方向。鼠的眼睛能适应夜视，但视力很差为色盲。鼠类的味觉也很灵敏，因此配制毒饵必须新鲜，灭鼠剂的含量要均匀，否则容易引起鼠类拒食而无法达到预期的灭鼠效果。

5. 鼠的共同习性

（1）繁殖能力强　鼠类繁殖率极高，造就了鼠类这惊人的数量。有些地区鼠类的数量高达人类的几倍乃至几十倍。如褐家鼠一年可以产育幼鼠约800只。

（2）咬啮习性　老鼠在生长发育过程中，每天都在进行咬啮动作，以保持其门齿的适当长度，但凡是有棱角的物品，如果硬度低于鼠齿，也是老鼠喜欢咬啮的目标物品。中药仓库的门窗等地有一些很小的洞，常被老鼠咬啮成大洞。老鼠食性杂而广，人类吃的东西它都能吃，褐家鼠极度饥饿时甚至可以吃粪便。

（3）嗅觉、记忆能力强　总体而言，老鼠的嗅觉非常灵敏，在觅食、求偶的过程中均会使用此能力。它们可以准确地辨别气味（如捕鼠工具上沾有人的气味或鼠的气味）；同时老鼠的听觉和视觉能力也很发达，轻微的响动就会引起老鼠的恐慌，老鼠的听觉非常敏感；老鼠的触领是一种复杂的感觉器官，又粗又长又硬，及其灵敏，可以用以触探周围的物体；老鼠的记忆力也很强，它们喜欢狭隘的道路，对进食的路径甚至食物存放位置的记忆能力可达一周左右。因此我们可根据老鼠记忆力强这一特点，在定点位置捕杀老鼠。

（4）打洞、做窝能力强　老鼠挖洞做窝能力很强，可以从地面向下挖60~150cm深的鼠洞。老鼠的做窝地点多数在地下、墙壁的空洞处、污损的天花板处、顶棚及药材垛中，有时也会在中成药的纸箱、木箱中做窝繁殖，从而对中药商品产生危害。

三、鼠类给中药贮存造成的危害

鼠害长期以来就是中药贮存过程中的重点防治对象之一。鼠害会对中药的贮存造成极大的危害，具体如下。

1. 盗食药材　鼠类属于啮齿动物，它的口器功能和消化功能都十分地强，而且还善于"贮存"食物。它们盗食大量的中药，不仅直接导致中药材数量减少，同时严重破坏了中药本身的性状，影响其疗效。

2. 污染药材　一般含有糖类、蛋白质、脂肪等营养物质的中药品种都是鼠类喜食的，它们盗食中药后还会排泄粪便，致使中药的严重污染，导致中药品质降低，失去疗效，严重者还会对人体健康带来伤害。

3. 传播疾病　老鼠的种类多、分布广、数量大、繁殖力强、适应性强，是多种病原微生物传播的媒介，是鼠疫、钩端螺旋体病的宿主动物，能传播鼠疫、霍乱、流行性出血热、恙虫病和钩端螺旋体病等多种疾病，同时还是中药仓虫的传播者。鼠疫是原发于鼠类并能引起流行的烈性传染病，若人类被携带病菌的老鼠咬伤或接触了病鼠吃过的食物，则有可能会被传染，且鼠疫的传染性极强。近年来，流行性出血热的发病率也呈现上升趋势，人类流行性出血热是由于接触了带汉坦病毒的鼠类及其排泄物和分泌物而感染的，流行性出血热非常凶险，会严重危害人类的生命健康。钩端螺旋体病具有多宿主性，年发病人数高达十万余人，不低于肾病综合征出血热（危害最大的鼠源性疾病）。这些强烈流行病会对人体自身及社会造成极大的损失。寄生在鼠体内的寄生虫很多，如吸虫、绦虫、线虫等，可引发血吸虫病、绦虫病、线虫病、广州管圆线虫等地方病，也会对身体造成极大的危害。另外老鼠尿液可传播鼠尿病，也称为钩端螺旋体病，这种疾病在夏季高发，发病很快。鼠尿病除了会透过皮肤感染外，若接触或误食被老鼠尿液污染的食物也会患病。

4. 破坏包装与建筑物　老鼠为了偷走中药进行啃食，常常对中药商品的外包装和库房的建筑结构进行破坏，例如咬破包装袋、在墙上挖洞、破坏门窗、咬破气调密封塑料罩等，从而导致中药变质，故其危害需要重视。

四、鼠害的预防措施

1. 保持库内外的清洁卫生　要预防鼠害，首先就要搞好库房内外的环境卫生，保持清洁干净，各种物品放置要有序，清除鼠类的栖息场所，防止鼠类营巢筑窝。还要保持下水道通畅，清除垃圾、堆积物、杂草等防止鼠类栖息。井然有序的库房管理，不但助于防治鼠害，还有利于进行贮存养护工作。

2. 切断鼠的食源与水源　鼠类的生存必不可缺的三个条件为：食物、水源和隐蔽场所。若缺少，则鼠类无法存活。切断鼠类的食源和水源，便可有效地阻碍褐家鼠和黄胸鼠的繁衍。

3. 防止鼠类入侵　可以着重对中药仓库的仓门、墙边和库区内外的环境进行改进，尽量隔绝仓鼠进入仓库。仓库门框下缘还可以包钉高于 30cm 的铁皮，尽量减少仓库门窗关闭后的空隙（小于 0.6cm），不要让老鼠进出仓库"有机可乘"。白天打开库房门的时候可以加挡鼠板或安装自动开关的铁门。凡窗、通风孔等地都必须装有铁丝网。及时修补仓库破损墙壁、角落；及时堵塞鼠洞、管道和电缆周围的空隙，防止仓鼠打洞。在仓库外面离地面高 60cm 处安装防鼠带，管道上安装挡鼠板，各种方式防止鼠类攀登入库。

4. 加强检查　加强中药商品入库的检查，防止鼠类混入包装内进入库房。同时将老鼠可食用的中药例如当归、枸杞、薏苡仁、党参等中药妥善保管，安排定期巡查。

五、鼠害的防治

老鼠的繁殖潜力巨大，防治鼠害的关键在于科学杀灭鼠类，尽量降低鼠类密度。单一的灭鼠方式不能够达到最终的目标，必须对鼠害进行综合治理，即运用环境、化学药物、器械和生物的灭鼠方法，才能达到无鼠害的目标。

（一）物理防治法（器械灭鼠法）

物理灭鼠防治的种类繁多，主要有鼠夹（平板夹、铁板夹、木板夹、弓形夹等）、鼠笼（铁丝笼、木板笼、竹筒笼、矩形捕鼠笼、倒须捕鼠笼等）、升降木匣、竹套弓、大碗扣鼠、抽屉扣鼠、石板压鼠、翻板水淹、浮糠水淹鼠、粘鼠板、电子捕鼠器、超声波驱鼠等。一般常用的捕鼠器械有如下几种：电子灭鼠器、超声波驱鼠器、木板捕鼠夹、电磁波灭鼠器、倒须式捕鼠笼、弹簧拉线式捕鼠笼、闸式捕鼠器、钢丝弹簧鱼钩、和黏鼠板等。注意在利用捕鼠器械时要克服鼠类的新物反应（避物反应）。

黏鼠胶是一种相对传统的捕鼠方式，它是一种黏着力强的无毒高分子胶黏剂，特点是方便使用、卫生安全、不污染环境、不易被老鼠察觉；老鼠若被黏住，基本无法挣脱，且越挣扎越牢。

超声波灭鼠器的原理是利用电子仪器发射超声波从而杀灭老鼠。这种超声波驱鼠器对环境不会造成二次污染，无腐蚀，对人无危害，是一种长期有效解决鼠患的方法。只需在使用时将仪器放于空气流通良好的中药库房，即可驱赶老鼠，直至老鼠绝迹。每天开机1小时即可起作用。老鼠无法忍受超声波，听到这种声音便会逃离；如长时间在此环境下，老鼠会食欲减退、全身痉挛、四肢发硬而亡。且处于哺乳期的母鼠受超声波干扰后，还会乳汁枯竭，极大程度影响老鼠的繁殖能力。

电子捕鼠器的原理是利用强脉冲电流对老鼠机体的强破坏作用，达到灭鼠的目的。使用时只需将电子捕鼠器的电网布放于老鼠常出没之处，再将高压端接到已布好的网上即可。当老鼠触及电网时立刻被高压放电击昏。此时，机器上闪亮红灯，并持续发出"嘟"的声音。此时仓库值班人员需立即关闭电源，沿布线方向寻找被击昏的老鼠。使用者熟悉老鼠经常出没的场所，便可以取得较理想的捕捉效果。但使用电子捕鼠器时需注意以下事项。

①电网应与地面绝缘，注意控制离地的距离，一般离地3～4cm为宜，过低则容易直接接触地面，过高老鼠则轻易通过。

②当机器发出已捕获老鼠的信号后，还应继续开机5s左右。

③使用电子捕鼠器时是采用高电压布网捕鼠，因此一定要注意安全，严格按照操作规则进行，并禁止人畜进入布网区。工作人员在寻找死鼠时必须切断电源，以确保自身生命安全。

④老鼠触及电网时会有火花产生，因此附近不能放置易燃易爆物品。

⑤捕鼠时值班人员需在岗，不能随便离开。

电磁波发射捕鼠器是一种较先进的电磁波灭鼠器械，长期作用下可使老鼠神经麻痹，导致死亡。这种灭鼠仪器对人、畜均无害处。适用于药库、粮库、食品加工厂、饮食服务行业仓库、副食品店等处。最适合存放于不适宜用药物、毒饵灭鼠的场所。

（二）化学防治法

化学防治法是大范围灭鼠中最经济实惠的方法。但使用时需注意避免发生人、畜中毒事件。

1. 胃肠道毒物灭鼠　主要有毒饵（常用大米、谷子和瓜子等基饵来配置）、毒水、毒草、毒粉、毒糊等；毒饵灭鼠法常用的药物有溴敌隆、杀鼠迷、敌鼠纳盐等。

2. 熏蒸灭鼠　主要有氯化苦、氰化氢、二氧化硫和烟剂。此法所使用的药剂毒性较大，易造成人畜毒害，因此不建议使用。

（三）遗传防治法

遗传防治目前也正处于探索发展阶段，主要是通过使用相关绝育剂，降低鼠类的生育繁育能力。通过给老鼠吃"避孕药"，可降低其数量，从而减少鼠害。

相关研究表明，从棉籽中提取的棉酚对雄鼠有较好的避孕作用，而中药莪术和天花粉则可用于雌鼠的避孕。将加工提取后的绝育剂掺进老鼠爱食的玉米面等食料中，制成老鼠爱嗑食的小面块，就成为对付老鼠的"不育剂"。公鼠食用棉酚后精子基本上被杀死，雌鼠食用后子宫内膜受到破坏、子宫溢血。结果表明，食用"不育剂"的小白鼠交配后约90%无法产出后代，而食用"不育剂"的小白鼠与正常小白鼠交配后也无法繁育正常后代。一般来说，春秋两季是老鼠的发情高潮期。在这期间内，我们可以把"不育剂"放置于老鼠常出没之处，几年后此地老鼠种群数量会大幅度明显下降。

（四）生物防治法

1. 天敌灭鼠　利用鼠的天敌，主要包含猫、蛇、猫头鹰、鼬、黄鼠狼等。与此同时，对这些天敌还应加以保护。

2. 利用致病微生物进行灭鼠　主要有鼠伤寒杆菌、依萨钦科氏菌等。

（五）遗传控制法

鼠类的遗传控制即引入各种不同品系或是使用有关诱变动因（化学、物理），改变鼠类的基因库，使之成为无法危害或无法适应环境的动物，由于外界自然调节因素作用或行为改变而控制其遗传生长繁殖能力。

遗传控制的基本方法是将经人工饲养的鼠类释放到自然界种群中去，一般有种方法．一种是释放已经绝育的个体进行竞争交配；二是释放前期经诱变处理的能够生殖的个体与自然种群中的个体杂交，从而产生绝育的后代。

（六）综合防治法

从鼠类与生态环境和社会条件的整体观点出发，采取以环境治理为主的综合防治措施可以起到事半功倍的效果。通过环境治理和改善防鼠设施，人为改变鼠类繁育的栖息条件，再辅以安全、经济、有效的物理及药物的灭鼠方法，形成一套系统科学的防治措施，以达到最佳的防治效果。

保持中药库房内外卫生环境干净，及时清除垃圾，断绝鼠的食粮，修理破损的门窗、填补破损墙壁，堵塞鼠洞与地面、墙基硬地化。建筑物设计应有科学的防鼠设施，防止鼠类的侵入，减少仓鼠的栖居地。

无论物理灭鼠、化学灭鼠、生物灭鼠，都会使用诱鼠剂。诱鼠剂对灭鼠效果影响极大，只有比仓库内食品对鼠类更具引诱力的诱鼠剂才可达到灭鼠的目的。一般可采用乙酸乙酯、酵母粉、味精、白糖、食用醋及食用香精、香料及酒等按一定比例配制，诱鼠效果好，而且不易变质，为今后商品化生产及推广应用打下了基础。

第四节　变　色

学习目标

【知识要求】

1. 掌握中药变色的现象、原因及储存养护方法。
2. 熟悉易变色中药的种类。
3. 了解中药变色的机理。

【技能要求】

能准确掌握防止中药变色养护技术。

【素质要求】

具备严谨认真的工作作风，爱岗敬业、遵纪守法、诚实守信。

一、变色的含义

由于各种中药所含的色素种类和含量不同，所以每种中药都有其自己的颜色。中药的色泽不仅是其外观的标志，也是质量好坏的指标之一。大多数中药品种都有色泽，中药变色是指中药固有色泽发生了变化，有的变浅，有的加深，甚至有的变成了其他颜色，比如白芷、山药变色后一般会使色泽加深变暗甚至发黑；黄芪和黄柏变色后会使色泽由深向浅发生变化；红花、菊花变色后会使颜色由鲜艳变黯淡，而中药的变色往往会使许多药材变质失效，不能药用，因此防止中药变色显得尤为重要。

二、变色的原因

中药变色的原因有很多，如在采购加工或储藏过程中由于保管保养不当，导致颜色发生变化而变质，中药储存时间过久会因为空气氧化而变色等。我们一般认为药物变色的主要原因是由于酶和非酶作用引起的化学反应，例如在一些中药成分的结构中存在生色基团，在酶的作用下，它们被氧化聚合成大分子有色化合物，产生有色物质，致使药物的颜色加深；另外，中药如存放时间过长，或发生发霉虫蛀，或经常在阳光下曝晒，或使用有些杀虫剂都会造成中药的变色。

（一）因酶引起的变色

有些中药的化学成分中具有酚羟基结构等生色基团，它们在酶的作用下会发生氧化、聚合等化学反应，形成大分子有色化合物，产生有色物质，使药物的颜色加深。花类中药如红花、金银花等一般都含有花色素，具有亲水性，一旦受潮，细胞中的酶就会被激活，在氧的作用下，色素发生水解，颜色随之发生变化；鞣质较多的中药如五倍子等与空气长期接触后，氧化成大分子棕色物质或将鞣质氧化成红棕色。黄芩苷经黄芩酶水解生成葡萄糖醛酸和黄芩素，黄芩素具三个邻位酚羟基，很容易氧化成醌类物质，呈现绿色。

（二）非酶引起的变色

1. 中药成分　有些中药发生变色是由于其所含蛋白质中氨基酸和还原糖的作用，生成了大分子的棕色化合物所导致的，也有的是中药中含有一些糖或糖酸类物质，它们分解成糖醛或其他类似的化合物，而这些化合物含有羟基，可与一些含氮化合物进行缩合、环化等化学反应，进而形成棕色色素或其他色素，从而改变中药的颜色。

2. 加工干燥　中药在加工干燥过程中，由于火烤或曝晒，导致温度升高致使中药变色。

3. 空气　有些中药的变色是由于氧化引起的。某些化学物质被氧化后产生的氧化物会使药材颜色加深。因此，对易氧化变质的中药进行密封包装，既可以防止药味的散失，又可以减少或防止氧化变色的发生。比如青矾受空气中氧的作用会使 Fe^{2+} 变成 Fe^{3+}，进而失去原有的青绿色泽。

4. 光照　有些中药的色泽受光照的影响。一些中药所含色素不稳定，如果过多受日光照射，这些色素容易分解褪色，例如花红容易褪色变黄，桑叶容易颜色变浅变淡干燥易碎。另外，还有一些含汞的中药，如红升丹、轻粉等，在光照过久后不仅会逐渐析出水银，其颜色也会加深。因此，这类中药在使用紫外线杀菌时应注意防变色，一般宜在阴凉干燥处避光储存。

5. 温、湿度　有些中药的变色与温度和湿度有关。一般温湿度升高会加速药材的变色，因为酶在50℃以下时，会随着温湿度的增加，其活性也会增加，会加剧中药的变色。例如当归在湿热环境下会发黑变软，半夏受潮后变成粉红色、灰色甚至黑色，黄芩在受潮受热后会变绿色。因此，这类中药应保存在低温干燥处。

6. 发热、霉变　有些中药的变色会在其发霉发热的过程中产生。由于微生物的大量繁殖及其对中药有机物质的严重分解，菌体本身及其代谢产物的色素会与药物死亡组织的颜色混合，使药物原有的颜色和清洁度消失，表面出现黑棕色、棕色或黄棕色等颜色，并产生难闻的气味。另外，有些药材在发霉虫蛀后通过硫磺熏蒸改变了其原有色泽，这是由于硫磺熏蒸后，产生的二氧化硫遇水变成亚硫酸，具有氧化作用，从而使中药褪色，如山药熏硫后颜色发白。但是，近些年来，国家药监部门对熏硫养护法加强了监管，基本摒弃了熏硫养护法，因此目前基本上不使用熏硫法了。

三、易变色的中药

在中药中容易变色的药材有很多，严格来说，各种药材的颜色在采收、加工、生产、储藏、流通等过程中都会发生不同程度的变化，只不过有的看上去很明显，有的看上去不是很明显而已。如玫瑰花、桑叶、月季花、金银花、菊花等大部分的花、叶、全草类中药都特别容易变色；还有很多具有生色基团或颜色较浅的中药也极易出现变色现象，如大黄、山药、天花粉等；另外，还有一部分中药容易因发霉、虫蛀或泛油后出现变色现象，如当归、柏子仁等。

四、易变色中药的储存养护

对于易变色的中药来说，应定期检查中药的色泽、气味、形状和含水量，有些中药由于存放时间过长会导致气味的散失或颜色的变化，比如薄荷新货和陈货可以明显从颜色和气味上进行判断，颜色变暗淡气味减少甚至消失就是陈货，不宜药用；此外有些药材在湿热环境下容易出现发软变色的现象，如当归在湿热环境下会发黑变软，导致其形状颜色发生改变。

另外，易变色中药在储存过程中还应严格控制其温湿度，避免长时间光照，一般仓库温度不宜超过30℃，相对湿度应控制在65%～75%之间，贮存期不宜过长，遵循"先进先出，易变先出"的原则，加强检查，防止受潮，尤其是花叶全草类中药，最好能专储，以便于集中检查养护，常用的养护方法有晾晒法、密封法、气调法等。

第五节　泛　油

学习目标

【知识要求】
1. 掌握中药泛油的含义、原理及养护方法。
2. 熟悉易泛油中药的种类及特点。
3. 了解中药泛油可能引起的其他质量问题。

【技能要求】
能准确掌握中药泛油的特点，并能够选择合适的方式进行养护。

【素质要求】
具备耐心严谨的工作作风，爱岗敬业、遵纪守法、诚实守信。

一、泛油的含义

泛油系指中药表面出现油状物质、质地返软、发黏、颜色加深，发出油败气味的现象。中药"泛油"的含义比较广泛：

1. 一些含脂肪油的中药　由于贮存不当造成油脂外溢的可称为泛油，如含油脂多的中药（杏仁、桃仁等），出现油质渗透外表，内外色泽严重加深，具有油哈味；

2. 某些含糖质或黏液质的中药　变质时其表面呈现出油样物质的现象也称泛油，或称为泛糖。含黏液质或糖分多的中药如天冬、党参等，质地变软，外表发黏，内色加深，但无油哈气；

3. 动物类药材，如刺猬皮、九香虫等　躯体易残，色泽加深，表面呈现油样物质，有强烈的特殊气味。

油脂经氧化后容易酸败。酸败是指油脂或含油脂的种子类中药，在贮存过程中发生复杂的化学变化（氧化与水解），产生游离脂肪酸、过氧化物和低分子醛类、酮类等分解产物，因而出现特异臭味，进而影响药材的感官性质和内在质量。比如：含蛋白质的食品腐败时可闻到臭味；含碳水化合物的食品腐败时有特殊气味；而油脂酸败（腐败）时闻到的是油哈味。油哈臭气主要是醛、酮等增多的缘故。

二、泛油的原因

1. 中药本身的性质　中药是否发生走油是由药材本身的性质决定的。一般含有脂肪、黏液质、糖质的药材都容易发生走油现象，如柏子仁、苦杏仁、麦冬、枸杞子等，部分动物类中药因含脂肪、蛋白质较多也容易发生走油现象。因此，在储存这类中药时应当尤其关注走油的情况，要注意检查，以防止出现走油现象。

2. 温、湿度的影响　中药中所含油脂的溶点相对较低。当温度升高时，药材中融化的油脂比重较轻，便容易溢出，使表面出现油样黏稠物质。因此，这类中药不建议用火烘烤和烈日下曝晒，而只能阴干，以免因温度过高而走油。

此外，含油脂的种子类中药在储存过程中本身就存在呼吸作用。当水分含量低于一定限度时，它们的呼吸运动极其微弱，可忽略不计，而如果水分含量过高，它们的呼吸功能也会增强，并释放出大量热量，再加上储存过程中中药的码放集中，导致热量无法逸散，从而容易出现走油现象。另外，含黏液质较多的中药在湿度较大时，吸水膨胀，溢出细胞壁，从而在药材表面扩散，产生黏性。而含糖质较多的中药，在高温下会促使糖和糖酸类的分解，造成糖分外溢。因此，这类药材在储存时必须严格控制温湿度，以防止药材受潮受热。

3. 真菌的影响　含脂肪油、黏液质和糖质的中药在储存过程中被真菌感染后，药材中的油脂就会被真菌分泌的脂肪酶水解成甘油和脂肪酸。前者被菌体利用，后者在菌体中不断分解，产生醛类、酮类等代谢物，使中药颜色变深，产生特殊气味。

4. 储存和养护不善　含脂肪油、黏液质和糖质的中药如果贮存养护不当，容易发生走油现象。尤其是种子类中药，如果温湿度控制不当，或堆垛时遭受重压，极易导致油脂外溢，导致走油。发生走油的情况，往往是由于加工处理不当，或疏于检查等防范不当，才导致轻微变质发展成走油。

5. 贮存时间过久　含脂肪油、黏液质和糖质的中药因其成分活跃，一般不宜长时间储存，宜尽快销售，以免贮存时间过久。存储时间越久，这些中药的某些成分也会发生自然变化，出现变色、走油等情况。因此，这类中药应遵循"先进先出，易变先出"的原则进行储藏。

三、易泛油的中药

易泛油中药主要集中于果实种子类、动物类和根及根茎类中药中。如：果实种子类的桃仁、苦杏仁、郁李仁、枸杞、柏子仁等；动物类的斑蝥、乌梢蛇、蕲蛇、蛤蚧、九香虫、刺猬皮等；根及根茎类的太子参、北沙参、独活、锁阳、前胡、云木香、川芎、白术、苍术等。

四、易泛油中药的储存养护

中药泛油往往多见于陈货中。一般可通过眼看、手摸、鼻闻等方法进行判断。有经验的中药采购或验收人员对中药固有的色泽及气味都有比较深刻的记忆，一旦这些中药发生色泽或气味上的改变，很快就能察觉出来。例如玉竹、知母、北沙参等中药泛油时，会出现表面颜色加深，体质变软，弯折时手感有变化，断面呈油样，内部颜色严重加深等现象；肉苁蓉、锁阳泛油时会发出类似酸甜气味；苦杏仁、柏子仁、桃仁等中药泛油时，种皮出现油样物质，种仁颜色加深，并具有特殊油哈气味。如发现药材有泛油的表现，应单独堆放，并及时采取相应措施。

中药泛油主要受温湿度的影响，高温、高湿是最容易引起泛油的，且温湿度越高，泛油速度越快，因此易泛油中药的储存应选择阴凉干燥通风的仓库，避免日晒，且堆垛高度不宜过高，在养护方法的选择上可采用气调法、晾晒法、密封法等进行贮藏，另外，在日常养护过程中还应当根据各地的具体情况，进行定期或不定期检查，尤其是梅雨季节，以每隔 5 天检查一次为宜。

第六节　散气变味

学习目标

【知识要求】

1. 掌握中药散气变味的含义及储存养护方式。

2. 熟悉易散气变味中药的种类及特点。

3. 了解中药散气变味的原因。

【技能要求】

能准确掌握中药散气变味的特点，并能够选择合适的方式进行养护。

【素质要求】

具备严谨的工作作风，不以劣充好，以假乱真，做到爱岗敬业、遵纪守法、诚实守信。

一、散气变味的含义

这里的"气"指的是中药通过鼻闻而感知到的信息，而这里的"味"，指的是口味，通过口尝得到。散气指的是中药的固有气味发生了散失，鼻闻起来感觉不如之前那么强烈，气味变化方向为由浓变淡；走味指的是通过味觉感受到的味道发生了改变，这种改变是多方向的，可能是变浓，也可能是变淡，再或是增加了其他的味道。

散气的原理是一些中药含有易挥发成分，由于贮存保管不当而造成这些成分挥散，使中药的气味发生改变的现象。变味则是更加复杂的表现，往往由于中药所含成分发生变化而产生了其他物质致使味道变得复杂。

具有强烈芳香气味的中药都含有挥发油的成分，而这些成分正是起治疗作用的重要成分，所以气味是鉴别中药质量的标志之一。中药的固有气味若逐步淡弱或消失，说明药物的有效成分在减退，从而降低疗效。但是，相比于发霉、虫蛀、泛油以及风化与潮解等现象，散气变味的发生往往更加隐蔽，不易被察觉。尤其是散气，因为气味散失的感觉往往因人而异，对于嗅觉相对灵敏的人来说可能很容易感知到，但是对于嗅觉稍显迟钝的人来说则不易察觉，走味亦然。

对于中药的气味，自古以来的医药学家都是十分重视的，每逢取药，除观其外形外，还必首闻其味。尤其是目前很多中药的有效成分尚未阐明，因而闻气味就更为重要。在当今的中医药产业中，中药固有气味的变化依然是中医药人十分重视的。随着各种中药密封包装技术、低温库房、恒温恒湿控制系统的应用，都为保持中药维持其固有气味创造了良好的条件。

二、散气变味的原因

中药的气和味是由中药所含化学成分的性质决定的。因此，中药气味的变化也反映其内部化学成分发生了改变，包括：挥发性成分因挥发而减少、成分因发生了某种反应而产生了其他成分致使原有气味发生了改变等。一般而言，中药气味的散失可以理解为有效成分的散失，或所含挥发油的散失。挥发油之所以被称为"挥发"油，就是因为其沸点较低，在常温下就能挥发。外界温度越高，其挥发速度越快；储存时间越长，其损失消耗越多。挥发油若长时间暴露在空气中，还会被氧化生成树脂状物质。一部分挥发油因转化为氧化物从而降低了原有挥发油的含量，从而减弱了中药的气味。因此，中药散失气味的原因是挥发油氧化分解或自然挥发的结果。除了温度升高以外，湿度增大或药材本身含水量过大都会加速挥发油挥发，造成气味的损失。

三、易散气变味的中药

挥发油在植物中分布甚广，尤其以伞形科、唇形科、菊科、姜科等植物中居多。如小茴香、当归、白芷、川芎等含挥发油的中药都来源于伞形科，苍术、白术、木香等都来源于菊科，薄荷、紫苏、藿香等都来源于唇形科，这些药材都容易散气变味，此外，还有麝香、龙涎香等动物分泌物内也含有挥发油，如储存不善也容易出现散气变味的现象。

四、易散气变味中药的储存养护

要防止中药的气味散失关键是减少和控制它的挥发程度，应贮放在干燥、阴凉、避光的库房内，相对湿度以 70%~75% 为宜，且不必过多地通风。具体如下：

1. 包装 中药的包装应严密，不漏气。若需打开包装时，应在低温环境下尽快完成操作。

2. 库房 库房必须阴凉、干燥。夏季时，为了防止热空气侵入仓库，库房的窗尽量密封遮盖，作业过程中注意关好库门，以防热空气进入库房。

3. 贮存期限 一般含有易挥发性成分的中药，都不宜贮存过久，否则随着贮存期的增长，其有效成分挥发得也越多，品质越低劣，故在进出货时应首先掌握"先进先出"的原则。

4. 养护方法 尽量避免使用曝晒、摊晾等敞开式方法。建议在密封包装内采用吸湿剂来防止返潮。在低温储存条件下，可减少霉变和虫蛀的几率，但要做好检查工作，一旦发现问题及时采取养护措施。

第七节 潮解与风化

学习目标

【知识要求】

1. 掌握中药潮解、风化的含义及储存养护方式。

2. 熟悉易潮解、风化中药的种类及特点。

3. 了解中药潮解、风化的原因。

【技能要求】

能准确掌握中药潮解、风化的特点，并能够选择合适的方式进行养护。

【素质要求】

具备耐心严谨的工作作风，能认真做好易潮解、风化中药的检查工作，爱岗敬业、遵纪守法、诚实守信。

一、潮解、风化的含义

潮解是指一些含有可溶性糖或无机盐的中药（有些中药本身就是无机盐）在潮湿空气中吸收水分或高温作用下表层缓慢溶化，甚至溶解成液体状态的现象。如中药大青盐潮解后内部盐分会溶解于水中，导致其有效成分降低。

风化是指某些含结晶水的矿物中药，经风吹日晒或过度干燥后逐渐失去结晶水，在表面形成粉状或全部形成粉末状的现象。部分药物经风化后，其药性也随之发生变化，如芒硝易风化失水变成玄明粉（风化硝），芒硝具有泻热通便、润燥软坚、清火消肿的功效，可用于实热积滞、大便燥结者，而玄明粉则善清上焦之热，用于治疗目赤肿痛、咽肿口疮等疾病。

二、潮解、风化的原因

（一）潮解

中药本身内部就含有一定量的水分，当空气湿度较大时，能不断地从空气中吸取水分，使药材中水分含量增加，当含水量达到一定水平时，有些矿物类中药会逐渐分解变质，失去其药用价值，如大青盐、秋石、硼砂等。还有些经糖盐加工过的或自身生长在高盐环境下的中药如蜜甘草、盐知母、盐附子、海藻、昆布等，由于其表面和内部都含有可溶性的糖和盐类物质，具有较强的亲水性、溶解性和吸湿性，因而这类药材较易潮解。

中药的潮解是由于在一定温度下，当空间中的水汽压大于中药表面的水汽压时，中药中所含的可溶性糖或盐就能吸收空气中的水分子，使晶体表面形成糖或盐的水膜。当水分子不断地增加、扩散，中药中糖或盐的晶体结构便会由固态逐渐转变为液态，直至完全溶解。例如大青盐在潮解初期，包装表面湿润，而当潮解加剧时，则变成盐水即氯化钠的不饱和溶液。另外，在中药储藏过程中，中药的潮解还会引起有些药材出现粘连、结块、变色等其他变异现象。

（二）风化

易风化的中药主要是一些含结晶水的矿物药。从矿物药性质和结构的角度来看，它们大多是由组成矿物的晶格和一定的水分子按一定的数量和形式排列而成的，当它们处于极其干燥的环境下且暴露于空气中时，药材的风化就开始了。

中药的风化主要与空气的湿度和药材的性质有关，温度只起间接推动作用。一般情况下，空气中相对湿度越低，风化速度越快，矿物中晶体分子与参与晶体结构的结晶水之间结合越稳定，就越不容易风化。如芒硝在干燥的环境下会失去水分而变成粉末状，明矾、胆矾等风化后表面出现轻微粉状的不透明体，而硼砂在相对湿度小于39%时才会有明显风化。

中药风化后是否还能继续药用主要取决于风化后的产物是否失去了原有的药性，也就是说化学性质是否发生了变化。如芒硝风化后变为玄明粉，其质量和药性发生了变化，因此不能代替使用。而胆矾、硼砂等因风化不完全，仅在表面形成粉末状物质，仍可入药。绿矾风化后变为碱式硫酸铁，其风化产物不宜药用。

三、易潮解、风化的中药

1. 易潮解的中药　易潮解中药主要包括部分矿物类中药如胆矾、大青盐、咸秋石、硼砂等，部分经糖盐加工过或自身生长于高盐环境下的中药如盐附子、盐全蝎、蜜甘草、蜜麻黄、昆布、海藻等，另外，还有一些中药剂型也容易潮解如散剂、颗粒剂等。

2. 易风化的中药   易风化中药主要集中于矿石类中药中如芒硝、胆矾、硼砂、绿矾等。

四、易潮解、风化中药的储存养护

易潮解、风化中药对包装要求较高，包装时需格外注意防潮和密封，如芒硝、硼砂、大青盐等密封时应进行内外包装，内包装要用可隔绝空气的塑料袋，外包装选用纸箱或麻袋即可。若储存中发现内外包装袋破损，应立即更换，并做好进一步检查和记录。另外，这类中药在库检查时，除检查包装袋是否破损外，还应着重关注药材的含水量及色泽气味变化情况，对易潮解中药还要注意包装袋四周有无水渍或发霉现象，同时在检查过程中，还应根据储存类型、储存条件及气候变化等因素有针对性地进行检查，如在潮湿环境下，应多检查货堆的底层，在干燥环境下，多检查货堆的上层，雨天多检查货堆的外层。

易潮解、风化中药受外界温湿度影响较大，因此控制好库内温湿度非常重要，当外界湿度较低时，库内不宜过多通风，而当外界湿度较大，库内温度在 25～30℃ 时，室内相对湿度应控制在 70%～75% 为宜。因此，这类药材在储存中应选择阴凉、避风和避光的库房贮存，可采用整架密封储存或用密封袋按件密封储存的方式进行存放。

第八节   融化、挥发及升华

学习目标

【知识要求】

1. 掌握中药融化、挥发及升华的含义及储存养护方式。

2. 熟悉易融化、挥发及升华中药的种类及特点。

3. 了解中药融化、挥发及升华的原因。

【技能要求】

能准确掌握中药融化、挥发及升华的特点，并能够选择合适的方式进行养护。

【素质要求】

具备耐心严谨的工作作风，建立严把质量关的执业素养，认真做好易融化、挥发及升华中药的防治检查工作。

一、融化、挥发及升华的含义

1. 融化   融化是指某些中药受热后，质地变软，发黏或黏结成团，甚至变成液体，失去原有形状的现象。例如乳香受热后，失去原有的颗粒性，变软，结块，形成不规则团块；鸡血藤膏体受热后变为液体，发生融流现象；蜂蜡受热后先软化，随着温度的继续升高，就会出现融流现象。

2. 挥发   挥发是指一些含挥发油的中药，由于受温度和空气的影响，或存放时间过长，使挥发油挥散、失润、产生干枯或破裂的现象。

3. 升华　升华是指中药由固体直接转化为气体而挥散的现象。如冰片在常温下就容易升华消失。

二、融化、挥发及升华的原因

1. 融化　影响中药融化的因素较多，主要可归纳为三个方面。

（1）耐热性差　这类中药的软化点和熔点一般较低，耐热性较差，当温度升高时，会逐渐软化，甚至变成液体，比如蜂蜡的熔点在 62～67℃，软化点大约在 40℃，如直接在烈日下暴晒就会融化；甘草膏、鸡血藤膏等膏剂，如在散射光下，储存温度高于 30℃ 时，也会融化。

（2）吸湿性强　一些固体树脂类或动物胶类药材如阿胶、龟甲胶、乳香等内含丰富的可溶性糖、蛋白质、树胶等亲水性成分。如储存于温湿度较高的环境下，这些药材会受热膨胀，表面分子移位，再加上亲水成分的吸湿作用，从而吸收了空气中的水分，并逐渐溶解，使中药的结构发生变化。

（3）纯度低　该类中药如纯度低，杂质含量多，也是造成融化的因素之一。例如乳香、阿魏等树脂类中药，若所含树胶比例超出限定范围，则容易吸水膨胀，致使树胶溶解，进而导致融化。

2. 挥发　中药的挥发主要受温度和空气的影响。由于易挥发的中药中均含有挥发油，而挥发油热稳定性较差，有些药材在常温下就易挥发，且温度越高，挥发速度越快，另外，挥发油的挥发还与空气及光线有关，当挥发油同空气和光接触时，常会逐渐氧化变质，使之相对比重增加，颜色加深，失去原有香味。

3. 升华　中药的升华主要受温度的影响，温度越高，升华速度越快。中药中易升华的药材有冰片、樟脑等。这些药材含有挥发油的结晶物质，它们的晶体结构不稳定，表面分子的排列也不是很规则，处于不断运动中，在常温下就能脱离分子之间的引力而升华。如果包装不严格，且暴露于空气中，当温度上升时，表层分子首先吸收热量而获得较大的动能，分子之间的运动距离增大，吸引力减小，一部分结晶分子在增加内能的过程中克服了分子之间的吸引力，直接从固态变为气态。

三、易融化、挥发及升华的中药

1. 易融化中药　主要包括一些固体树脂类、蜡类及动物胶质类药材，如阿胶、鹿胶、龟板胶、蜂蜡乳香、没药等，另外中药剂型中的膏剂也容易融化，如甘草膏、鸡血藤膏等。

2. 易挥发中药　主要集中在含挥发性成分的中药中，如苏合香、肉桂、沉香、薄荷等。

3. 易升华中药　主要包括一些含挥发性成分的晶体，如樟脑、薄荷脑、冰片等。

四、易融化、挥发及升华中药的储存养护

此类中药性质特殊，不宜受热，在检查时应根据药材受热后的不同特性，重点检查其形状、色泽、气味等是否发生变化，如胶类中药受热软化后，其形状会由原来的平直片状变为弯曲、扭曲状，手摸有黏性；薄荷在储存时间过长后，其挥发油成分会逐渐挥发散失，导致气味变薄变淡；冰片暴露于空气中在一定温度下就会升华消失。同时，此类药材还应根据各地气候环境进行定期或不定期检查，检查间隔通常以一个月一次为宜，夏季温度较高湿度较大时，可缩短至每隔 10 天检查一次。另外，储存时应分开堆放，如发现有中药出现软化、融化等变异现象时应尽快挑出，并及时采取相应措施，以免影响到其他药材。

由于易融化、挥发、升华中药受温湿度影响较大，在高温高湿环境下，极易发生变异，所以宜储存于低温、低湿、密闭的环境中，严格控制外界环境所带来的影响，尽量消除或减慢药材变异的程度如樟

脑、冰片等易燃类中药，宜低温密闭储存于专库中，这样既可以防止其升华，还能够避免火灾的发生。

第九节　其他变异现象

1. 粘连　粘连是指一些熔点相对较低的固体树脂类或动物胶类药材在受潮受热后粘连成团的现象。中药的粘连受温湿度影响较大，例如含有亲水性基团的动物胶质类药材阿胶、鹿角胶等，在大量吸湿后会出现发软发黏的现象，部分药材如阿魏、乳香、没药、芦荟等在温度过高时会发软甚至粘连。中药出现粘连结块，虽不影响药材的性能，但会给制剂和配方带来极大的不便，因此这类中药应储存于低温低湿环境中，且存放时不能堆压。

2. 腐烂　腐烂是指某些新鲜药材因受温度、空气和微生物的共同影响，而促使微生物的活动加剧，导致药材出现酸败、臭腐的现象，如鲜生姜若长时间存放于不透风的环境下极易发生腐烂，这种药一旦腐烂变质就不能再用了。因此，这类鲜药为防止其腐烂，一般可存放于冰箱或冰柜中，但温度不能过低，以免导致药材的局部细胞死亡而影响疗效。

3. 冲烧　冲烧也称自燃，是指一些质地轻薄松散的中药由于贮存不当而发生自燃的现象。如艾叶、红花、甘松等药材容易发生自燃现象。中药冲烧现象的发生主要与温度有关，若中药包装前受潮或中药干燥不到位，在堆放紧实的状态下，导致细胞代谢产生的热量不能及时散发，当温度积聚至67℃以上时，热量便会从中心冲出，轻者起烟，重者着火。因此对于这类药材在库房堆垛时应格外引起重视，一般宜单独堆放，且包装前应严格检查其水分含量。

目标检测

答案解析

一、单选题

1. 下列对引起中药发霉的主要因素说法错误的是（　　）。

　　A. 中药内含有养料可供真菌生存　　　　B. 一般中药在贮藏前过于干燥

　　C. 中药本身"发汗"　　　　　　　　　　D. 中药被害虫蛀蚀

2. 易霉变的环境是（　　）。

    A. 温度20～30℃，湿度75%以上　　　　　　　B. 温度20～35℃，湿度75%以下

    C. 温度10～20℃，湿度70%以上　　　　　　　D. 温度10～20℃，湿度70%以下

3. 下列对预防中药霉变采取措施不当的是（　　）。

    A. 控制中药商品安全水分　　　　　　　　　　B. 经常进行在库检查

    C. 控制库房的温湿度　　　　　　　　　　　　D. 节省库房容量，紧密堆码货物

4. 害虫正常发育最适宜的温度范围是（　　）。

    A. 0～7℃　　　　　　B. 8～15℃　　　　　　C. 15～35℃　　　　　　D. 35～45℃

5. 害虫最适宜的温、湿度范围是（　　）。

    A. 相对湿度为30%～40%，温度为18～27℃

    B. 相对湿度为30%～40%，温度为27～35℃

    C. 相对湿度为70%～80%，温度为15～35℃

    D. 相对湿度为75%～90%，温度为35～45℃

6. 以下关于仓虫说法不正确的是（　　）。

    A. 仓虫将中药表面蛀蚀出洞孔，使药材的重量减轻，使药材内部有效成分丢失

    B. 中药商品被蛀蚀后引起进一步变质

    C. 仓虫蛀入药材内部，排泄粪便，分泌异物，造成药材污染

    D. 中药商品被仓虫蛀蚀不严重的依然可以药用

7. 下列不属于仓虫生活习性的是（　　）。

    A. 假死性　　　　　　B. 隐藏性　　　　　　C. 避光性　　　　　　D. 适应性

8. 下列不属于鼠类对中药材危害的是（　　）。

    A. 污染药材　　　　　　B. 盗食药材　　　　　　C. 传播疾病　　　　　　D. 破坏建筑物

9. 背毛棕褐色，腹毛灰黄色，胸部深黄色，体长为140～180mm的仓鼠是（　　）。

    A. 褐家鼠　　　　　　B. 小家鼠　　　　　　C. 黄胸鼠　　　　　　D. 黑线姬鼠

10. 下列各项中不是仓鼠生存必需条件的是（　　）。

    A. 食物　　　　　　B. 水　　　　　　C. 空气　　　　　　D. 建筑物

11. 易散失气味的饮片是（　　）。

    A. 大黄　　　　　　B. 肉桂　　　　　　C. 乳香　　　　　　D. 山药

12. 下列不属于引起花类药材变色因素的是（　　）。

    A. 低温　　　　　　B. 空气氧化　　　　　　C. 酶　　　　　　D. 湿度

13. 极易泛油的中药有（　　）。

    A. 当归　　　　　　B. 大黄　　　　　　C. 藿香　　　　　　D. 赤芍

14. 中药饮片发出油哈气味，此种现象属于（　　）。

    A. 风化　　　　　　B. 潮解　　　　　　C. 泛油　　　　　　D. 气味散失

15. 乳香在其储藏过程中最易出现（　　）。

    A. 虫蛀　　　　　　B. 泛油　　　　　　C. 潮解　　　　　　D. 粘连

16. 下列各组中药饮片均易泛油的是（　　）。

    A. 菊花、肉桂、防己　　　　　　B. 桃仁、火麻仁、使君子

    C. 大枣、丁香、枸杞子　　　　　　D. 薄荷、大黄、甘草

17. 易软化或融化的饮片是（   ）。

    A. 樟脑   B. 绿矾   C. 儿茶   D. 芒硝

18. 下列属于中药忌热、融化和升华原因的是（   ）。

    A. 耐热性差   B. 疏水性强   C. 品质纯度高   D. 包装复杂

二、多选题

1. 中药霉变的危害有（   ）。

    A. 有效成分含量降低   B. 引起其他变异现象

    C. 产生毒素   D. 破坏性状

    E. 产生新的活性成分

2. 影响中药仓虫的环境因素有（   ）。

    A. 空气   B. 温度   C. 湿度

    D. 中药的营养成分   E. 人为因素

3. 中药饮片常见的变异现象有（   ）。

    A. 虫蛀   B. 泛油   C. 霉变

    D. 潮解   E. 自燃

4. 下列饮片易发生风化的是（   ）。

    A. 胆矾   B. 硼砂   C. 石膏

    D. 芒硝   E. 朱砂

5. 中药散气变味的因素有（   ）。

    A. 含芳香类成分   B. 温度   C. 包装不严

    D. 霉菌   E. 虫蛀

6. 仓鼠的生活习性有（   ）。

    A. 繁殖能力强   B. 啃吃习性   C. 嗅觉记忆能力强

    D. 打洞做窝能力强   E. 喜欢阴暗的环境

7. 鼠害的防治方法有（   ）。

    A. 物理防治   B. 化学防治   C. 生物防治

    D. 遗传防治   E. 综合防治

三、问答题

1. 中药发生潮解的原理是什么？

2. 中药泛油指哪些方面？

3. 请列举 5 个以上忌热易融化或软化的中药。

书网融合……

本章小结

第六章 中药养护方法

学习目标

【知识要求】

1. 掌握中药养护方法中的几种常用养护方式及养护技术。

2. 熟悉对抗同贮养护法中的几种常用搭配。

3. 了解不同中药养护方法的作用原理。

【技能要求】

能选用恰当的传统养护方法或现代养护方法对中药进行养护。

【素质要求】

能认真负责做好中药养护工作，不偷工减料，具备认真负责的工作态度和强烈的工作责任心。

党的二十大报告指出：人民健康是民族昌盛和国家强盛的重要标志。把保障人民健康放在优先发展的战略位置，完善人民健康促进政策。促进中医药传承创新发展。中药养护方法是从事中药养护工作的核心技术，是保证在库贮存中药商品质量的技术保障，同时也是中药仓库工作人员的必备技术和专业素养。

在中药贮存过程中，对中药进行养护是一项常规而重要的工作。对于中药产业链来说，中药养护更是一项重要工作。中药商品从原药材的种植、加工，到中药饮片、中药制剂、中成药、含中药的保健食品等都是通过在中药仓库进行一段时间的保存后，按照生产秩序的要求从中药仓库出库，流向下一个产业环节（应急或特需中药商品除外）。因此，对中药商品的养护技术就成为保证中药产业链流通顺畅的关键保障。

中药养护技术的历史悠久，我国劳动人民在长期的中药保管工作中积累了丰富的实践经验，比如曝晒法、摊晾法、生石灰吸潮、异性对抗同贮法等传统方法至今依然在沿用。随着我国社会的人口增长，现代社会对中药商品的需求量相比于古代社会有了千万倍的增长。伴随着现代科学技术的快速发展，中药保管养护工作者将许多先进的科学技术应用到中药养护工作中，比如远红外线干燥、微波干燥、辐射杀虫法、气调法等现代方法极大提高了中药养护的工作效率，满足了现代中药市场对海量中药商品的保管和养护需求。

第一节 传统养护法

PPT

一、干燥养护法

干燥养护法是一种通过除去药材中多余的水分来保障中药安全的常用养护方法，在除去药材多余水分的同时，还能杀灭霉菌、害虫和虫卵，起到久储而不变质的效果。常见的干燥方法有晒、晾、烘等。

1. 曝晒法　曝晒法又称阳干法，是利用太阳光的热能加速药材散发水分而干燥，同时利用紫外线来杀死霉菌和虫卵，达到防霉、防虫的双重目的。

夏季阳光直射下的温度有时可达 50℃ 左右，凡曝晒不影响质量的药材，可在日光下直晒，而受光照影响较大的药材如花叶色素类，可以在上面覆盖一层清洁的细孔麻布，这样既能避免强烈光照而褪色，又能防止风吹使药材散失。另外，药材在曝晒时，应按照潮湿程度的不同，选择全部或部分曝晒，但过程中要随时注意药品本身的水分是否已减到所要求的范围，否则过多会造成脆裂，增加损失率。曝晒后，还需要根据药材不同性质进行分装，一般采取趁热装箱或散热装箱两种方式：枸杞、麦冬、天冬等由于吸湿性较强，若待药材冷却后会导致药材吸收空气中水分而引起含水量超标，因此需趁热装箱；而白术、党参、羌活、牡丹皮、怀牛膝等由于内部含有挥发油等受热影响较大的物质，因此需要散热后打包分装，且这类药材不宜在温度过高时曝晒，一般宜采用摊晾法或在气温较低时分晒晾干。

2. 摊晾法　摊晾法又称阴干法，是指将药材放置于室内或阴凉处，并借助温热空气的流动带走药材中水分的一种干燥方式。该方法适用于芳香性叶类、花类、果皮类等中药，因为这些药材含有大量挥发油或色素，受光受热稳定性极差，如果采用曝晒法会使挥发油流失，或出现质地脆裂走油、变色等变异现象。例如，陈皮如果放置在烈日下曝晒则会出现干枯变色的现象，薄荷放置在烈日下曝晒会出现散气走味、变色的现象，因此对于这类药材一般不采用曝晒法，而采用拆包摊晾的方法，以达到干燥的目的。

3. 加热烘干法　对于某些中药的含水量过高，其成分性质稳定足以承受高温加热的；或者由于阴雨连绵，不能利用日光曝晒时，则可以采用加热烘干的方式除去水分。所用的方式有火盆烘干、烘箱烘干或烘干机烘干等。这种加热干燥方法适用于大多数药材，且具有工作效率高、省力、节约成本、不受天气限制等优点，一般来说凡是能应用于曝晒法的中药也可以用加热烘干法干燥，而部分需要通过摊晾法来干燥的药材，如大黄、山药、川芎、天冬、白术、冬虫夏草等，也可以用加热烘干法，但要严格控制加热温度和时间。

另外，加热烘干法在操作时应严格掌控温度、时间及操作方法，一定要根据药材的性质及加工炮制要求分别对待，以免因操作不当或温度调控不适而导致中药变质。例如，昆虫类药材可以用武火，而花、果皮类药材适合用文火；大黄一般大约需要烘 5 小时，且翻动时应佩戴手套，避免手汗沾染后使药材颜色变黑。

4. 吸潮法　吸潮法是利用具有一定吸收水分能力的材料将密封空间内出现的少量水分加以吸收，以除去多余水分的方法。通常在一定的密封库或密封柜、缸等密封容器内由于潮湿空气不慎侵入带入水分或者由于温度变化出现的冷凝水，均会影响内部中药及中药商品的含水量，进而影响其养护条件的稳定。因此，为了保证密封空间内的中药及中药商品能够安全贮存，必须采用吸湿剂来进一步保护商品水分的稳定。常用的吸湿剂主要有：生石灰、木炭、氯化钙、硅胶等。

（1）生石灰　凡利用生石灰来吸取药材水分的方法称为石灰干燥法。该方法一般以石灰箱、石灰缸或石灰吸潮袋等作为吸湿工具，应用于易变色，价值高，质量娇嫩，易走油、溢糖，回潮后不宜曝晒、烘干的中药中。例如，枸杞子等含糖质的中药经日晒或火烘后，药材中的糖分便会溶融溢出，有损质量；怀牛膝曝晒后容易脆断变色；鹿茸价格昂贵且不宜曝晒，如在阳光下暴晒会导致其营养成分的流失及生物活性的破坏，因此，这些药材采用石灰干燥法较为合适。

生石灰又名烧石灰，主要成分为氧化钙（CaO），其吸潮率一般可达 20% ~ 30%。

生石灰吸潮后变成熟石灰，吸收空气中的二氧化碳、生成碳酸钙时会放出水分，故应经常检查更换，以保证药材的干燥。

操作方法：先在缸底或木箱底放一块石灰，石灰约占灰缸容量高度的 1/6～1/5，上面放一块带孔的支撑板，衬以白纸，再将药材平铺在上面，密封，置于干燥处。但要注意检查，每隔几天将药材上、下翻动一次，以均匀吸收水分，以免水分吸收过度或不足。

（2）木炭　利用木炭吸潮的方法称木炭干燥法，先将木炭烘干，再用纸包裹，夹在易受潮易发霉的药材中，或放置于药材上、下层，可吸收水分而防霉虫。使用木炭吸潮有以下几个优点。

①木炭是一种惰性物质，不会与任何药材发生反应，且无异味，不窜味。

②木炭吸湿能力不太强，吸湿速度缓慢，不会使药材由于吸湿过度而导致干脆，特别是对于一些贵细药材如人参、冬虫夏草等，不至于失去过多水分而改变原有色泽或增加额外损失。

③木炭不仅可以吸收外界水分，保证药材的干燥，还可以防止药材包装内部的潮热现象。

④木炭可以用纸包裹捆扎后质地坚固，可放置于药材上、下层，也可夹在药材中，使用简单方便；也可以将木炭根据实际需要粉碎成相应粒度，用纱布或绵纸等透气性材料包裹后放置在药材的包装箱或堆垛的缝隙间。

⑤木炭价格低廉，各地均可以采购。当吸湿饱和后，把木炭拿出来烘烤或曝晒，仍可以继续使用，简单方便、经济实惠。一般一个月烘干一次即可，如遇梅雨季应根据具体情况酌情增加烘晒次数。

木炭干燥法不仅可以在储存过程中使用，还可应用于运输中，特别在收购时，若药材不够干燥，为防止运输中发霉，可使用该方法进行干燥。例如款冬花、红花等药材在每 40kg 包装内夹放木碳 1.5～2kg 即可达到防潮的目的。

（3）氯化钙　氯化钙（$CaCl_2$）是一种白色多孔、具有较强吸潮能力的强电解质盐类，呈粒状、块状或粉状。氯化钙又分无水氯化钙与工业用氯化钙两种，吸潮率都很高。无水氯化钙每千克能吸收 1～1.2kg 水分，工业用氯化钙每千克也能吸收 0.8kg 左右水分。两种 $CaCl_2$ 吸水后，便溶化为液体，但可以再生。再生方法：将溶液放在铁锅里用火煮，并随时搅拌，当溶液蒸发到表面呈糊状时，即可倒入其他容器中，使之冷却成为固体后则可继续使用。氯化钙在使用时，可放在竹筛上（不宜用铁丝网，容易被腐蚀），筛下面放瓦钵等容器，以便盛装吸潮溶化后滴下的溶液。瓦钵内的氯化钙溶液要经常倒入库外较大的容器中，以便熬煮后再用。如有条件，可在垛四周放置木槽，铺上塑料薄膜后放上 $CaCl_2$，木槽倾斜一端的开口通向库外，并用容器接盛。氯化钙的吸水率虽高，但价格比石灰贵，一般用于小型密封库，保管怕潮和怕高温的中药商品。

（4）硅胶（H_2SiO_3）又名矽胶、硅酸凝胶。分原色硅胶和变色硅胶两种。原色硅胶无色透明或乳白色粒状或规则固体，变色硅胶，是经氯化钴或溴化铜等处理的有色硅胶，有绿色、深蓝色、黑褐色或赭黄几种。变色硅胶随着吸潮逐渐改变颜色，以指示出吸潮程度。如蓝绿色硅胶随着吸潮逐渐变为绿色，黄绿色，最后变为深黄色；深蓝色的硅胶逐渐变为浅蓝色，最后变为粉红色或无色；黑褐色或赭黄色的硅胶逐渐变成咖啡色，最后变为无色或浅绿色，最后的颜色表明吸潮已达到饱和程度。

硅胶具有良好的和持久的吸潮能力，理化性质比较稳定，吸潮后仍为固体，不潮解、不溶化、不污染商品，也没有腐蚀性，硅胶吸潮后，在 130～150℃下烘至恒重以后，仍可以继续使用，因此被称为永久性吸潮剂。每千克硅胶能吸水 0.4～0.5kg，使用硅胶吸潮时，可将硅胶用纱布或纸包成小包，放在商品包装内，或放入商品周围，也可散在商品夹层中。若用于密封货架吸潮可放在玻璃、搪瓷或木制的容器中，不必再用纱布包裹。硅胶虽价格较贵，但性能良好，能长期使用，适用于保管较为贵重怕潮的细料商品。一般可连续使用 1～2 年。

关于吸湿剂的用量问题，各地可根据药材的性质和相对湿度的不同而定。利用吸湿剂吸潮并非意味着把库内的水分全部吸尽，而只是吸取部分，使其降低到适宜的程度即可，这样既可节省吸湿剂的用量，某些药材也不会因过分干燥而造成损耗。使用吸潮剂降低库内湿度时，库房应尽可能地封闭严密，否则，外界潮湿空气不断侵入库内，就达不到降湿目的的。

5. 密封吸湿法   密封吸湿法实际上是一种预防措施，是指利用严密的库房及密封的包装材料，将中药与外界空气隔绝，减少湿气入侵，必要时加入适量吸湿剂，以保持药材在安全水分范围内，免遭霉蛀。但需要注意的是，封前中药含水量不应超过安全水分范围，且无变质现象，否则容易促进霉蛀发展。密封形式可根据药材的性质和数量进行选择，一般传统的密封形式有货架密封、坛缸密封、木箱密封等，对于贵重药材，最好采用要求更高效果更好的无菌真空密封法进行密封。在密封前后，当库内湿度较高，或者因为密封程度不好，外界湿气不断侵入时，可添加石灰、氯化钙、硅胶等吸湿剂来吸湿，或者配合使用除湿机，这样将密封和吸湿结合应用，更能增强干燥防虫防霉的效果。具体密封类型如下。

（1）货柜密封   对于数量不大、价格昂贵、收发频繁的零星药材，可存放在密封的货柜中。这种柜子制作时需严密，缝隙可用牛皮纸或防潮纸与水玻璃加以裱糊，并根据不同品种中药的性能在柜内放置吸湿剂如石灰袋、硅胶等以保持药材的干燥，如存放中药易生虫，可在柜中放置一些樟脑等杀虫剂，防止虫蛀。

（2）小件密封   小件密封一般是指用箱、桶、缸等小容器或密封袋等对中药进行密封，一般适用于体积不太大容易发霉和虫蛀的中药。

①坛缸密封   坛缸密封常用小口坛或大口缸，木盖除双面裱糊外，再用粗布、棉花或橡胶加以衬垫，以防止外界湿气透入，存放时一般先在坛底放入适量吸湿剂，上面放上木架，木架上放好药材，其中木架和吸湿剂间应留有一定的距离，以便空气流通，最后封上木盖。这样存放药材既能吸湿又能防潮，尤其适宜于含水量过高但又不宜曝晒的药材。

②木箱密封   木箱密封需选用对缝紧密的木箱，待充分干燥后，缝隙用油石灰刮平，外层涂上油漆，以防漏气。此法可用于怕潮的中药，尤其是经常需要打开封盖的中药，对于怕热或易熔化的药材也可以用夹层木箱密封存放。

③铁桶密封   铁桶密封是指用各种圆形铁桶或长形铁盒作为容器，并以带橡皮边的箱盖加以密封的储藏方式，具有启闭方便和存放量较大的优点。

6. 通风法   通风法是利用空气自然流动规律使仓库内外空气交换，或利用机械设备使仓库内外空气流通，从而达到调节和控制仓库内空气温湿度的目的。利用通风来调节仓库内的温度和湿度是最简单易行的方法，但要运行得当，才能收到效果。通风的原理主要是依据空气的自然流动是从高压处流向低压处的，这种自然流动的空气被称为气流。通风干燥法便是利用库内外的空气压力差来交换室内外空气，从而达到降低库内温度，带走热量和水分的目的。一般传统的通风法主要有翻垛通风法、自然通风法和机械通风法。

（1）翻垛通风法   翻垛就是将垛底药材翻至垛面，或堆成通风垛，使热量和水分散发，一般在梅雨季节或发现药材含水量较高时采用该通风方法。

（2）自然通风法   自然通风法是利用自然风来降低仓库内温湿度的一种方法，一般选择在外界温湿度适宜时，打开门窗，使仓库内外空气自然流通，从而达到降低库内温度，带走库内热量和水分的目的，是防止药材霉蛀比较普遍有效的方法，该方法具有经济方便，简单易行的优点。一般情况下，只有在库外温湿度对馆内有利的情况下，即库外空气的相对湿度和温度不高于库内的情况下，才能进行自然通风。如果库外相对湿度和温度低于库内，则通风效果最好，一般夏季不适合通风，应关好门窗，以免湿热空气侵入库房，若必须通风也应选择凉爽而干燥的天气进行，凡阴雨天、雾霾天或雨后初晴时，均应严闭门窗。

（3）机械通风法　机械通风是利用机械设备使库房内外的空气得以流通循环的一种通风方式。该通风方式一般不受大气条件和环境的限制，常与自然通风法相结合使用，从而大大提高通风的效果，达到降温降湿的目的，常用的机械设备有电风扇、鼓风机等。

二、冷藏养护法

冷藏养护是指利用制冷设备产生冷气，使药物储藏于低温环境中，以防止中药霉蛀的发生，达到安全储存的目的，是一种常用的养护方法。一般用于中药贮藏的制冷设备有空调、冰箱、冰柜等，贮存时温度不宜设置过低或过高，过低（0℃以下）药材会出现冻结现象进而降低中药的品质，过高（15℃以上）药材便容易发霉虫蛀从而达不到冷藏的目的，一般以 0～15℃为宜。

中药的冷藏最好在梅雨季节前进行，而且药材进入冷库前的含水量必须在安全水分范围内，梅雨季过后才可以出库。如遇梅雨季节从冷库发出，应尽快发货出售，不宜久贮。尽管该养护方法效果较好且适用于大部分中药的储藏，但需要投入的成本较大，所以主要用于贵重药材的储存，特别是易发霉和虫蛀的药材或无其他较好方法贮存的药材，如人参、菊花、山药、冬虫夏草等常用此法。又如哈蟆油容易吸潮生霉，如果用水洗刷，当时虽可除去霉斑，但数小时后仍会回潮，且日晒后变黑，火烘后出现白点，故宜采用冷藏法；苦杏仁如要保持其良好的外观性状和有效成分，可将其干燥后放置于 2～8℃环境下冷贮，并尽可能缩短贮存时间。另外，在夏季温度较高，库房内外温差相差较大时，如直接从低温库房移至库外，药材表面易凝结水珠，引起返潮现象，应引起注意。

三、埋藏养护法

埋藏养护法是指药材埋藏于某种物质中，从而防止外界湿气的入侵，以达到保持药材干燥，防止药材变异的养护方法。

1. 石灰埋藏法　石灰埋藏法适用于肉类和部分昆虫类药材，如刺猬皮、象皮等，因其在夏季稍受潮，便会走油变味，腐烂败坏。因此在储存时可以用大小合适的坛缸或木箱，先用双层纸将药材包起来，注明名称，然后放入，以石灰恰好埋没所贮药材为度，如储存药材数量较少，可以将几种药材放在一起存放，但需注意药材之间的串味。

2. 沙子埋藏法　沙子埋藏法适用于党参、板蓝根、白芷、山药、甘草等少数完整药材，目的是隔绝外界水分的侵袭，防止虫蛀和霉变。一般以缸、木箱作为容器，沙子应充分干燥后使用，可先在容器的底部铺上沙子，再放上药材，再铺一层沙子，再放药材，以此类推。每一层沙子的厚度 4～7cm，其中容器上下和周围的沙子要稍厚些，一般以 7～13cm 为宜，储存容器应放置于干燥通风的地方。

3. 糠壳埋藏法　糠壳埋藏的方法是利用的松软、流动性好且松软的糠壳作为埋藏物料，将药材埋在其中，防止外界湿气的侵入，保持药材干燥，避免虫蛀霉变。如阿胶、鹿角胶等含胶质药材可采用油纸包裹、埋入谷糠中，防止药材的软化或碎裂；党参、当归、白芷等中药可埋入谷糠中不致生虫霉变。

4. 地下室储存法　由于地下室具有冬暖夏凉又不直接受日光照射的特点，且温度相对恒定，因此在地下室存放中药往往可以起到不错的效果。尤其适用于干旱、气候环境较干燥的地区；如遇外界湿度较大，或阴雨连绵时，需配备除湿设备，并定期除湿，以防止中药由于湿度过高而发生霉蛀现象。

地下室储存法适用于绝大部分中药的储藏，尤其是一些怕光、怕热、怕冻的药材，如薄荷、丁香等挥发油含量较高的药材，在地下室储存可避免阳光暴晒而引起中药变色或散气变味。还有柏子仁、苦杏仁、桃仁等含油脂较多的药材，当强光照射或温度过高时，容易氧化分解出现变色、泛油现象，而在地下室因温度较低可避免上述现象的发生。另外，一些用盐加工的药材，如盐肉苁蓉、盐附子等，在空气中容易吸收水分而受潮，或者因为温度过高使盐从药材表面析出，而地下室储存则不会出现这些情况。再比如有些药材特别容易遭虫害或霉菌的侵蚀，如山药、天花粉、党参、甘草等，如果存放在地下室，并严格控制湿度，可使药材不霉蛀。还有一些用蜂蜜加工过的蜜制类中药，如蜜甘草、蜜黄芪，蜜款冬花等，特别容易受到温度和湿度的影响，当它们在地面储存时，由于地面温度较高，往往会出现发软，结块，甚至是黏丝现象，这类药物在地下室储存一般不易出现这种情况。

四、醇闷养护法

醇闷法是利用害虫对乙醇气味的敏感性，在密闭条件下，形成不利于害虫生长繁殖的环境，从而达到防虫害的目的。方法：将广口玻璃瓶灌满95%乙醇，用双层纱布封口，然后置于容器底部，再将药材放入容器中，密封共贮。如无95%乙醇，可用酒来代替，即用酒与中药同贮，利用酒味来防止虫蛀，例如，将人参与白酒共同存放在一起，可以防止人参的虫蛀；大枣与白酒共同储存，可以防大枣生虫发霉。因而该养护法具有适用面广、简单易行、时效性好等优点。此法属于较为传统的方法，现在企业多数已经不再使用。

五、定期拌盘法

定期拌盘法是将中药定期进行搅拌混合，以防止中药发生变异的一种养护方法，该方法常结合拣、簸、筛、扬、淘、洗、刷、剔等手段进行，是较为常用的养护方法，且适用范围较广，一般除矿物类、动物贝壳类和树脂类药材外，其他种类均可使用，尤其适用于淀粉含量丰富的根及根茎类和果实种子类药材。

1. 拌盘方法 拌盘方法一般可分为堆积拌盘法和装袋拌盘法两种。堆积拌盘法是将药材倒入簸箕、盆筐等开口容器中，结合揉捏进行拌和；装袋拌盘法是将药材装在布袋或小麻袋中，药量以袋装容量的一半为宜，最多不超过袋装容量的2/3，否则不利于操作，效果也不好，药材装袋后，将袋口扎紧，然后拉住底部两个角，上下翻转，前后左右水平揉搓，反复数次即可。这两种拌盘方法各有优缺点，堆积拌盘法有利于检查药材的外观质量，对药材的损害程度小，但操作费时，且单个品种拌盘数量不好。装袋拌盘法操作简单方便，效率高，但如果操作不当，容易压碎药材，因此不适合用于花叶类和一些质地脆的动物类药材。

2. 拌盘要求 药材在拌盘时应严格按照拌盘要求来操作，拌盘时动作要轻，以免揉碎药物，同一规格的饮片由于外界因素影响难免会出现整片和碎片的差异，因此在拌盘时尽量拌和搅匀。在拌盘过程中应仔细检查药材的外观质量，发现异常，及时采取相应措施。拌盘结束后应对每次拌过的品种做好记录，以便准确掌握定期拌盘的间隔时间。

中药的拌盘间隔时间一般由药材的类型和气候环境所决定，如易霉蛀的山药、党参、甘草、黄芪等中药，间隔的时间就必须短一些，以5~7天拌盘1次为宜；花叶、全草类中药可10天左右拌盘1次；皮类、茎木类中药可每半个月拌盘1次。另外，药材在梅雨季或温湿度较大的时候，拌盘间隔应适当缩短，而冬季或温湿度较低的时候拌盘间隔可适当延长。

3. 拌盘作用

（1）通过拌盘时的摩擦和碰撞，结合日光曝晒，能有效地消除残留在药材中的害虫虫卵，以防止药材虫蛀。

（2）经拌盘后，可以使同一规格的中药饮片拌和搅匀，防止整片和碎片分配不均。

（3）通过拌盘，结合筛、簸、拣、扬等，可去除屑末尘灰等杂质，使药物更加纯净，还能及时发现异常，采取相应补救措施。

六、对抗同贮养护法

对抗同贮养护法简单说，就是把两种或两类性质完全不同的、彼此之间能够相互产生影响的中药共同贮存，它们之间起到互相弥补、取长补短的效果，以达到共同有效存贮的目的。

其中，对抗同贮通常是利用某种中药所具有的特殊气味为共同贮存的另一种中药起到防霉驱虫的效果，同时后一种中药通过富含淀粉类成分可以吸收前一种中药的多余水分而起到防潮效果。最有代表性的对抗同贮组合就是牡丹皮与泽泻、山药同贮。

对抗同贮养护法是传统养护方法中最能体现古代中药人伟大智慧的方法之一。在中国古代科技水平欠发达的条件下，中国古代中药人所能利用的保管养护手段有限，他们在大量的中药生产、经营、使用等实践中能够观察到利用中药之间的不同性质来相互影响起到良好的养护效果，让我们现代的中医药工作者尤为钦佩。对抗同贮养护法操作简单易行、防霉防虫效果好，实用有效，且具有无污染、无公害的特点，在当今科技十分发达的时代依然有使用，中国古代中药人的非凡智慧依然散发着生命力。

对抗同贮养护法的具体组合有以下几种。

1. 牡丹皮与泽泻、山药同贮防虫保色　泽泻和山药因富含淀粉易被虫蛀；牡丹皮易受潮，其所含有的牡丹酚具有一定的挥发性而易散失，它们若单独存放均会发生相应变质情况。如果把它们放在一起贮存，则情况就有所不同。牡丹皮所含的挥发油或酚类成分具有刺激性气味，能够有效地驱赶害虫，还能抑制害虫的生长繁殖，可以防止泽泻和山药发生虫蛀；而泽泻和山药富含淀粉，它们能够在一定程度上吸收牡丹皮周围的水分，可以在一定程度上防止牡丹皮受潮，也避免了牡丹皮因受潮而导致的霉变等情况。

2. 藏红花防冬虫夏草生虫　将藏红花和冬虫夏草共同密封储存于低温干燥的地方，西红花的浓烈气味可以使冬虫夏草久贮而不易生虫，而西红花容易散气走味。冬虫夏草装箱时，可在箱底放上纸包好的木炭以便防潮。将藏红花与冬虫夏草放置在同一个密闭空间内，既可以防止冬虫夏草生虫，又可以防止西红花的气味散失。

3. 蜜拌桂圆、肉桂保味色　桂圆（龙眼）富含糖类、蛋白质和脂肪，在高温梅雨季节容易发霉、生虫、变色。贮藏时，将晒至干燥不黏手的桂圆放入干净的容器中，并加入适量的蜂蜜搅拌均匀，然后倒入干净的陶瓷罐中密封，并置于阴凉干燥处储存，用这种方法储存桂圆可以安全地度过两个夏天，并且色味完好。这种方法的原理是用黏稠的蜂蜜包裹桂圆后，桂圆外的蜂蜜层起到密封作用，使桂圆（肉）与空气不接触，避免了桂圆（肉）长时间接触空气被氧化、吸潮以及被霉菌孢子感染。另外，桂圆味甜，蜂蜜也是甜味，因而对桂圆的味道没有影响。

贮存肉桂时，可在容器底部放上一碗蜂蜜，然后放一个穿孔隔板，把肉桂放在隔板上并加盖密封，可保肉桂的色、味不变。

4. 大蒜防芡实、薏苡仁生虫　芡实和薏苡仁淀粉含量较多，在贮藏中极易遭虫蛀。如果在药材中加入生大蒜瓣（按20∶1比例匀放），并用纸包好，再在纸上扎些小孔，使大蒜气味得以扩散，就能起到很好的防虫效果。可以说，使用大蒜给富含淀粉的食物防虫是自古以来中国人民民间常用的方法，将其应用在富含淀粉的中药防虫体现了中国人民在生活实践中汲取经验的伟大智慧，也体现了药食同源的理念。大蒜防虫的主要原理是由于大蒜能产生挥发性的蒜辣素，该成分可以起到一定的杀菌、防霉、防虫作用。此外，大蒜还能与土鳖虫、僵蚕、全蝎、斑蝥等虫类药材一起存放，防止其生虫。

5. 细辛、花椒防鹿茸生虫　细辛和花椒均具有刺激性气味，本身就具有较强的驱虫作用。鹿茸属于贵重中药材，易生虫且难保管。如果锯茸后将磨碎的细辛调成糊状，涂抹在鹿茸的锯口、裂缝及边缘处，再烤干并放入撒有细辛的密闭木箱中，存放于阴凉干燥处密封储藏，这样保存下来的鹿角就不会生虫；花椒和鹿茸也可以一起储存，方法是把鹿茸放进盒子里，在盒子的底部铺上一层花椒，封盖存放，这样储存的鹿茸同样不生虫不变色。

6. 生姜防蜂蜜"涌潮"　蜂蜜在夏季容易发酵上涌，俗称"涌潮"。为了防止这种变异现象，可以将生姜洗净，晾干水分，切片后撒在蜂蜜上，一般每 100kg 蜂蜜配生姜 2~3kg 即可，盖严封紧，就可以防止蜂蜜发酵"涌潮"。如果没有提前使用这种方法，即蜂蜜已经产生了"涌潮"现象，同样也可以用生姜压汁滴在蜂蜜中使"涌潮"下降，然后再在蜂蜜上撒放些姜片盖严，存放于阴凉处，仍可防止"涌潮"再次发生。

7. 当归防麝香走气色　取麝香和当归各 0.5~1.0kg，分件用纸一起包好，然后逐件装入瓷罐中，封上盖子，存放于干燥处，这样储存的麝香既不变色也不走味。

有关中药对抗同贮养护的方法还有很多，但无论采用哪种方法，为了保证对抗同贮的有效性，都需要注意以下几点要求：①对抗同贮一定要在药材变质前实施，而不宜在其后进行，这样才能起到良好的防治效果。②对抗同贮过程中如需取药，取后应立即密封，否则将失去对抗同贮的效果。③凡能产生串味的中药，不宜与樟脑、花椒等芳香性中药同贮。④樟脑、花椒等芳香性中药如与其他药材对抗同贮，使用后其有效成分降低甚至丧失，不能入药。

第二节　现代养护法

PPT

中药传统养护法是古代中医药人伟大智慧和实践经验的结晶，现代养护法是对中药传统养护法的继承和发展。现代养护法是相对于传统养护法而言的，其核心在于现代科学技术在中药养护工作中的应用越来越多。这些现代科学技术的水平相比于中国古代有了极大飞跃，因此现代养护方法中的科学技术水平是古代科学技术无法达到的，比如：远红外线、微波、放射线辐射、对气体组成的调节等这些技术是古代人民无法想象的。以现代科技水平为支撑的现代养护法突破了传统养护法的短板和瓶颈问题。举例说明一下：传统养护法中的曝晒法、摊晾法、加热烘干法与地下室贮藏法等是古代人民能够对中药养护温度调节的最高水平，体现了在当时的科技条件下古代人民的非凡智慧，让我们知道古代人民已经知道温度对中药质量有影响，不同性质的中药需要在不同的温度条件下养护，这已经很了不起了。其中，地下室贮藏法是古代人民能够人为控制低温的极限水平。对此，现代养护法的冷藏技术可以养护温度降到 −4~0℃，且常年保持在该温度水平，这就突破了传统方法在温度控制上的极限。除此之外，利用远红外线加热干燥、钴 60 放射线杀虫、无菌真空包装等都是传统方法无法做到的。

现代养护法是在继承古代传统养护方法基础上的创新，是中医药传承创新发展在中药养护工作上的重要体现。当前，就我国中药全产业链的范围来说，传统养护法与现代养护法在不同的生产地区、根据不同的加工要求均有所使用。

一、气调养护法

空气是由氮（78%）、氧（21%）、氩（0.93%）和氖、臭氧等其他气体组成的混合物。其中，害虫及微生物的生存及活动均需要呼吸氧气,中药所含的活性成分与氧气接触亦容易导致氧化反应,因此空气中的氧对药材的变质起着促进的作用。气调养护法是通过改变贮存空间内空气中的气体组成,有意地降低氧的含量,造成中药贮存空间处于低氧状态,抑制害虫及微生物的呼吸作用,从而达到防霉除虫的效果。

(一) 气调养护的工作原理

气调养护法的核心原理是降低贮存空间内的氧气含量来达到防霉除虫的效果,具体方法有气体置换法和降氧法。

气体置换法是将药材置于密闭的空间内,将空间内空气抽出的同时充入一部分其他气体以置换原有的氧气,从而达到降低氧气含量的效果。用于置换氧气的其他气体通常为氮气或二氧化碳气体。此外,降氧法也是一种有效的防霉除虫法,可分为主动降氧法和被动降氧法。主动降氧法是在密闭空间内放置脱氧剂以加速消耗贮存空间内的氧气等降氧方法,有效地降低氧气含量,以达到抑制空间内害虫和微生物的呼吸作用的操作过程;被动降氧法是指将药材放置在密闭空间内,不采取任何操作,随着密闭空间内害虫和微生物的呼吸作用而消耗密闭空间内有限的含氧量,使空间内氧气含量降低的方法。

(二) 气调养护的防霉杀虫效果

气调养护能灵活调节库内气体成分,充氮降氧使库房内充满98%的氮气,而氧留存不到2%,使害虫缺氧窒息而死,以达到控制害虫和霉菌的目的,保证库内贮存物不发霉、不腐烂、不变质。实验表明,在无氧条件下,经过48小时后,米象、长角谷盗、拟谷盗及锯谷盗等害虫全部死亡。氧浓度降至约2%可使谷象死亡,降至1.7%时可使拟谷盗死亡;若含氧量达4%以上时则杀虫效果即大为减低。鉴于此,根据库房情况可选用下述方法:①将100%二氧化碳或氮气充满至整个库房内;②用直接引入法将二氧化碳浓度增至30%~70%;③用惰性气体发生器将氧浓度降低到1.5%~1.7%,均可达到防虫防霉的要求。

(三) 气调养护法的优点

1. 充入的气体安全、无污染　气调养护法采用的置换气体一般为氮气和二氧化碳,二者均为无臭、无味、无毒且安全稳定的气体。其中,氮气是惰性气体,化学性质稳定,难溶于水,不易与中药的化学成分发生反应。二氧化碳对生物的呼吸有抑制作用,当二氧化碳浓度在20%以上时即可产生防虫效果,当二氧化碳浓度提高到40%~50%时,霉菌的生长会受到强烈抑制而很难生长,害虫会迅速死亡。同时,中药本身的呼吸作用也会显著降低,因而对药材的泛油、变色、变味等变质起到抑制作用。

2. 保养效果好,适用范围广　气调养护法是通过改变贮存空间内的空气组成,而不采取其他的防霉除虫的操作,不使用与中药发生接触的物质,因此不会对中药产生任何物质残留和污染。气调养护法对不同质地和成分的中药均可使用,还在国内外已广泛应用于粮食、食品、蔬菜、水果等的贮存保鲜。这种方法操作灵活,使用范围可大可小,对大到数十立方米的药垛,小到数升的药袋均能适用。

3. 经济成本低　气体的价格低、设备及材料价格低

(四) 关键技术:密闭、降氧

1. 密闭技术　开展气调养护的基本条件是密闭。不具备对气体密闭的仓容或其他的贮存容体(如塑料薄膜罩帐)都无法使气调养护顺利进行。首先我们要搞清密封与密闭之间的区别。从性质上讲,密闭比密封严格得多,两者在要求上有区别。密闭包含了密封的内容,但密封并不等同于密闭。如一般用于养护中药的密封库或贮存容器不能密封气体(通常也没有必要提升成本做到对仓库内外的气体进行密封),因而对气体不具有密闭的性能。因此我们把气调养护的密封形式称之为"密闭",以便与一般所

指的密封相区别。

气调的密闭方式主要分地下和地上两种形式。从操作方式上，地上密闭要比地下密闭更加容易操作，因此目前国内多采取地上密闭法。地上密闭形式按根据密封材料的性质又分为硬质结构和软质结构。在药材系统，软质结构目前多用塑料薄膜罩帐，硬质结构是将库房改建为气调密闭库。以下分别介绍。

（1）塑料薄膜罩帐　也称为塑料帐，由于所采用的塑料薄膜质地柔软被称为软质仓。采用这种密闭方法气调养护中药，简便易行，具有投资少、方法简单、收效快等特点。但缺点是塑料薄膜质地柔软，容易被尖利物品划破而导致漏气，因而不耐用。

①薄膜选择　供作气调养护的塑料薄膜需要满足一些基本要求：一要具备对 O_2 和 CO_2 的密闭性能高，透过率小，透湿性小；二要采购价格低，结实耐用以减低成本；三要搭建罩帐方便易操作。如聚氯乙烯（PVC）层压薄膜，厚度 0.3mm，不透气、不渗水，耐腐蚀抗压力抗拉力强，较为经济，便于制帐。

②罩帐制备　制帐时首先根据货垛体积计算薄膜用量，一般 $100m^3$ 的药材堆垛做一个罩帐（六面密闭），约需薄膜77kg。裁料时，罩帐的长、宽、高应比药材堆垛各大出 30 ~ 50cm。将材料裁成三幅（一主二副），主幅包括前、背、顶面，左右两面为侧幅，这种下料方法能节省材料，减少制作时的热合焊接部位，接缝处越少越有利于保持密闭性能。因塑料薄膜可能存在微小孔洞或沙眼，运输过程中可能受到损伤，故下料时须仔细对光检查以避免出现漏洞。然后，再用高频热合机热合成帐。在操作中要严格掌握热合温度，材料焊接位置适当，热合时间适宜，避免出现漏气。聚氯乙烯薄膜的热合温度为 140 ~ 180℃。根据气调及管理的需要，在罩帐离地面1m处热合一个充气口，配直径 3cm，长 10cm 的塑料软管。还应选择适当位置设热合测气口、测温测湿的接线柱以及查药口等。制作充 CO_2 的罩帐，在对罩帐面的下侧和帐顶上焊接塑料薄膜筒供抽气、排气用。罩帐底部四个边角处焊接热合一块直角三角形薄膜，以便罩帐下缘平铺地面，利于密封，制成后仍应检查是否漏气，对漏气处仍要焊补。

③密封堆垛　对药材堆垛的密封分为六面密封和五面密封。前者有薄膜铺底，后者直接将罩帐与地面接合密封。

六面密封：所谓六面就是在正方形堆垛的前、后、左、右、上、下留个方向均有塑料薄膜，特别是底面也做塑料薄膜，这与五面密封相区别。由于货物堆垛需要压在底面塑料薄膜上，货物外包装的材质及重压底面的塑料薄膜、底面棱角受到货物挤压后刺破薄膜，均容易使薄膜破损而导致漏气，因此首先要在地面或垛底铺一层软质材料垫底，以防止堆垛时将薄膜底穿破。货垛堆码要求牢固、严密、紧实，并按上、中、下不同位置事先埋好热敏电阻，堆垛上层埋上测湿用电阻将导线引出垛外。将药材堆垛后，还应对质硬不平的筐、箱、篓等药材包装用软质物料将其覆盖，包装箱的直角边处也应用软质物料覆盖，以防抽气时包装将罩帐扎破。然后罩上罩帐，将测温测湿导线与罩帐上的接线柱连接，备用热合夹将罩帐下缘和底部热合焊接牢固，从而形成对堆垛的密封。最后将抽气口、测气嘴、充气管等反折夹紧或直接使用胶塞堵塞，从而完全闭气。

五面密封：是指只在正方形的堆垛的除底面外的其他五个面做塑料薄膜，底面不设置薄膜，四周的薄膜直接与地面密封而形成密闭空间。因底面不用塑料而是四周的罩帐材料直接与地面连接，因此对地面就要求较严格，一定要水平光滑以便与塑料薄膜粘合后有一定气密性。五面密封对药材堆垛的罩帐方法及罩帐过程中的注意事项均与六面密封相同。五面帐与地面接合密封的方法有粘贴法、压合法和粘贴与压实相结合的三类方法。

以上两种堆垛密封法各有特点：六面帐密闭性好，但耗费薄膜材料较多，需要搬运大量货物因此耗费大量搬运工作;五面帐密闭性因薄膜材料与地面直接连接,容易导致密封性不严,但由于少用了地面薄膜而节省材料,不必搬运货物而节省人力,简单易行。五面帐若操作严密仔细,能够做到气密性好,同样能达到气调养护的较好效果。

(2)气调库 气调库不再是塑料罩帐那种简易的具备密闭功能和调气、测气等功能的装置,而是一种专门用于气调养护的仓库,投资较多,是长期使用的固定大型设施。气调库的功能强大,是当今最先进的保鲜贮存方法,可用于对粮食、新鲜果蔬、中药材的干品和鲜品等物品的保鲜贮存,它是在冷藏的基础上,增加气体成分调节,通过对贮藏环境中温度、湿度、二氧化碳、氧气浓度和乙烯浓度等条件的控制,抑制果蔬呼吸作用,延缓其新陈代谢过程,更好地保持果蔬新鲜度和商品性,延长果蔬贮藏期和保鲜期(销售货架期)。通常气调贮藏比普通冷藏可延长贮藏期 0.5 ~ 1 倍;气调库内储藏的果蔬,出库后先 从休眠状态苏醒,这使果蔬出库后保鲜期(销售货架期)可延长 21 ~ 28 天,是普通冷藏库的 4 ~ 5 倍。

气调库的组成主要由库体、制冷系统、气体调节系统、温湿度调节系统、气体循环系统、气体成分测量系统及压力平衡系统等。

气调库的构造:

①制冷系统 气调库的日进货量较大,一般为库容量的 10% ~ 20%,且降温时间不超过 24 小时,因此,制冷压缩机的冷量选择比普通高温库要大,一般按 100 ~ 150kcal/t(标准工况下)左右选择。对于 2000t 以上的气调库一般应设预冷问,以减轻气调库的负荷。为了防止库内储藏果蔬在储藏期的干耗,气调库内传热温差要小(一般为 6 ~ 8℃,或更小为 2 ~ 4℃),才能减少在蒸发器上的结霜、凝露,从而保证较高的稳定的相对湿度。冷风机的热交换面积都比通常的冷库大,一般按库房面积与冷风机热交换面积之比为 1∶3 ~ 1∶3.5 选配冷风机,库内空气循环次数控制在 20 ~ 60 次/时。冷风机安装的高度距库顶留有 200 ~ 300mm 的空间,供液方式宜采用上进下出的供液方式。

②库体 一个良好的库体结构主要是用于保证气密性要求,具体包括以下几个部分。

A. 气密层的施工气密层的施工方法有整体式隔气与局部贴缝式隔气。整体式隔气主要用于土建气调库,是用连续的气密层覆盖围护结构所有内表面;局部贴缝式隔气主要用于装配式气调库,是在夹心彩钢板拼装的接缝处涂密封胶并在外粘贴隔气材料。

B. 气密层施工前预处理,在气调库气密层施工前的预处理工作主要包括清除表面的不平整、凹坑、裂缝;清除表面污物、灰尘。

C. 进出管线的处理库房进行气密层施工时,把气密材料直接敷设在管路连接件在库内侧的金属板上,即可保证库房的气密性。而对于装配式气调库,可将管线通过库板处设计成弹性密封,如用国产硅胶填实,以免管线过墙时造成气密层破坏。

D. 气调库围护结构的气密材料应符合一定的要求,如气密性好,材质均匀密实,有足够的机械强度和韧性,可连续施工,易粘结,易检查,易修复,抗老化,耐腐蚀,抗微生物,无异味等。可用作墙、顶板气密层的材料有:钢板、铝合金板、铝箔沥青纤维板、铝箔沥青胶合板、玻璃钢、塑料薄膜、塑料板等,但是目前应用比较广泛的办法是在防潮层外用聚氨酯现场发泡,它既能隔热又有气密作用,并且施工补漏都很方便。

③气体调节系统 气体调节系统主要是使用前面所述的气体调节方法,维持库内较低 O_2 浓度(一般为 2% ~ 5%),较高的 CO_2 浓度(达 2% ~ 10%)和很低的乙烯含量(最高允许值为 0.3%),来保证食品的生理代谢维持在很低的水平,同时又不发生生理毒害和病害,以达到使食品在储藏间期内保持很好的使用价值的目的。

④湿度控制系统　由于果蔬气调储藏期限较长（通常为普通储藏时间的 1.5~2 倍），果蔬水分蒸发较高。为了抑制果蔬水分蒸发，要求气调冷库中相对湿度高于普通冷库的相对湿度。对气调库的加湿可采用如下三个方案，将这三个方案综合设计及应用，能充分保证库内相对湿度在 90% 以上。

A. 采用加湿器循环加湿方法。在玻璃钢水箱内安装一台高压潜水泵，水泵由高压软管与各库加湿器连接，加湿器溢流回水管接到水箱循环系统。各库的加湿通过电磁阀根据库内湿度传感器来自动控制加湿器的开关。

B. 库内冷风机回水箱内常年维持 10~20n 瑚水位，通过冷风机的送风系统，增加库内湿度。

C. 地面设计均匀自动加水系统，使地面常年维持一定的水位，减少湿度的损耗。

采用各种测量仪器随时检测库内温度、湿度及各种气体成分，各参数被输入到计算机系统进行有效分析，并指令各系统运行。自动控制是目前气调库标准化的实现目标。采用完全自动化控制系统对果蔬气调冷藏具有重要意义。控制系统主要包括氧气测量、二氧化碳测量、多点温度测量、相对湿度测量、制冷剂漏报警、检测参数误差报警、库门开启报警、分析仪器标准、数据打印机储存、通风换气控制、充氮控制、净化 CO_2 控制等。

⑤压力平衡系统　气调库是一种密闭式冷库，当库内温度升降时，其气体压力也随之变化，使库内外形成气压差。据资料介绍，当库外温度高于库内温度 1℃ 时，外界大气将对围护库板产生 40Pa 压力，温差越大，压力差越大。为消除压力差，通常在气调库上装置有平衡袋和安全阀，以使压力限制在设计的安全范围内。国外推荐的安全压力数值为 ±190Pa，在库内外压差大于 190Pa 时，库内外的气体将发生交换，为减小压差，防止库体结构发生破坏，应平衡库内外压力。

气调库的经济管理：

气调库的建造价格要比普通保鲜冷库高，因为多了一套气调设备，在这里要特别指出的是一般一个冷库工程只需要一套气调设备就行，也就是说无论该工程有几间冷库，库温是否相同只需要共用一套设备。因此气调保鲜冷库越大，单位造价就越低。比如：1500 立方气调设备，手动控制的造价约 22 万，其中不包括乙烯水果（猕猴桃、芒果、哈密瓜等）增加乙烯脱除设备及物流费用，而 500 立方的约 17 万。因此也说明，气调密闭库是一种大型的气调设施。气调密闭库从综合经济效益来说，一般微小型冷库建设不适宜采用气调库。由于货物整进整出，气调保鲜冷库其不错的密封性和保温性，设备不用常年一天 24 小时运营。货物需要经常出入的也不建议采用气调库。和传统的保鲜冷库相比，气调保鲜冷库的前期投资比传统保鲜冷库多，但在后期运营上，气调保鲜冷库更节能，节省运营成本。

气调库的优越性体现在以下几个方面：

a 气调保鲜贮藏库属于高温库的范畴，被保鲜的食品不会结冰，保留食品原有的新鲜度和风味不变，营养也不会丢失，且安全环保，无污染；

b 在相同的保鲜品质和温度条件下，气调保鲜贮藏库的保鲜时间是普通冷库的 3~5 倍，有些食品甚至可达数十倍，是冷库所无法比拟的；

c 气调保鲜贮藏库运行温度在 0~12℃，比普通低温冷库（运行温度 -25~-18℃）高 18~37℃，在相同的保鲜时间内，气调保鲜贮藏库的电耗远远小于普通冷库；

d 气调保鲜贮藏库采用惰性气体隔离空气，可以有效抑制食品细胞的呼吸而后成熟，不仅延长了保鲜时间，而且增加了食品出库后的货架期，使食品出库后在较长时间内新鲜销售成为可能；

e 气调保鲜贮藏库采用了气体成分和浓度调节控制技术，不仅可以有效抑制 C_2H_4 等催熟成分的生成和作用，而且具有降氧、调炭、抑菌、消除农药毒副作用的功能；

f 气调保鲜贮藏库采用了加湿技术，不仅可以保持食品自身的水分不会丢失，而且使食品的色泽、质地都不会改变，既减少了食品的储存损失，又保留了食品原有的品质。

g气调保鲜贮藏库采用了现代化机电控制技术，将先进的自动化控制设备及网络传输技术与传统机电产品相结合，使系统具有了可靠性、经济性、合理性、先进性及远程控制性能的特征，将会很快成为现代食品保鲜贮藏的主流技术。

2. 降氧技术 降氧技术是指采用充氮降氧、充二氧化碳降氧和自然降氧等方法，改变密闭空间中的气体组成，使氧浓度降低至一定水平，抑制微生物及害虫的呼吸活动而达到防霉杀虫的养护效果。降氧是气调养护的中心环节，也是施行气调养护的基本手段。目前采用的降氧方法主要有以下几种。

(1) 充氮降氧 氮气是一种惰性气体，无色、无臭，比重0.976，难溶于水，化学性质稳定。以氮气或以氮气为主进行气体置换，将氧浓度降至低限，以至临近绝氧状态，是气调养护的常用方法之一。

①充氮降氧的技术指标

a. 气体指标：密闭空间内的氧浓度是降氧的主要指标。随着密闭空间内的氧浓度的降低程度不同，则害虫抑菌的效果也有所不同。一般氧浓度在8%以下能防虫，2%以下能使害虫脱氧窒息死亡，1%以下能加快害虫死亡速度，0.5%以下可以杀螨和抑菌。

b. 温度指标：低氧致死仓虫是有温度要求的。因为仓虫是一类变温动物，当环境对它不适应时，能发生兼性休眠，在它越过不良环境后能增加抗逆性能。据报道氧浓度3.1%，温度分29.9℃和20.8℃不同，赤拟谷盗的致死率依次为100%和15.3%，说明温度相差使效果相差很大。一般认为，氧浓度2%以下，温度应在25~28℃才具有可靠的杀虫效果。

c. 湿度作用：湿度过高，会降低杀虫效果；反之，则增强杀虫效果。如氧浓度为2%，温度30℃，密闭48小时，相对湿度分别为52%和100%（即饱和湿度），玉米象成虫致死率分别为100%和5%。

d. 时间要求：低氧环境配合温、湿度的作用，还必须以一定的时间作为保证，否则仍然达不到致死仓虫的养护效果。如氧浓度2%，温度25℃，赤拟谷盗、烟草甲虫3天全部死亡，咖啡豆象4天全部死亡，玉米象5天全部死亡，从而说明时间对不同虫种的致死作用。

e. 不同虫种的抗逆表现：按虫种对低氧的适应性程度不同，常见仓虫的死亡时间，从短到长一般顺序是米扁虫<锯谷盗<咖啡豆象<玉米象<谷蠹<烟草甲虫<白腹皮蠹<赤拟谷盗等。因此，在使用气调养护中，应根据危害药材的不同虫种，区别密封时间的长短，在同时存在致死时间长短不同的品种时，应以致死时间长的虫种决定密封时间。

综上所述，降氧浓度及相关因素的指标应为：当氧浓度为8%以下时，能有效地防止仓虫的产生；当氧浓度2%以下，温度25~28℃，密封时间15~30天，对于全国大部分地区，可有效地杀灭幼虫、蛹和成虫。

②氮气的来源 氮气来源有两种：一是使用氮气瓶，二是使用制氮机产氮气。

首先，我们介绍一下氮气瓶。氮气瓶是指将氮气经压缩后装入无缝钢管制作的钢瓶，属于永久性气体气瓶。钢瓶容量一般为2L、4L、8L、10L、40L等，40L这样大的在需要这些气体的工厂使用，其他的这些比较小容量的一般用在实验室里。钢瓶的颜色为黑色，字体颜色为黄色。

接下来，我们来了解一下制氮机。制氮机是指以空气为原料，利用物理方法将其中的氧和氮分离而获得氮气的设备。它是以碳分子筛（CMS）为吸附剂，采用常温下变压吸附原理（PSA）分离空气制取高纯度的氮气。通常使用两吸附塔并联，由进口PLC控制进口气动阀自动运行，交替进行加压吸附和解压再生，完成氮氧分离，获得所需高纯度的氮气。工业上应用的制氮机有三种类型，即深冷空分法、分子筛空分法（PSA）和膜空分法。

a. 深冷空分制氮 深冷空分制氮是一种传统的制氮方法，已有近几十年的历史。它是以空气为原料，经过压缩、净化，再利用热交换使空气液化成为液化空气（简称液空）。液空主要是液氧和液氮的混合物，利用液氧和液氮的沸点不同（在 1 个大气压下，前者的沸点为 - 183℃，后者的为 - 196℃），通过液空的精馏，使它们分离来获得氮气。深冷空分制氮设备复杂、占地面积大，基建费用较高，设备一次性投资较多，运行成本较高，产气慢（12 ~ 24h），安装要求高、周期较长。综合设备、安装及基建诸因素，3500mm³/h 以下的设备，相同规格的 PSA 装置的投资规模要比深冷空分装置低 20% ~ 50%。深冷空分制氮装置宜于大规模工业制氮，而中、小规模制氮就显得不经济。

b. 分子筛空分制氮　以空气为原料，以碳分子筛作为吸附剂，运用变压吸附原理，利用碳分子筛对氧和氮的选择性吸附而使氮和氧分离的方法，通称 PSA 制氮。此法是七十年代迅速发展起来的一种新的制氮技术。与传统制氮法相比，它具有工艺流程简单、自动化程度高、产气快（15 ~ 30min）、能耗低，产品纯度可在较大范围内根据用户需要进行调节，操作维护方便、运行成本较低、装置适应性较强等特点，故在 1000mm³/h 以下制氮设备中颇具竞争力，越来越得到中、小型氮气用户的欢迎，PSA 制氮已成为中、小型氮气用户的首选方法。

c. 膜空分制氮　以空气为原料，在一定压力条件下，利用氧和氮等不同性质的气体在膜中具有不同的渗透速率来使氧和氮分离。和其他制氮设备相比它具有结构更为简单、体积更小、无切换阀门、维护量更少、产气更快（≤3 分钟）、增容方便等优点，它特别适宜于氮气纯度≤98% 的中、小型氮气用户，有最佳功能价格比。而氮气纯度在 98% 以上时，它与相同规格的 PSA 制氮机相比价格要高出 15% 以上。

③气体置换技术

a. 塑料帐的气体置换　通常采用"先抽后充"的方法。即先用吹尘器的反向作用或真空泵将帐内气体抽至薄膜紧贴药材货垛，开机检查是否漏气，然后再充入氮气，充至薄膜胀满为度。若用于防虫，氧浓度宜在 8% 以下。当未达到指标，应重复数次抽气和充气，直到符合标度；每次重复抽、充气时，应有一间歇时间以利帐内气体渗和平衡，提高置换效率；每次充气胀满罩帐后，停止充气，同时用测氧仪器测试氧浓度。若用于防虫，氧浓度至少应在 8% 以下；若用于杀虫，氧浓度应在 2% 以下，达到要求以后就封闭气管，进入管理阶段。充气达到的低氧浓度还应小于指标，如氧浓 2% 的指标，应降至 1.5% 以下。因气体充帐后，有一个渗和平衡过程，反之，渗和稳定后就会超标而达不到养护要求。气体渗和平衡需要的时间，一般薄膜罩帐需 1 ~ 2 天，小型密封库 2 ~ 3 天。

b. 密闭库的气体置换　由于气调密封库系硬质结构建筑物，空气分子运动与地球重力场（吸引力）综合产生的大气压力，在库外大气和库内气体之间的不平衡中，库内过高的正压会使库房崩裂，库内过低的负压也会使库房塌垮，因而不能任意抽气和充气。与塑料帐的气体置换不同，密闭库通常采用"先充后抽"，比例限量 10% ~ 15% 的方法保持一次平衡。即按库内空间先充气 10% ~ 15%，再抽气 10% ~ 15%。反复充抽气平衡，逐渐把库内氧浓度降低，直至达标为度。根据先充后抽的原则，充气可先于 5 分钟，每抽气 1 小时后停止 5 分钟。使用吸尘器抽气率为每小时 100 ~ 120m³。

检查库内正负压的简单做法是在测气的小胶管口上，涂以能产生气泡的液体（如肥皂水），正压时就会产生气泡，当平衡转入负压后，则气泡消失。这种气体置换方法，据用"U"形曲管压差表测试，充气的正压可在 0.39kPa（40mmH₂O）以内，抽气平衡以后，可到 - 0.10kPa（ - 10mmH₂O）的负压，正负压之间的差值为 0.49kPa（50mmH₂O）以内若建筑结构与该密闭差有别，应随它承受压力的强弱，增减正负压差，进行库内的气体置换。这种气体置换方法，经反复实践证明是安全可靠的。提高密封库气体置换比例的条件主要是：①密封库必须气密性好，从而使气体渗漏小；②充气和抽气之间，应在相反的方向、不同层次进行，并在库内分设充、抽气导管，变换充、抽气的不同位置，从而使气体渗和快；③提高对制氮机的操作水平，使生成气含氧指标为 0.2% ~ 0.5%，以确保充气效果良好。

（2）充二氧化碳　二氧化碳为无色、无臭气体，比重1.53，比空气重。在温度20℃时，1体积水能溶解0.88体积的二氧化碳。二氧化碳在高压或低温下为无色液体或白色固体。当二氧化碳浓度高到40%～50%时，霉菌就会受到抑制而很难生长，害虫就会很快死亡，药材呼吸强度也会显著降低，因而对药材防霉、杀虫以及防止泛油、变色、变味等都能起到良好的作用。

①二氧化碳的来源　可分工业产品二氧化碳钢瓶和二氧化碳自制发生器，中药材养护则使用钢瓶装二氧化碳液化气体，纯度99.7%，用于薄膜罩帐内。

②充二氧化碳防治仓虫的技术指标　高浓度二氧化碳是防治仓虫的主要因素。此外，还需要温度、湿度及时间三者的密切配合。a. 防虫指标：防虫的二氧化碳浓度应在20%以上。如：款冬花和白芷在二氧化碳浓度由38.6%降至15.8%时，温度随自然波动在26.5～33℃间，相对湿度88%～93%；菊花在二氧化碳浓度由33.2%降至25.6%时，温度在25～35℃，相对湿度在68%～95%；地龙和土鳖虫在二氧化碳浓度由44%降至20%时，温度在26～35℃，相对湿度在77%～93%等情况下均未发生虫害，收到了良好的防虫效果。b. 杀虫指标：如果需要有效地杀灭幼虫、蛹和成虫，二氧化碳的浓度指标35%以上，温度25～28℃，密封时间15～25天。

③气体置换方法　用吹尘器的反向作用或真空泵先抽出帐内气体，在薄膜紧贴堆垛后，再灌注液化二氧化碳进行气体置换。当二氧化碳浓度达到35%以上时，即停止灌注，一般2天以后，帐内二氧化碳就可渗和平衡。如罩帐密闭性能不强，或密封时间过长，应补充灌注二氧化碳。二氧化碳用量：薄膜罩账密闭药材堆垛100m³，一般需要二氧化碳30～40m³。在充气时，当钢瓶温度下降至沸点-78.2℃以下，则不能一次气化，留存1/3在钢瓶内，此时可关闭阀门，待以后使用。在充二氧化碳过程中，要严格遵守操作规程，防止高浓度二氧化碳中毒（上述密封库启封后，氧浓度不到18%，不宜入库操作）。

④充二氧化碳降氧养护中药的效果　相比充氮降氧法，填充二氧化碳来降氧的防虫、灭虫效果亦很好。这种气调法贮存药材可分三个阶段：第一阶段为杀虫。在密封塑料帐幕内，二氧化碳含量控制在45%以上，含氧量在8%以下，封存7天，害虫可全部死亡。第二阶段为预防及根治。继续填充二氧化碳，保持上阶段的气体浓度约40天，可杀灭留存的虫卵和幼虫。第三阶段为封存保护。气体浓度可适当放宽，二氧化碳含量在22%以上，氧含量在15%以下，约贮存3.5个月，可防止害虫的再污染及霉变发生。

（3）自然降氧　所谓自然降氧是在密闭的条件下，利用中药本身、微生物、仓虫等呼吸作用使密闭空间内的含氧量下降，二氧化碳上升，造成霉菌和害虫在缺氧状态下害虫窒息死亡，微生物受到抑制，从而达到安全贮存中药的目的。采用这种方法养护中药，投资少，方法简便，不仅能防虫防霉，也能达到良好的杀虫效果。

自然降氧法主要用于防虫蛀及发霉，有的也能用于杀虫和防止泛油等变质。养护对象以植物类、新采集药材、种子果实类药材为主。防虫的氧浓度在8%以下，杀虫的氧浓度为2%～4%。

自然降氧仅用于药材货垛的薄膜罩帐密封。以六面帐密封效果为佳，密封4～6天氧浓度可降至12%～14%；密封15～20天氧浓度可降至3%～5%；密封40～60天氧浓度达到1.2%～2%，从而达到杀虫、防霉的养护效果。

自然降氧法因养护对象和密封环境条件不同，产生的降氧速度和浓度有很大差异，其规律及原因是：①植物类药材比动物类药材降氧快，植物药材中的果实和种子（包括有的种仁）由于胚呼吸耗氧强烈，比其他植物药材降氧快。②新药材因呼吸作用强，比陈药材降氧快。③含挥发成分药材比其他药材的降氧速度快。④含水量高的药材比含水量低的药材降氧快。⑤密封体积内，温度高、湿度大比温度低、湿度小的降氧快。

以上说明，自然降氧的养护对象，以植物药材、新药材、果实和种子类药材为好。自然降氧的具体方法和要求，以六面帐的密封效果好，罩帐密封药材堆垛以后，先抽气使薄膜紧贴堆垛，使其自然降氧。制帐、罩以及密封、抽气等具体操作方法如前述。

（五）气调养护的管理技术与注意事项

要做好气调养护，密闭是基础，降氧是中心，管理是气调养护的根本保证。在气调养护工作中，需要做好以下几项工作。

1. 查漏　在气调管理中要做到密闭就要时刻保证薄膜罩帐的完整性。在日常生产中的一些不经意的操作或鼠害等均容易造成薄膜罩帐漏气。凡发现有漏气之处，应立即将其补妥。如气体指标达不到养护要求，还应补充氮气或二氧化碳。安装在密封库门和门框之间的充气胶管圈，也应经常检查。若漏气变软，阻气不严，应补充气，使其保持密封性能。

2. 测气　一是检测含氧量，二是各气体成分的含量是否符合预定标准。一般在充气时的测气是为了使含氧量和达标而进行的，管理中的测气是为了保持指标而进行的。充气时的测气只发生在当时，而管理中的测气，则经常定期地进行，直至养护结束。气调初期，应每天一次；气体稳定以后，可 3~7 天一次定期进行。在管理中，被检测的主要气体成分，除正常地自然增减外，都应仔细检查漏气原因，及时采取措施。

3. 测水分　水分是药材中最不稳定的成分。含水量高的药材，会使密封货垛内湿度增大，有利于微生物生长繁殖，严重则造成药材"冲烧"变质。因此，气调养护的药材水分含量应在安全范围内。为了掌握药材水分含量的变化，气调密封之前和启封以后，均应进行药材水分的测定，以便及时采取技术措施。

4. 测温度和湿度　在气调管理期间必须系统地观察药材密封罩帐或库房内外温湿度的变化，认真做好记录。分早、中、晚定时观察，得出日平均温湿度，以及温度的最高和最低值的变化。

5. 预防结露　在气调养护药材管理期间，薄膜罩帐内壁，因温湿度变化而出现的水气凝结现象，称之"结露"。在我国南方地区尤易产生。当露水积聚过多而不能消散时，就会浸入药材，引起局部霉烂变质。按结露的状况不同，又可分为可逆性结露与不可逆性结露两种。预防方法：①密闭养护的药材含水量应较低；②防止温度的急剧变化；③避免在室外气调养护药材；④在空气相对湿度低时密封；⑤在结露前抽出帐内过湿气体，充入较干燥的气体。

针对上述内容，目前气调库通常配备自动检测控制系统，对上述的内容进行综合管理。气调库内检测控制系统的主要作用为：对气调库内的温度、湿度、氧气、二氧化碳气体进行实时检查测量和显示，以确定是否符合气调技术指标要求，并进行自动（人工）调节，使之处于最佳气调参数状态。在自动化程度较高的现代气调库中，一般采用自动检测控制设备，它由（温度、湿度、氧气、二氧化碳）传感器、控制器、计算机及取样管、阀等组成，整个系统全部由一台中央控制计算机实现远距离实时监控，既可以获取各个分库内的氧气、二氧化碳、温度、湿度数据，显示运行曲线，自动打印记录和启动或关闭各系统，同时还能根据库内物料情况随时改变控制参数。中央控制计算机采用 Windows 界面，使用操作人员可以方便直观地获取各方面的信息。

二、干燥技术对于传统方法的创新

与传统干燥技术相比，现代干燥技术运用的远红外加热和微波加热技术的科技含量更高，这种技术远远超出了古人对于科技的认知水平；现代干燥技术相比传统方法的依靠阳光的热能、利用火力烘烤、使用吸潮材料等方法更加节能环保、节省人力、干燥效率更高、不受自然因素限制等优点。因此，现代干燥技术是对传统养护技术的继承和创新。

现代干燥技术并没有取代传统干燥技术，二者因其适用范围不同在当今中药商品的不同领域均有所应用。传统干燥技术因其操作方法简便易行，且是种植药材的农民在粮食及农作物生产中积累了许多干燥经验，因此在中药材的采收和产地加工等大规模生产领域应用广泛。现代养护技术的生产效率高，技术要求高，比较适用于流程化、工厂化操作企业生产中使用。

（一）远红外加热干燥养护

1. 原理 远红外加热干燥（dryness with distant infrared）远红外加热干燥的原理是电能转变为远红外线辐射中药，被干燥物体的分子吸收后产生共振，引起分子、原子的振动和转动，导致物体变热，经过热扩散、蒸发或化学变化，最终达到干燥灭虫之目的。药材、饮片及中成药均需要干燥，干燥则要消耗大量电能，采用远红外干燥可以节电 20% ~ 50%，效果较好。

2. 构造特点 红外线介于可见光和微波之间，是一种波长为 0.72 ~ 1000nm 范围的电磁波，一般将 5.6 ~ 1000nm 区域的红外线称为远红外线，而将 5.6nm 以下的称为近红外线。目前用作辐射远红外线的物质主要是由金属氧化物如氧化钴、氧化锆、氧化铁等混合物构成，用这些物质制成的远红外辐射元件能产生 2 ~ 15nm 以上直至 50nm 的远红外线。产生高温可达 150℃。可用作远红外辐射的元件虽然型式很多，但一般是由三大部分构成：金属基体或陶瓷基体、基体表面涂覆的辐射远红外线的物质层及热源。由热源发出的热通过基体传递到远红外辐射物质层，然后在涂覆层的表面辐射出远红外线。辐射元件依据形状区分有三种，即管状、灯状和板状。至于远红外线加热烘道的设计，取决于很多因素，诸如要考虑被加热物的形状、大小、元件类型、功率、温度、距离、加热时间等。

3. 应用效果及优点 利用远红外线对原药材、饮片的烘干，对丸散膏丹等的脱水干燥及糖衣片的烘干以及药瓶的干燥消毒等都得到了良好的效果。远红外干燥与日晒、热烘或电热烘烤等法比较，具有如下优点：

（1）干燥快 因为远红外线加热干燥对于中药的脱水效率高，因此干燥时间一般为近红外干燥的一半，为热风干燥的十分之一。物料内部温度上升极快。例如热风干燥饮片为 6 ~ 8 小时，水泛丸为 6 ~ 10 小时，而还红外干燥分别只需 10 ~ 20 分钟及 16 ~ 20 分钟。又如电热烘箱（箱内温度 80℃）对饮片女贞子、党参干燥 20 分钟，脱水率分别为 5.05% 和 5.78%；而用远红外线烘箱干燥 10 分钟，脱水率分别为 6.55% 和 4.88%。

（2）提高药材质量 远红外干燥可做到表里同时干燥，避免原加热方式的外焦内湿现象；而且药物是在密闭箱内进行干燥的，受大气中杂菌污染的机会大为降低，具有较高的杀菌、杀虫及灭卵能力。例如，开胸顺气丸用热风干燥含有杂菌 400 个/g；若用远红外干燥则含 170 个/g，同时避免了火力烘干烟气中所含的有害物质对药材的污染，有利于贮存。

（3）节能省电成本低 远红外加热干燥比电热丝加热干燥至少节约电能达 50% 以上。如糖衣回转锅内将电热丝改用远红外辐射加热，节约电能可达 75% ~ 100%，成本也随之降低。

（4）设备简单造价低 远红外干燥的烘道一般可缩短 50% ~ 90%，干燥机与热风烘房相比占地面积小，设备结构简单，管理维修方便。

（5）便于自动化，减轻劳动强度 目前使用的热风烘房，质量无保证，劳动强度大。若采用远红外干燥机，可使加料、干燥、出料全部机械化，又不受气候的影响，既减少人力，又提高了生产效率。但是远红外干燥也并非万能。比如，凡不易吸收远红外线的药材或太厚（10mm 以上）的药材，均不宜用远红外辐射干燥。

（二）微波干燥技术

目前我国生产的微波加热成套设备有915MH和2450MHz两个频率。

1. 原理　微波是指频率为300～300000MHz、波长为1m～1mm的高频电磁波。

微波干燥依赖于微波加热。微波的加热机理完全不同于传统的加热方法（传导、对流、辐射）。当微波照射到含水物料时，由于水分子是极性分子，极性分子排列从杂乱无章非极性状态变成有序排列。当外电场方向反复变动时，极性分子相应随之反复转换，频繁地摆动，在摆动过程中，造成分子间类似摩擦作用而产生大量热量，物料的温度也随之升高。微波加热就是利用介电损耗原理将微波能转化成为物料加热所需要的热能，物料吸收热量与其物料电介质的损耗因子成正比。由于水（或其他溶剂）的电介质损耗因子比其他物质大得多，所以水（或其他溶剂）分子优先吸收微波能，水分子由物料内部向表面移动，继续吸收微波能，水分变成水蒸汽而被排走，从而迅速完成干燥的目的。仓虫经微波加热处理，体内水分子发生振动摩擦产热，微波被水吸收转变为热能，使虫体内蛋白质遇热凝固，虫体内水分被气化而排出体外，促使仓虫迅速死亡。微波加热设备主要由直流电源、微波管、连接波导、加热器及冷却系统等组成。

2. 应用效果　微波对中成药的灭虫杀菌效果非常好，对于水丸、浓缩丸、颗粒剂、散剂均有一定的效果，尤以水丸、浓缩丸效果为显著。如开胸顺气丸、参苏理肺丸、风湿镇痛丸、止咳定喘丸等药物经微波照射3分30秒后，灭菌率达90%以上。另外，散剂内的大肠杆菌、绿脓杆菌和金黄色葡萄球菌经微波加热2分40秒后全部杀死。微波灭菌与物质的性质及其含水量有密切的关系，由于水能强烈地吸收微波能，所以含水量越高，吸收的微波能越多，产生的热能越大，灭菌效果就越好。经试验，夜交藤、山药、生地黄、草乌及中成药安神丸、脑立清等用微波进行烘干效果较好，一般比常规干燥时间缩短几倍乃至百倍以上，药材中所含的挥发性物质及芳香性成分损失较少。微波干燥既不受燃烧废气污染的影响，又能杀灭微生物及霉菌，具有消毒作用，可以防止发霉和生虫。

微波加热所需时间短，灭菌效果好，对药品稳定性无影响。如乌头粉（含水量14.6%）、石斛夜光丸（蜜丸）（含水量16%）经微波加热5分钟，含水量分别降低到5%及10%，亦即粉末干燥仅需5分钟，蜜丸也只需5分钟，而用110℃烘箱干燥需时67分钟，可提高加热速度5～12倍。另经频率为2450MHz的微波灭菌，中药样品的含菌数比未照样品降低81倍，比烘箱干燥灭菌降低28倍，故高频率的微波灭菌效果很好。又对乌头粉、甘草粉、穿心莲碎叶经微波加热后进行了含量测定，结果说明其有效成分生物碱、内酯、甘草酸等对微波加热均稳定。

3. 微波干燥的优点

（1）干燥速度快　因微波能深入物料的内部，不是依靠物料本身的热导，故只需常规方法的1/10～1/100时间就可完成加热过程。

（2）加热均匀　由于微波加热不是从外部热源加进去的，而是在加热物内部直接产生，故尽管被加热物料形状复杂，加热也是均匀的，不会引起外焦内生、表面硬化等现象。

（3）产品质量高　由于时间短，水分吸热量大而排出，物料本身吸热量少，不会过热，因此能保持原有的色香味，有效成分破坏也较少，有利于提高产品质量，且具有消毒、杀灭虫霉的作用。

（4）热效率高　由于热量直接来自干燥物内部，因此热量在周围大气中损耗极少。

（5）反应灵敏　常规的加热方法如电热、蒸气、热空气等，达到一定温度需要预热一段时间，而停止加热时，温度下降又需较长时间。采用微波干燥在开机5分钟即可正常运转，而且容易自动控制。

三、密封技术

现代密封技术与传统密封技术不同，传统密封只是将中药置于坛、罐等容器内上面封口处用盖子压紧，使坛、罐等容器内的环境与外界环境隔离，从而使中药处于相对稳定的空间内，免受外界自然条件对中药造成影响。但是，传统密封技术有其历史年代科技不发达的局限，密封无法做到真正的密封，比如密封空间内无法达到真空；大型的空间（如库房）无法做到密封，彻底阻隔空间内外的气体交流，另外大型空间（如库房）如果经常有货物进出库的需要，库房的门经常处于开开关关的状态，就根本无法实现密封的需要；传统密封无法做到无菌，古人对微生物的认知是极其有限的。现代密封技术就采用现代科学技术来解决传统密封技术的弊端，做到真空密封、大空间的动态密封、无菌密封。

现代密封技术是中药养护工作中的基本要求，中药这种普遍有一定生物活性的特殊商品来说，如果长时间与外界空气、温度、湿度、光线、细菌、害虫等各种因素接触，中药所含的化学成分发生变化的可能性非常大。特别是在外界环境气候变化非常剧烈的时候，比如梅雨季节，环境中的温度升高、湿度更高，对于存贮中药的保管工作造成挑战。因此，一般在梅雨季节或冷暖季节变化比较大的时候，一定要注意密封空间内的各种指标的稳定性。现代密封技术是保证中药商品稳定保存，科学养护的基础技术，在现代中药养护工作中必须要予以重视。现代密封常见的有无菌包装、气幕防潮、除氧剂封存和低氧低药量防治养护等技术。

（一）无菌包装技术

无菌包装技术是无菌技术和密封包装技术的组合使用。无菌包装技术是对贮藏物、包装材料、包装环境等均提前灭菌，然后将贮藏物密封在无菌包装材料内，使贮藏物与包装以外的有菌条件完全隔离，以达到防止贮藏物受霉菌侵袭的技术。将中药采用无菌包装技术可使中药长期处于无菌环境中，避免了中药受到外界霉菌侵袭或内部霉菌孢子繁殖滋生等情况，使中药在常温条件下不需任何防腐剂既可长期安全保存，有利于中药长期有效贮存。

（二）气幕防潮养护技术

1. 气幕亦称气帘或气闸　是用于装在药材仓库的自动门上，当自动门开启后气幕自动启动从气幕口吹出的气流可以有效地阻断库内外的空气交换，当自动门关闭后气幕自动关闭。气幕防潮技术能够防止库内冷空气排出库外及库外热空气侵入库内，以维持仓库内的温湿度水平处于稳定状态，从而保持仓储药材的干燥，防止中药霉变。

2. 设备装置　气幕装置分为气幕和自动门两大部分，用机械鼓动的气流通过风箱结构集中后，从一条狭长缝隙中吹出形成帘幕。主要部件有电动机（功率550W，转速1044转/分钟）、风叶及风箱。电动门以电动机转动蜗杆带动链轮、链条与门的滑轮装置一起移动，并与风幕连接。门开启时风幕开始工作，门关闭时风幕即行停止工作。

3. 效果　气幕的应用范围广泛，可用于如仓库、餐厅、商店和娱乐场所等，这些场所因经常出入而无法实现长时间关门，但又要维持内部空气质量及温度、湿度稳定，气幕就可以满足这一需求。气幕的优点很多，它通过阻断空间内外的空气交流可以实现隔热、防虫、防尘、保鲜等功能。经试验，气幕可以在梅雨季节维持库内相对湿度及温度稳定效果良好，这表明气幕可以阻止和减轻库外潮湿空气对库内药材的影响，从而能够起到防潮养护作用。库门安装气幕装置还需要库房结构严密，外界空气无法通过窗户、墙缝等其他途径进入库房内部，否则效果亦不佳。但是，气幕只能在开门作业时起到防护作用，没有吸湿作用，必要时仍需配合除湿机使用。

（三）除氧剂封存养护技术

除氧剂封存技术是将除氧剂与贮藏物一起存放与密封空间内，除氧剂发挥其消耗氧气的作用使密封空间内的氧气含量始终低于0.1%，使贮藏物内部残留的霉菌孢子或虫卵长期处于绝氧状态，以便贮藏物长期保持质量稳定。目前应用最广的是铁系脱氧剂，其性状为灰色或灰黑色无定形细粒或粉末，有极微光泽。铁系脱氧剂是氧化铁在700~900℃时用氢还原所得，内含90%~96%金属铁，其余主要为氧化亚铁。铁系脱氧剂暴露于空气和湿气中易氧化；溶于稀酸，不溶于水。它通过吸氧绝氧等手段来达到产品保鲜目的；由于其绿色、无污染，得到了越来越广泛的应用，可将容器内氧气几乎全部除去，使氧浓度降至0.1%以下；而且在此后，借助脱氧保鲜剂的储备能力，不断将渗入氧气吸收，使被保鲜产品始终处于无氧状态，从而使微生物（如细菌、霉菌等）丧失生存条件，同时也相应阻止了油脂、蛋白质等有效成分的氧化分解，以此确保质量。一般来说，1g铁除氧能力为300ml，折合空气1500ml，除氧效果好，且经济。将这种活性铁粉制成颗粒状、片状，并把它们包装于一定规格的透气的特制纸袋中，把这种小包装的除氧剂和需要保管的物品封装在密封的容器中就能保证药材不长霉、不生虫、不变质。

1. 除氧剂封存养护中药的优点　除氧剂封存养护技术效果可靠，能防止因霉菌、害虫的滋生而引起仓储药材等物品的腐败变质以及氧化变色；操作简便 不需要真空包装、充气封存之类的设备，操作简单，使用方便；无毒，也不与药材物品直接接触，无污染、无公害。

2. 使用注意事项

（1）除氧剂的外包装打开后就开始吸氧，故应在规定时间内用完，不要再次使用。

（2）除氧剂与油、水等接触会导致吸氧能力下降，使用时要加以注意。

（3）暂不使用的除氧剂应密封、低温、干燥、避光保存，以延长其使用寿命。

四、低温冷藏养护技术

低温冷藏技术是现代养护法的基本技术之一。古人在传统养护中已经认识到贮存温度对中药质量有影响。因此采用地下室贮存法，可以在科技不发达的条件下制造中药贮存的低温环境。但是，古人受科技发展的局限，无法将低温进一步转变为冷藏。因此，现代养护技术突破了传统养护法的局限，运用电冰箱或冷库等冷藏技术对贮存中药的温度根据其性质，灵活调节、设置贮存温度。

低温冷藏是防治害虫的理想方法之一。易生虫中药一般都适合于冷藏库或冰箱冷藏。它不仅能防蛀、防霉，同时又不影响药材的质量，适宜于细贵和性质脆弱的中药。其优点是不变色、不走油、不走味、不干燥、不干裂等。

中药贮存于冷库或冰箱（量少时）中，一般只能抑制害虫的发育繁殖，而不能完全致死害虫。6~15℃是中药害虫生命活动的最低界限。-4~6℃时害虫的生理代谢极其缓慢，处于蛰伏休眠的冷麻痹状态，但仍保持生命力，在一定时期内，如环境温度回升，害虫即能复苏恢复活动，如上述温度再降低，或延续时间长，即能致死害虫。总之温度越低，害虫死亡越快。蛀蚀中药的害虫耐受低温时间较长，如谷蠹在0℃时经16~17天死亡；玉米象的成熟幼虫在-5℃时29~30天死亡；锯谷盗成虫在-1~-4℃时经22天死亡。同一种害虫的不同虫期对低温的耐受时间不一样，如温度在0℃时，米象成虫6~8天死亡，蛹17~18天死亡，幼虫16~17天死亡，卵7天死亡。可见低温冷藏应保持一定的温度和时间，才能获得良好的杀虫效果。

五、防霉除虫养护技术

各种害虫都喜欢温暖、潮润，而怕热、怕冷、怕干燥。当温度在 16～36℃，空气相对湿度在 70%以上，药材本身含水量在 10%以上时，大多数害虫均能生长繁殖，如来药材的含水量增高到 14%以上，害虫的发育增快，活动加强；当气温升高到 40℃以上或降低到 15℃以下时，大多数害虫的发育又会延缓或停止，如果气温再升高或降低，就会引起其死亡。因此根据害虫的这些生活习性，就可以从温度、湿度等方面来加以控制，使其失去生存的条件，以防止其对药材的危害。

（一）辐射防霉除虫养护

1. 原理　应用放射性 ^{60}Co 产生的 γ 射线或加速产生的 β 射线辐照药材时，附着在药材上的霉菌、害虫吸收放射能和电荷，很快引起分子电离，从而产生自由基。这种自由基经由分子内或分子间的反应过程诱发射线化学的各种过程，使机体内的水、蛋白质、核酸、脂肪和糖类等发生不可逆变化，导致生物酶失活，生理生化反应延缓或停止，新陈代谢中断，霉菌和害虫死亡，故能有效地保护药材的品质，相对地延长贮存期。例如，用 γ 射线辐射酸枣仁、附子、川贝母、党参、当归、黄芪、川芎等等，杀菌灭菌效果显著，其药效并不改变，中成药的各种丸、散、膏、丹、片经辐射后，其发霉率也大大降低。

2. 辐射养护法的优点

（1）用射线灭菌杀虫时间短、见效快、效果显著。

（2）不破坏药材外形，不影响药效。

（3）不会有残留放射性和感生放射性。

（二）气体灭菌养护技术

气体灭菌所用的主要气体为环氧乙烷。环氧乙烷是易燃易爆的有毒气体，分子式为 C_2H_4O，具有芳香的醚味，在 4℃时候相对密度为 0.884，沸点为 10.8℃，其密度为 1.52g/cm，在室温条件下，很容易挥发成气体，当浓度过高时可引起爆炸。环氧乙烷是一种广谱灭菌剂，可在常温下杀灭各种微生物，包括芽孢、结核杆菌、细菌、病毒、真菌等。其作用机制是环氧乙烷与细菌蛋白分子中氨基、羟基、酚基或？疏基中的活泼氢原子起加成反应生成羟乙基衍生物，使细菌代谢受阻而产生不可逆的杀灭作用。

使用环氧乙烷气体灭菌器的注意事项：环氧乙烷灭菌器必须安放在通风良好的地方，切勿将它置于接近火源的地方。为方便维修及定期保养，环氧乙烷灭菌器各侧（包括上方）应预留 51cm 空间。应安装专门的排气管道，且与大楼其他排气管道完全隔离。对环氧乙烷工作人员进行专业知识和紧急事故处理的培训。若人员过度接触环氧乙烷后会发生中毒，须迅速将患者移离中毒现场，立即吸入新鲜空气；皮肤接触后，用水冲洗接触处至少 15 分钟，同时脱去脏衣服；眼接触液态环氧乙烷或高浓度环氧乙烷气体至少冲洗眼 10 分钟，发生上述均应尽快就诊。

（三）化学药剂防治

化学药剂防治是利用某些化学药剂直接或间接作用于药材害虫，从而破坏害虫正常的生理机能或造成不利于害虫生长繁育的条件，使害虫停止活动或中毒死亡的一种防治方法。

化学药剂能够破坏害虫上表皮的护蜡层和蜡层，然后透入虫体内部，使之中毒而死。有些杀虫药剂，如有机磷类进入虫体后，不仅能抑制虫体胆碱酯酶的活性，还能破坏其神经系统的正常功能，导致害虫死亡。有的化学药剂虽杀伤迟缓，不能立即杀灭害虫，但能影响其发育和变态，如幼虫不能脱皮，蛹不能羽化或羽化的成虫生育率降低，产卵量减少或卵不能受精和孵化等，起到间接杀虫作用。

使用化学药剂需要充分了解药剂的理化性质、杀虫原理、使用方法和操作规程。仓虫是药剂的作用对象，了解害虫的种类、习性、有无抗药性是选用杀虫剂，确定有效浓度和方法的重要依据。对于化学药剂的选择，应符合以下要求。①高效速杀：低剂量下有强大杀虫作用，短期内能获得全歼功效。②广谱多用：对各种药材仓虫的成虫、幼虫等均有良好的毒杀效果，并兼有一药多用的效果（熏蒸兼触杀或灭虫兼灭菌）。③低毒无药害：对仓虫高效，对人体低毒，使用安全，在允许使用的浓度和剂量下，对中药及机械设备无害。④长效低残毒：药剂在空气中经过一段时间能自然消散毒性，不污染环境或造成公害，或者残毒量在允许的标准之内，对人身及环境无不良影响，而对仓虫有一定的影响。⑤不易产生抗药性：某些仓虫对某种药剂易产生抗体，换用另一种药剂时，则不易产生抗药性。或虽有抗药性，但药剂仍有良效，即无交叉抗性。⑥价格便宜，使用方便。

用于防治中药害虫的化学药剂一般分为熏蒸剂、触杀剂和驱避剂。使用熏蒸剂，要求施药环境保持密封状态。

常用的熏蒸方法如下。①熏箱、熏缸密封熏蒸：数量少、品种单一的药材常用此法。将药物放入箱或缸内，放入药剂后将所有缝隙用纸条或胶纸带封严。通常放入的药剂以驱避剂（如樟脑）为主，也可放入70%乙醇或白酒。另外，还可采用小件密封和专用熏房进行熏蒸杀虫。②帐幕熏蒸：常用的是整垛密封熏蒸，即将生虫药材码成垛（或一个货位），并留出施药空间，用涂胶苫布或塑料薄膜将垛体覆盖好，垂地的苫布或薄膜用沙袋（库内）或泥土（库外）压实，在垛边留出一至多个施药缝口，施药后将缝口压严、封实。③整库密封熏蒸：库内施药，只留一作出入的库门，其余门、窗、缝隙均用宽窄不同的纸条糊严，先糊宽的，层层糊严、糊实，门脚缝隙可用沙或土袋压实。库内设若干施药点，施药后再将留作出入的库门糊严。

库外放药的，除留窗口一小洞放施药管子外，其余所有门窗按上法糊严、封实，施药后再将窗口小洞封严。用化学药剂（物）杀虫防霉，如磷化铝、氯化苦等，能在很大程度上消灭虫霉。这些方法在中药保管中曾经兴盛一时，成为主要的养护方法。然而，随着科学技术的不断发展，人们发现这些化学药剂残留在药材中的有毒物质不易除去，影响药材质量和治疗效果，而且操作方法复杂，易污染环境，造成对人体健康的危害。人们愈来愈认识到它的弊端，在绿色食品中已禁止使用。所以在中药养护中，对于化学药剂应参照国家颁布的绿色食品禁止使用的农药标准和农药安全使用规定中的要求，使用安全、无毒的化学药剂杀虫防霉。

（五）生物农药防治

生物农药指直接利用生物活体或生物代谢过程中产生的具有生物活性的物质，或从生物体中提取的物质作为防治病虫草害的农药。包括植物农药、动物农药、微生物农药。如常用的杀虫剂有除虫菊素，它由除虫菊植物中提取而来，是国际公认的高效、无毒、无污染的天然广谱强力杀虫剂，普遍用于杀灭农作物害虫、粮药仓库害虫及苍蝇、蚊子等，是目前防治虫害最理想的一种药用植物，可用于多数仓储中药材的防霉驱虫养护。除虫菊对害虫、蚊、蝇、蚤、甲虫、蛾、螟等昆虫有驱杀作用，但对哺乳类及鸟类等动物却很安全。故用其制成煤油浸剂，可喷杀蚊、蝇和虱子；制成烟熏剂可以驱蚊和驱杀仓储药材的多种害虫。作为药材防虫养护剂，可用除虫菊制剂供作仓库消毒（既可喷霉也可熏蒸），或混合药材同贮防虫以及对生虫长霉药材的救治（可将此药直接喷洒于虫害药材上）。

现代科学研究证明，黄曲霉毒素可诱发人体癌症，为了防治黄曲霉素的污染危害，用毕澄茄（即山苍子）芳香油来驱除药材和食品中的黄曲霉及其他霉菌，均有较好的防治效果。另外 1/1000 剂量的山苍子芳香油熏蒸杀虫，效果也很好。除采用上述现代芳香油新技术以外，而传统方法是直接用山苍子（果实）来防虫。做法是将药材顺序放进木箱或铁桶中，同时在容器四角和上下放适量的山苍子（用纸包好），然后将容器四周缝隙封严，置阴凉干燥处贮存，这对于易生虫的蕲蛇、乌梢蛇、金钱蛇以及各种虫类药材的防虫霉蛀的效果十分理想。

除以上介绍的杀虫剂以外，目前使用的还有烟碱、大蒜素、印辣素、川辣素、苦参碱植物油乳剂等生物农药。

目标检测

答案解析

一、单选题

1. 下列属于中药传统的养护技术的是（　　）。

　　A. 气调养护法　　　　　B. 对抗同贮法　　　　C. 除氧剂防虫法　　　D. 微波干燥法

2. 适合与泽泻组成对抗同贮的药材是（　　）。

　　A. 肉桂　　　　　　　　B. 牡丹皮　　　　　　C. 山药　　　　　　　D. 薄荷

3. 气调养护法的原理是（　　）。

　　A. 人为造成高氧环境　　　　　　　　　　　B. 人为造成低氮状态

　　C. 人为造成低氧状态　　　　　　　　　　　D. 人为造成低二氧化碳状态

4. 下列宜采用摊晾法干燥的药材是（　　）。

　　A. 山药　　　　　　　　B. 何首乌　　　　　　C. 辛夷　　　　　　　D. 泽泻

5. 对气调养护效果起促进作用的气体是（　　）。

　　A. 氧气　　　　　　　　　　　　　　　　　B. 氮氧等比例混合气体

　　C. 氢气　　　　　　　　　　　　　　　　　D. 二氧化碳

二、多选题

1. 中药储藏中可用于吸湿防潮的药物材料有（　　）。

　　A. 生石灰　　　　　　　B. 木炭　　　　　　　C. 熟石灰

　　D. 硅胶　　　　　　　　E. 无水氯化钙

2. 现代养护技术的优势在于（　　）。

　　A. 现代科学技术不断得到应用　　　　　　　B. 突破了传统养护法的科技局限

　　C. 节能环保　　　　　　　　　　　　　　　D. 对养护条件的精确控制

　　E. 养护效率更高

3. 下列属于气调养护法的是（　　）。

　　A. 充氮降氧　　　　　　B. 充二氧化碳降氧　　C. 充氧降氮

　　D. 自然降氧　　　　　　E. 充二氧化碳降氮

4. 下列属于对抗同贮养护法的组合是（　　）。

　　A. 生姜与蜂蜜　　　　　B. 牡丹皮与山药　　　C. 大蒜与芡实

D. 薄荷与荆芥　　　　E. 泽泻与当归

三、简答题

1. 说一说对抗同贮养护法的优点及历史意义。
2. 说一说气调养护法的原理。
3. 说一说微波干燥的优点。

书网融合……

本章小结

第七章　中药储存检查及要求

PPT

学习目标

【知识要求】

1. 掌握中药储存常规检查方法和中药质量的检验方法。

2. 熟悉中药储存常规检查和质量检验的技术数据指标。

3. 了解中药市场上容易出现质量问题的中药品种、地区或少数企业，以便工作上有相应的侧重。

【技能要求】

具备熟练运用各种方法准确检查、检验中药质量的技能。

【素质要求】

具备操作严谨、专业认真、不厌其烦等职业素质，树立生命至上、健康至上的职业道德。

中药储存检查是中药养护的基础工作和日常性工作，它包括入库前后的检查及中药质量检验等两部分内容。其中，入库前后的检查工作非常重要。入库前检查就是要严把"入库关"，是保证中药原材料、中药商品及其他入库物资或产品的质量符合要求的关键步骤。严把"入库关"不但能够使投入下一阶段生产或销售的中药原材料或中药商品质量符合相关要求，保障进下一生产环节所生产出的中药商品质量符合相关要求且稳定可靠；同时，还能保证入库物资或商品清洁，不会对仓库储存环境及仓库内的其他物资造成污染。此外，入库后检查同样是十分重要的工作。因为中药品种来源复杂，引起中药品质变异的潜在因素很多，即使入库前检查合格的中药材等商品，随着储存时间的延长也会出现少量的发霉、虫蛀等变质情况，不但会影响该产品的质量，还会对其周围的产品及环境造成危害。综上所述，严格的中药储存检查（包括入库前和入库后）是保证企业生产和流通秩序顺畅的重要保障，是保护企业仓库储存资产，降低储存成本，严防中药商品出现质量安全事故的重要环节。中药仓储企业或部门一定要对检查工作予以高度重视。

中药质量检验工作是中药储存检查工作的技术性延伸，这部分工作的检验技术性和专业性更强，相当于对中药"深度"检验，是对中药质量是否符合相关法规要求的判定。

工作制度的执行关键在人。中药储存检查需要工作人员具备严格"执法"的决心，一丝不苟的工作作风，不厌其烦的工作态度，将检查情况滴水不漏地记录在案的执业素质，这样才能把中药储存检查工作做好。

第一节　中药储存常规检查方法

在中药的储存与养护过程中，主要检查两个环节——入库前检查和入库后检查，主要由仓库管理部门的养护员来完成。

🔗 知识链接 -

某企业养护员质量职责

1. 在质管部的监督指导下负责在库药品养护工作；

2. 指导和督促保管员对药品进行合理储存与作业；

3. 检查并改善仓库储存条件、防护措施及卫生环境；

4. 在保管员的配合下对仓库温湿度进行有效监测和调控，保证药品储存条件符合储存要求；

5. 按照养护计划对库存药品的外观、包装等质量状况进行检查，做好养护记录；

6. 对储存的近效期药品进行催销，避免过期失效；

7. 根据质管部下发的重点养护品种目录进行重点养护，并建立药品养护档案。对易变品种、发生过质量问题品种、储存时间较长品种加强养护；

8. 对中药材和中药饮片应当按其特性采取有效方法进行养护并记录，所采取的养护方法不得对药品造成污染；

9. 发现有问题的药品应当及时在计算机系统中锁定，并通知质量管理部门处理；

10. 负责养护用设施设备的使用、管理；

11. 负责汇总、分析、上报养护质量信息。

一、入库前检查

入库前检查，即查验供货单位发来的中药商品是否符合质量要求，分清供货单位、运输部门对商品应负的责任。入库前检查是确保中药商品质量的第一关，检查内容包括到货数量、包装标识、含水量及变质情况等。仓库收进的大批中药因产地、规格、包装形式和采集加工方法各不相同，以及运输时间、自然气候和搬运震动的影响，质量参差不齐。因此，在入库前必须进行严格检查，并根据质量加以分类，以便发现有异状、杂质等不合格的情况，积极防治或采取处理措施，使其不致蔓延扩大。

（一）中药材的检查

1. 数量检查　检查到货与原始凭证的供货单位、货物品名、数量及重量是否相符，对不符的查明原因后及时处理。

2. 包装检查　中药材应有包装，并附有质量合格证。中药材每件包装上应标明品名、规格、产地、供货单位、收购日期、发货日期等内容。验收时主要检查包装和标签的完整性、清洁度，以及有无水迹、霉变及其他污染情况。凡有异常包装的应单独存放，查明原因，及时处理。

3. 等级规格　检查来货等级规格是否与质量标准、所签合同要求一致。

4. 性状鉴定　观察药材的形状、大小、色泽、质地、气味、断面特征等，检查是否存在霉变、虫蛀、变色、结块、粘连等现象。若发现性状异样，应及时抽样送质检部门进行鉴别。

5. 纯度检查　检查中药材含水量、灰分及杂质等是否符合规定。对当年产的新货或当地直接收购的药材，更应注意其水分含量，水分过大的，须进行干燥处理。

6. 内在质量检验　对要求做浸出物和含量测定的药材进行测定，符合规定要求的方能入库。

7. 毒、麻药材　必须实行双人验收制度，逐件逐包进行验收，如发现原包装异样或短少，应予以拒收。

（二）中药饮片的检查

中药饮片的包装或容器应与药品性质相适应及符合药品质量要求。中药饮片的标签需注明品名、包装规格、产地、生产企业、产品批号、生产日期、执行标准，整件包装上需注明品名、产地、生产日期、生产企业等，并附有质量合格的标志。实施批准文号管理的中药材和中药饮片，还必须标明批准文号。除验收数量、检查包装外，不同类型的中药饮片按不同的质量验收标准验收。

1. 切制饮片的检查　切制饮片的含水量不应超过10%～12%。切制品有片、段、块、丝等。极薄片为0.5mm以下，薄片为1～2mm，厚片为2～4mm；切段饮片的短段为5～10mm，长段为10～15mm；块应为8～12mm的方块；皮、根、木类药材丝宽2～3mm，叶类药材丝宽5～10mm。以上均要求片形均匀，无整体片、连刀片、斧头片。不规则片不得超过15%，灰屑不超过3%。

2. 炮制饮片的检查

（1）炒制品　清炒或辅料炒均要求色泽均匀；生片、糊片不得超过2%。

（2）炙制品　色泽均匀，有辅料香气；生片、糊片不得超过2%。

（3）烫制品　色泽均匀、质地酥脆，无僵片、糊片。

（4）煅制品　煅透、酥脆、易碎、研粉应颗粒均匀。

（5）蒸煮品　煮透、无生心。有毒中药材煮制后，应口尝无麻舌感。

（6）爆花药材　如王不留行，开花率应在80%以上。

（7）发芽类　如谷芽，发芽率不低于85%，芽超长者不多于20%。

（8）发酵类　药物表面有黄白色毛霉衣、无霉气、不腐烂，有香气。

（三）中成药的检查

1. 丸剂　外观应圆整均匀、色泽一致。滴丸无粘连、破裂、漏油、霉变、畸形；蜜丸细腻滋润、软硬适中；蜡丸表面光滑无裂纹。

2. 散剂　干燥、疏松、混合均匀、色泽一致。

3. 片剂　完整光洁、色泽均匀。

4. 颗粒剂　干燥、均匀、色泽一致，无吸潮、结块、潮解等。

5. 胶囊剂　无粘结、变形、破裂，并应无异臭。

6. 糖浆剂　澄清，无酸败、产气或其他变质现象，含有药材提取物的糖浆，允许少量轻摇易散的沉淀。

7. 煎膏剂　无焦臭、异味、无糖结晶析出。

8. 合剂、口服液　澄清，无酸败、发霉、变色、产气或其他变质现象。

9. 酒剂　澄清，允许有少量轻摇易散的沉淀。

10. 胶剂　色泽均匀，无异臭味。

11. 膏剂　乌黑油亮、油润细腻、老嫩适度，滩涂均匀，无飞边缺口。

12. 栓剂　外形完整光滑，能融化、软化或溶化，有适宜的硬度。

13. 注射剂　主要检查色泽、结晶析出、浑浊沉淀、可见异物、冷爆、瓶裂、封口漏气、瓶盖松动及安瓿印字等。

14. 橡胶膏剂　光洁、平整、厚薄均匀、色泽一致、无脱膏和漏膏现象。

知识链接

中药材入库前检查意义重大

2013 年国家食品药品监督管理总局开展药品"两打两建"专项行动，各地政府和药监部门均加大了市场监管力度，使得中药材专业市场在较多方面有所改观，市场上染色、增重、掺伪、造假、硫磺过度熏蒸的中药材和饮片明显减少。①伪品冒充正品或掺伪问题较突出的有：以大菟丝子冒充菟丝子；山薯冒充山药；木防己、汉防己冒充防己；虎掌南星或水半夏冒充半夏等；②非药用部位等杂质过多问题较突出的品种有：柴胡、细辛等掺入较多地上部分；巴戟天木质部所占比例较大；山茱萸果核过多；牡丹皮、远志未去木芯。另外还有部分品种掺有泥沙等其他杂质，如黄连夹杂有大量的泥土；僵蚕裹有大量石灰等；③采用有机染料将劣质药材染色，目的往往是为了掩盖掺伪、劣质、霉变、增重或提取后导致的性状变化等，以增加卖相。涉及的品种主要有：红花、西红花、丹参、五味子等。可见，企业对于中药材入库前检查对于保证中药原料质量过关，保障中药产品的质量起着至关重要的作用。

二、入库后检查

中药商品入库储存以后，养护保管人员应当根据库房条件、外部环境、中药商品质量特性对易变质品种进行在库检查，如果发现有虫蛀、生霉等变异现象，应及时采取措施予以处理。

（一）检查时间

检查的时间包括一般检查（"三三四"循环制，每季检查一次）、重点检查（每月检查一次）以及汛期、梅雨季节、高温期、严寒期或者发现中药商品有质量变化时，临时组织的突击检查。

（二）检查内容

1. 一般中药检查 检查内容有：堆垛形成是否与中药的性质和包装相适应，堆垛要稳固牢靠，防止中药受压损坏；中药储存中有无异常变化，如发热、生霉、虫蛀和受潮等；季节气候的变化及库内温湿度变化对中药含水量的影响，库房密闭干燥程度是否合适等；库房环境卫生是否符合要求。

2. 重点中药检查

（1）易虫蛀中药的检查 应检查货垛周围有无虫丝、蛀粉等迹象，然后抽中心或货垛底部拆包、开箱检查。在取样检查时先从外表观察，一般虫蛀现象从外观上均能发现，也可采取剖开、折断、打碎、摇动等方法，针对不同中药商品的主食害虫，最易受害的部位进行深入检查。

（2）易发霉、泛油中药的检查 重点检查色泽变化现象和商品是否受潮；可以从药材的质地坚韧程度变化进行分析，特别要检查货垛四周或货包破损商品外露部位；接近墙壁的货包也容易受潮，还要检查储存处是否潮湿，货垛的高度是否适当，有无被压、受热等现象。

（3）易变色散气味中药的检查 可先查阅入库时间，然后选取上、中、下部位货包拆件取样观察。若发现货垛中散出气味特别浓，就要考虑商品是否发热或被闷蒸。同时也要注意堆放位置是否合适，易变色散气味中药一般不宜受日光照射，也不宜堆放在容易受潮的地方。

（4）易风化潮解中药的检查 检查货垛四周的货包有无变形，包装是否潮湿、有无析出的粉状物（风化），根据储存条件及气候变化情况有目的地检查。在潮湿的储存条件下，多检查货垛的底层；在干燥气候时，多检查货垛的上层；在阴雨的天气，多抽查外层。储存日期久的还要检查包装是否牢固，防止出库时因包装发脆而破损，使商品遭受损失。

（5）易挥发、升华、熔化中药的检查　检查包装是否完整和有无渗漏，有无气味散失。取样检查时，对粘连变形现象要进行分析，并检查储存处的温度、光照是否会影响商品，不适宜的应予以调整。

（6）毒剧中药的检查　检查包装有无损坏，封纸是否完整。有的含毒中药也容易发霉或生虫，应细致观察。这类中药应件件称重，核对拆零的余额数量是否与记账数量相符，并时刻关注周围环境是否会对中药质量产生影响。

（7）鲜活中药的检查　检查时应结合季节特点，除初冬严冬要防冻，伏暑要防干外，最忌黄梅季节雨水的浸沾造成腐烂。检查时，应注意有无破头、裂皮、黑斑等现象。若茎枝的下脚部颜色泛黄是即将枯萎的现象，应先剪除。落叶大多是因为受热，所以储存地点应通风凉爽，光照不宜过强。

（三）关于仓库信息化管理的发展现状

目前，国内许多药品经营企业均使用了仓库计算机管理系统（以下简称为系统），对入库后的养护检查进行管理。仓库管理系统对在库中药商品的养护时间进行管理。具体的管理流程是：

1. 系统自动提醒　如果某一种或几种中药商品到达养护日期，系统会自动提示给提醒保管员。保管员将需要养护的品种目录列出表单，由养护员对表单中的品种根据库位及品种实地检查。养护员把检查的实际情况如实记录在表单里，然后把养护情况录入系统，由质管部门认定合格的继续贮存。若有疑问的挂黄牌待验。复查后，合格的撤销黄牌，继续销售，不合格的移入不合格品库，报损销毁要拍照留底。

2. 系统制定养护计划　养护员直接登入计算机系统查看养护计划，根据系统提示，打印需养护品种清单，养护员按要求进行检查，并将检查情况、养护措施和养护结论输入系统存档，系统自动生成养护记录，养护记录保存期限不得少于五年。养护员在养护检查中发现药品质量有疑问，立即采取挂黄牌形式控制发货，并在系统中锁定销售，立即报告质管部，由质管员在现场对该药品进行质量确认，合格的由质管员开锁继续销售。需要送检确认的待确认药品质量后，合格的由质管员在系统中撤销"药品停售"继续销售，不合格的，移入不合格品库按照规定处理。

📎 知识链接

某企业养护员岗位职责

1. 在质管部的监督指导下负责在库药品养护工作；

2. 指导和督促保管员对药品进行合理储存与作业；

3. 检查并改善仓库储存条件、防护措施及卫生环境；

4. 在保管员的配合下对仓库温湿度进行有效监测和调控，保证药品储存条件符合储存要求；

5. 按照养护计划对库存药品的外观、包装等质量状况进行检查，做好养护记录；

6. 对储存的近效期药品进行催销，避免过期失效；

7. 根据质管部下发的重点养护品种目录进行重点养护，并建立药品养护档案。对易变品种、发生过质量问题品种、储存时间较长品种加强养护；

8. 对中药材和中药饮片应当按其特性采取有效方法进行养护并记录，所采取的养护方法不得对药品造成污染；

9. 发现有问题的药品应当及时在计算机系统中锁定，并通知质量管理部门处理；

10. 负责养护用设施设备的使用、管理；

11. 负责分析、汇总、上报养护质量信息。

第二节　中药质量的检验方法

中药质量的检验方法很多，一般可分为两类，即常规检验和理化检验。前者主要是借助于感觉器官，如视觉、触觉、味觉和嗅觉来分别鉴定；而后者则必须采用各种仪器和化学试剂来进行品质鉴定。

一、常规检验

中药质量的常规检验方法是利用自己的感觉器官去检查中药的形状、大小、表面（色泽与特征）、质地、断面（折断面或切断面）、气味等特征及含杂质情况。

1. 形状是指药材和饮片的外形。观察时一般不需预处理，如观察很皱缩的全草、叶或花类时，可先浸湿使软化后，展平，观察。观察某些果实、种子类时，可浸软后取下果皮或种皮，以观察内部特征。

2. 大小是指药材和饮片的长短、粗细（直径）和厚薄。一般应测量较多的供试品，可允许有少量高于或低于规定的数值。测量时应用毫米刻度尺。对细小的种子或果实类，可将每10粒种子紧密排成一行，以毫米刻度尺测量后求其平均值。

3. 表面是指在日光下观察药材和饮片的表面色泽（颜色及光泽度）；如用两种色调复合描述颜色时，以后一种色调为主。例如黄棕色，即以棕色为主；以及观察药材和饮片表面的光滑、粗糙、皮孔、皱纹、附属物等外观特征。观察时，供试品一般不做预处理。

4. 质地是指用手折断药材和饮片时的感官感觉。

5. 断面是指在日光下观察药材和饮片的断面色泽（颜色及光泽度），以及断面特征。如折断面不易观察到纹理，可削平后进行观察。

6. 气味是指药材和饮片的嗅感与味感。嗅感可直接嗅闻，或在折断、破碎或搓揉时进行。必要时可用热水湿润后检查。味感可取少量直接口尝，或加热水浸泡后尝浸出液。有毒药材和饮片如需尝味时，应注意防止中毒。

7. 药材和饮片不得有虫蛀、发霉及其他物质污染等异常现象。

二、理化检验

理化检验法是采用仪器和化学试剂来鉴别中药质量的一种有效方法。理化检验的结果精确而科学，在《中国药典》中被列为法定的检验方法，对不同中药有不同的标准。

（一）取样方法

药材和饮片取样法系指供检验用药材和饮片供试品的取样方法，取样时应符合下列规定。

1. 抽取供试品前，应核对品名、产地、规格等级及包件式样是否一致，检查包装的完整性、清洁程度以及有无水迹、霉变或其他物质污染等情况，详细记录。凡有异常情况的包件，应单独检验并拍照。

2. 从同批药材和饮片包件中抽取供检验用供试品的原则：总包件数不足5件的，逐件取样；5～99件，随机抽5件取样；100～1000件，按5%比例取样；超过1000件的，超过部分按1%比例取样；贵重药材和饮片，不论包件多少均逐件取样。

3. 每一包件至少在 2~3 个不同部位各取供试品 1 份；包件大的应从 10cm 以下的深处在不同部位分别抽取；对破碎的、粉末状的或大小在 1cm 以下的药材和饮片，可用采样器（探子）抽取供试品；对包件较大或个体较大的药材，可根据实际情况抽取有代表性的供试品。

4. 每一包件的取样量：一般药材和饮片抽取 100~500g；粉末状药材和饮片抽取 25~50g；贵重药材和饮片抽取 5~10g。

5. 将抽取的供试品混匀，即为抽取供试品总量。若抽取供试品总量超过检验用量数倍时，可按四分法再取样，即将所有供试品摊成正方形，依对角线划"×"，使分为四等份，取用对角两份；再如上操作，反复数次，直至最后剩余量能满足供检验用供试品量。

6. 最终抽取的供检验用供试品量，一般不得少于检验所需用量 3 倍，即 1/3 供实验室分析用，另 1/3 供复核用，其余 1/3 留样保存。

（二）水分测定法

中药储存过程中水分含量超过一定限度，药材易出现霉变、虫蛀、有效成分分解等异常现象，规定药材的水分限度可保证药材不易发霉变质。水分测定的方法有烘干法、甲苯法、减压干燥法、气相色谱法及费休氏法。在此介绍烘干法、甲苯法和减压干燥法。

供测试的药材供试品，一般需先破碎成直径不超过 3mm 的颗粒或薄片，直径和长度在 3mm 以下的花类、种子和果实类药材，可不破碎，采用减压干燥法时供试品需先通过二号筛。

1. 烘干法 烘干法适用于不含或少含挥发性成分的药材中水分的测定。取供试品 2~5g，平铺于干燥至恒重的扁形称量瓶中，厚度不超过 5mm，疏松供试品不超过 10mm，精密称定，打开瓶盖在 100~105℃干燥 5 小时，将瓶盖盖好，移置干燥器中，冷却 30 分钟，精密称定，再在上述温度干燥 1 小时，冷却，称重，至连续两次称重的差异不超过 5mg 为止。根据减失的重量，计算供试品中含水量（%）。

2. 甲苯法 甲苯法适用于含有挥发性成分的药材中水分的测定。用化学纯甲苯直接测定，必要时在甲苯中可先加入少量的蒸馏水，充分振摇后放置，将水层分离弃去，甲苯经蒸馏后使用。测定时，取供试品适量（相当于含水量 1~4ml），精密称定，置 500ml 的短颈圆底烧瓶中，加甲苯约 200mL，连接水分测定管及直形冷凝管，自冷凝管顶端加入甲苯至充满水分测定管的狭细部分。将烧瓶置电热套中或用其他适宜方法缓缓加热，待瓶内的甲苯开始沸腾时，调节温度，使每秒馏出 2 滴。待水分完全馏出，即测定管刻度部分的水量不再增加时，将冷凝管内部先用甲苯冲洗，再用饱蘸甲苯的长刷或其他适宜方法，将管壁上附着的甲苯推下。继续蒸馏 5 分钟，放冷至室温，拆卸装置，如有水黏附在水分测定管的管壁上，可用蘸甲苯的铜丝推下。放置使水分与甲苯完全分离（可加亚甲蓝粉末少量，使水染成蓝色，以便分离观察）。检读水量，并计算供试品中的含水量（%）。

3. 减压干燥法 减压干燥法适用于含有挥发性成分的贵重药材中水分的测定。取直径约 12cm 左右的培养皿，加入五氧化二磷干燥剂适量，铺成 0.5~1cm 的厚度，放入直径 30cm 的减压干燥器中。取供试品 2~4g，混合均匀，分别取 0.5~1g，置于在供试品同样条件下干燥并称重的称量瓶中，精密称定，打开瓶盖，放入上述减压干燥器中，减压至 2.67kPa（20mmHg）以下持续 0.5 小时，室温放置 24 小时。在减压干燥器出口连接无水氧化钙干燥管，打开活塞，待内外压一致，关闭活塞，打开干燥器，盖上瓶盖，取出称量瓶迅速精密称定重量，计算供试品中的含水量（%）。

（三）灰分测定法

药材中灰分的来源包括药材经灰化后的不挥发性无机盐以及药材中附着或掺杂的不挥发性无机盐

类。同一品种的同一药用部分，其固有的灰分量近似，故规定药材的灰分限量，可控制药材的品质及洁净程度。灰分测定一般包括总灰分及酸不溶性灰分，有时还需测酸溶性灰分。总灰分是指药材完全灰化后的不挥发性无机盐。酸不溶性灰分是指总灰分中不溶于酸（稀盐酸）的灰分。酸不溶性灰分的限量对保证容易附带泥沙药材的品质特别重要。

1. 总灰分测定   供测定用的供试品须粉碎，使能通过二号筛，混合均匀后，取供试品 2~5g（如须测定酸不溶性灰分，可取供试品 3~5g），置炽灼至恒重的坩埚中，称定重量（准确至 0.01g），缓缓炽热，注意避免燃烧，至完全炭化时，逐渐升高温度至 500~600℃，使完全灰化并至恒重。根据残渣质量，可计算出供试品中总灰分的含量（%）。

如供试品不易灰化，可将坩埚放冷，加热水或 10% 硝酸铵溶液 2ml，使残渣湿润，然后置水浴锅上蒸干，再将残渣照前法炽灼至其完全灰化。

2. 酸不溶性灰分测定   取总灰分测定中所得的灰分，在坩埚中小心加入稀盐酸约 10ml，用表面皿覆盖坩埚，置水浴上加热 10 分钟，表面皿用热水 5ml 冲洗，洗液并入坩埚中，用无灰滤纸滤过，坩埚中的残渣用水洗于滤纸上，并洗涤至洗液不显氯化物反应为止。滤渣连同滤纸移置同一坩埚中，干燥，炽灼至恒重。根据残渣重量，计算供试品中酸不溶性灰分的含量（%）。

（四）浸出物测定法

浸出物的测定主要用于那些有效成分尚不清楚或尚无确切的定量测定方法的药材的品质判定。根据药材的已知成分的溶解性质，选择适当的溶剂进行浸提后，测出浸出物的百分含量。通常包括水溶性浸出物、醇溶性浸出物和挥发性醚浸出物的测定。供测定的药材供试品需粉碎，使其能通过二号筛，并混合均匀。

1. 水溶性浸出物测定

（1）冷浸法   取供试品约 4g，精密称定，置 250~300ml 的锥形瓶中，精密加水 100ml，密塞，冷浸，前 6 小时内时时振摇，再静置 18 小时，用干燥滤器迅速滤过，精密量取滤液 20ml，置已干燥至恒重的蒸发皿中，在水浴上蒸干后，于 105℃下干燥 3 小时，置干燥器中冷却 30 分钟，迅速精密称定重量，即可计算出供试品中含有水溶性浸出物的含量（%）。

（2）热浸法   取供试品 2~4g，精密称定，置 100~250ml 的锥形瓶中，精密加水 50~100ml，密塞，称定重量，静置 1 小时后，链接回流冷凝管，加热至沸腾，并保持微沸 1 小时。放冷后，取下锥形瓶，密塞，再称定重量，用水补足减失的重量，摇匀，用干燥滤器滤过，精密量取滤液 25ml，置已干燥至恒重的蒸发皿中，在水浴上蒸干后，于 105℃干燥 3 小时，置干燥器中冷却 30 分钟，迅速精密称定重量，即可计算出供试品中含有水溶性浸出物的含量（%）。

2. 醇溶性浸出物测定   选用适当浓度的乙醇代替水为溶剂，按水溶性浸出物测定法测定。

3. 挥发性醚浸出物测定   取供试品（过四号筛）2~5g，精密称定，置五氧化二磷干燥器中干燥 12 小时，置索氏提取器中，加乙醚适量，加热回流 8 小时，取乙醚液，置干燥至恒重的蒸发皿中，放置，挥去乙醚，残渣置五氧化二磷干燥器中干燥 18 小时，精密称定，缓缓加热至 105℃，并于 105℃ 干燥至恒重。其减失重量即为挥发性醚浸出物的重量。

（五）挥发油测定法

挥发油是中药材的一类有效成分，其含量的高低对判定含有该类成分的药材的品质有重要意义。挥发油含量测定通常是利用其能与水同时蒸馏出来的性质，在挥发油测定器中进行测定。供测定用的供试品一般需粉碎，以使其能通过二号至三号筛，并混合均匀。根据待测定挥发油的相对密度的不同，有两种测定方法。

1. 甲测定法 适用于测定相对密度在 1.0 以下的挥发油。取供试品适量（相当于含挥发油 0.5 ~ 1.0ml），称定重量（精确至 0.01g），置烧瓶中，加水 300 ~ 500ml（或适量）与玻璃珠数粒，振摇混合后，连接挥发油测定器与回流冷凝管。自冷凝管上端加水使充满挥发油测定器的刻度部分，并溢流入烧瓶时为止，置电热套中或用其他适宜方法缓缓加热至沸，并保持微沸约 5h，至测定器中油量不再增加，停止加热，放置片刻，开启测定器下端的活塞，将水缓缓放出，至油层上端到达刻度 0 线上面 5mm 处为止。放置 1 小时以上，再开启活塞使油层下降至其上端恰与刻度 0 线平齐，读取挥发油量，并计算供试品中挥发油的含量（％）。

2. 乙测定法 适用于测定相对密度在 1.0 以上的挥发油。取水约 300ml 与玻璃珠数粒，置烧瓶中，连接挥发油测定器。自测定器上端加水使充满刻度部分，并溢流入烧瓶时为止，再用移液管加入二甲苯 1ml，然后连接回流冷凝管。将烧瓶内容物加热至沸腾，并继续蒸馏，其速度以保持冷凝管的中部呈冷却状态为宜，30 分钟后，停止加热，放置 15 分钟以上，读取二甲苯的容积。然后按照甲测定法自"取供试品适量"起，依法测定。最后自油层量中减去二甲苯量，即得挥发油量，再计算供试品中挥发油的含量（％）。

（六）杂质的检查

药材和饮片中混存的杂质系指下列这类物质：来源与规定相同，但其性状或药用部位与规定不符；来源与规定不同的物质；无机杂质，如砂石、泥块、尘土等。

杂质的检查方法：取适量的供试品，摊开，用肉眼或借助放大镜（5 ~ 10 倍）观察，将杂质拣出，如其中有可以筛分的杂质，则通过适当的筛，将杂质分出；将各类杂质分别称重，计算其在供试品中的含量（％）。

检查时应注意：药材或饮片中混存的杂质如与正品相似，难以从外观鉴别时，可称取适量，进行显微、化学或物理鉴别试验，证明其为杂质后，计入杂质质量中；个体大的药材或饮片，必要时可破开，检查有无虫蛀、霉烂或变质情况；杂质检查所用的供试品量，除另有规定外，按药材和饮片取样法称取。

（七）酸败度测定法

酸败是指油脂或含油脂的种子类药材和饮片，在贮藏过程中发生复杂的化学变化，生成游离脂肪酸、过氧化物和低分子醛类、酮类等产物，出现特异臭味，影响药材和饮片的感观和质量。通过测定酸值、羰基值和过氧化值，以检查药材和饮片中油脂的酸败度。

1. 油脂提取 除另有规定外，取供试品 30 ~ 50g（根据供试品含油脂量而定），研碎成粗粉，置索氏提取器中，加正己烷 100 ~ 150ml（根据供试品取样量而定），置水浴上加热回流 2 小时，放冷，用 3 号垂熔玻璃漏斗滤过，滤液置水浴上减压回收溶剂至尽，所得残留物即为油脂。

2. 酸败度测定

（1）酸值测定 取油脂，照《中国药典》（2020 年版）通则 0713 "脂肪与脂肪油测定法"测定。

（2）羰基值测定 羰基值系指每 1kg 油脂中含羰基化合物的毫摩尔数。

除另有规定外，取油脂 0.025 ~ 0.5g，精密称定，置 25ml 量瓶中，加甲苯适量溶解并稀释至刻度，摇匀。精密量取 5ml，置 25ml 具塞刻度试管中，加 4.3% 三氯醋酸的甲苯溶液 3ml 及 0.05%2, 4 - 二硝基苯肼的甲苯溶液 5ml，混匀，置 60℃ 水浴加热 30 分钟，取出冷却，沿管壁缓慢加入 4% 氢氧化钾的乙醇溶液 10ml，加乙醇至 25ml，密塞，剧烈振摇 1 分钟，放置 10 分钟，以相应试剂作空白，照《中国药典》（2020 年版）通则 0401"紫外 – 可见分光光度法"在 453nm 波长处测定吸光度，按下式计算：

$$供试品的羰基值 = \frac{A \times 5}{854 \times W} \times 1000$$

式中，A 为吸光度；W 为油脂的质量，g；854 为各种羰基化合物的 2，4 – 二硝基苯肼衍生物的摩尔吸收系数平均值。

（3）过氧化值测定　过氧化值系指油脂中过氧化物与碘化钾作用，生成游离碘的百分数。

除另有规定外，取油脂 2~3g，精密称定，置 250mL 的干燥碘瓶中，加三氯甲烷 – 冰醋酸（1∶1）混合溶液 30ml，使溶解。精密加新制碘化钾饱和溶液 1ml，密塞，轻轻振摇 30 秒，在暗处放置 3 分钟，加水 100ml，用硫代硫酸钠滴定液（0.01mol/L）滴定至溶液呈浅黄色时，加淀粉指示液 1ml，继续滴定至蓝色消失；同时做空白试验，按下式计算：

$$供试品的过氧化值 = \frac{(A - B) \times 0.001269}{w} \times 100$$

式中，A 为油脂消耗硫代硫酸钠滴定液的体积，ml；B 为空白试验消耗硫代硫酸钠滴定液的体积，ml；W 为油脂的重量，g；0.001269 为硫代硫酸钠滴定液（0.01 mol/L）1ml 相当于碘的重量，g。

（八）外源性有毒有害物质的检查

外源性有毒有害物质主要是指重金属、农药残留、真菌毒素及二氧化硫残留等，这些有毒有害物质来源于土壤、水、大气等的环境污染，是影响中药材质量的重要因素。

1. 重金属检查　中药材重金属污染通常是在种植、运输、储存、养护、前处理、炮制和制剂生产等过程中产生的。《中国药典》（2020 年版）里规定一般需要检测的中药重金属的包括 Ag、Pb、Hg、Cu、Cd、Bi、Zn、Co、Ni，其中一些虽然是人体必需的微量元素，如铜、铁、锌，也有些相对低毒性的，如镍和铬，但是在体内，它们蓄积一定量或价态改变仍具有很强的毒性，在药物生产中，接触铅的机会较多，且铅容易中毒。为保证药品安全性，《中国药典》（2020 年版）加强了重金属检查力度。

自 20 世纪 90 年代以来，中药材中重金属限量问题就已受到世界各国各地区的关注，很多国家和地区对重金属含量制订了明确的限定标准，但由于对中药的重金属限量缺乏统一的认识与标准，世界各国、各地区对进口的中药实行各自的限量标准，要求不尽相同。《欧洲药典》《美国药典》、WHO 的《中药污染物和残留物标准》《英国药典》《韩国药典》《日本药典》《中国药典》和《中国药用植物及制剂进出口绿色行业标准》等均对中药材重金属含量制订了明确的限量标准。

我国重金属的限量总量应 ≤20.0mg/kg，铅（Pb）≤5.0mg/kg，镉（Cd）≤0.3mg/kg，汞（Hg）≤0.2mg/kg，铜（Cu）≤20.0mg/kg，砷（As）≤2.0mg/kg。具体检测方法参照《中国药典》（2020 年版）通则 2321"铅、镉、砷、汞、铜测定法"。

《中国药典》（2020 年版）收载有 3 种重金属检查法，包括第一法（硫代乙酰胺法）、第二法（炽灼残渣检查法）、第三法（硫代钠法）。检查时应根据《中国药典》（2020 年版）品质项下规定的方法选用。三种方法均是利用重金属离子与显色反应生成不溶性的重金属硫化物颗粒，比较供试品溶液和标准溶液所生成的重金属硫代物无颗粒均匀混悬在溶液中所呈现的颜色深浅，判断供试品中重金属限量是否符合规定。

2. 农药残留检查　中药种植很大一部分依靠人工栽培，为了减少病虫害，提高产量，往往需使用农药。如果长期大范围地使用农药，会造成中药农药残留问题。若患者长期服用含有农药残留的中药，会引起蓄积中毒。《中国药典》（2020 年版）规定的被检农药包括有机氯类（六六六、DDT、五氯硝基苯等）、有机磷类（对硫磷、甲基对硫磷、乐果、氧化乐果、甲胺磷、久效磷等）、拟除虫菊酯类（氯氰菊酯、氰戊菊酯、溴氰菊酯等）526 种农药残留测定检出限（mg/kg）。具体检测方法参照《中国药典》（2020 年版）通则 2341 "农药残留量测定法"。

3. 真菌毒素检查　真菌毒素残留是中药材微量外源性有毒有害物质的残留，包括药材、饮片及中药制剂中黄曲霉毒素 B_1、B_2、G_1、G_2、赭曲霉毒素 A、呕吐毒素、玉米赤霉烯酮、展青霉素、伏马毒素 B_1、B_2 及 T–2 毒素，具体检测方法参照《中国药典》（2020 年版）通则 2351 "真菌毒素测定法"。测定真菌毒素时实验室应有相应的安全防护措施，并不得污染环境。残留有黄曲霉毒素的废液或废渣的玻璃器皿，应置于专用贮存容器（装有 10% 次氯酸钠溶液）内，浸泡 24 小时以上，再用清水将玻璃器皿冲洗干净。

4. 二氧化硫检查　硫熏法是一种传统的中药材产地加工和流通储藏方法，能达到杀菌防虫、防霉、漂白药材的目的，硫熏往往会造成中药材性味的改变，有效生物活性成分损失及有害物质残留。中药材中硫含量的超标，主要是人为过量地、反复地、无选择性地使用硫黄燃烧熏蒸中药材，使二氧化硫在药材中大量残留，《中国药典》（2020 年版）一部及四部对中药材及饮片中二氧化硫残留量作出了限定，规定山药、牛膝、粉葛等 11 种中药材的二氧化硫残留量不得超过 400mg/kg。具体检测方法参照《中国药典》（2020 年版）通则 2331 "二氧化硫残留量测定法"。

综上所述，重金属、农药残留、真菌毒素及二氧化硫残留等外源性污染问题，会导致中药材质量下降，严重威胁人民的用药安全与生命健康，制约中药国际贸易与中医药 "一带一路" 战略的顺利实施。因此，必须有效管控中药资源的外源性污染，对药材相关物质残留予以科学的限量便显得尤为重要。

×× 公司
检验报告书

报告书编号：

检品名称		规格	
产地		生产日期	
批号		检品数量	
供样单位		包装	
检验目的		检验单号	
检验项目		收样日期	
检验依据		报告日期	

检验项目　　　　　标准规定　　　　　检验结果

【性状】
【鉴别】
【检查】
二氧化硫残留量
水分
总灰分
【浸出物】
【含量测定】

检验结论：本品按 ×× 检验，结果符合规定。
签发人：　　　　　　　　　　　　　签发日期：

第三节 项目化教学实践内容

教学项目一 中药饮片的在库养护

【教学目的】

通过本教学，使学生能熟练地进行中药饮片的在库养护工作，掌握中药饮片的养护检查手续及要求。

【教学内容】

中药饮片的在库养护检查。

【教学步骤】

1. 根据实际教学需要制定中药饮片养护计划，并打印需养护品种清单。

2. 学生按照养护品种清单进行实地检查，并记录养护检查情况。

3. 将养护情况输入计算机系统，生成养护记录。

4. 发现质量有疑问品种，挂待验标识暂停发货，系统中锁定销售，不合格品按照不合格品相关流程处理。

【教学报告】

编制、填写中药饮片的在库养护记录。

教学项目二 中药分类储存与堆垛

【教学目的】

通过本教学，使学生能熟练中药的分类储存与堆垛要求，能熟练做好中药堆垛工作。

【教学内容】

1. 中药分类储存。

2. 中药的堆垛操作。

【教学步骤】

1. 中药的分类储存

（1）按仓库温湿度管理要求完成入库分类储存。

（2）按中药材、中药饮片的质量特性不同完成分类储存。

（3）按中成药剂型、标签标识不同完成分类储存。

2. 中药的堆垛 将以上中药按堆垛的要求存入仓库，并编号。

【教学报告】

按照不同中药的性质特点准确完成分类储存并记录。

目标检测

答案解析

一、单选题

1. 下列对入库前检查的说法正确的是（　）。

　　A. 把牢企业原材料进口关的关键步骤

B. 根据来货凭证中的合格证可以不必检查

C. 入库后还会检验，检出问题也可以追责，故入库前检查意义不大

D. 入库前检查技术含量不高

2. 甲苯法适用于（　　）的水分测定。

A. 贵重药材　　　　　　　　　　　　B. 含有挥发性成分的药材

C. 不含挥发性成分的药材　　　　　　D. 含蛋白质的药材

3. 下列对熏硫法说法正确的是（　　）。

A. 对药材是一种污染

B. 硫黄本身也是中药的一种，故熏硫对药材质量不会造成不良影响

C. 硫熏法是民间常用传统加工方法，不可废除

D. 硫熏法可以有效地防霉除虫，是一种好方法

二、多选题

1. 下列属于中药材入库前检查的项目是（　　）。

A. 到货与原始凭证检查　　B. 包装检查　　　　　C. 等级检查

D. 水分检测　　　　　　　E. 灰分检测

2. 水分测定的方法主要有（　　）。

A. 烘干法　　　　　　　　B. 甲苯法　　　　　　C. 减压干燥法

D. 气相色谱法　　　　　　E. 费休氏法

3. 药材和饮片中混存的杂质系指（　　）。

A. 来源与规定相同，但其性状或药用部位与规定不符

B. 来源与规定不同的物质

C. 无机杂质，如砂石、泥块、尘土等

D. 农药残留

E. 重金属残留

三、问答题

1. 中药材入库前检查主要包括哪些项目？

2. 对易虫蛀中药如何检查？

3. 简述从同批药材和饮片包件中抽取供检验用供试品的原则。

书网融合……

本章小结

第八章　中药包装与管理

PPT

学习目标

【知识要求】

1. 掌握中药包装的目的、要求、包装材料的性质及包装技术
2. 熟悉中药包装及包装材料的相关法规
3. 了解包装材料及包装技术的发展情况

【技能要求】

具备根据中药商品的性质设计及选择包装材料的能力

【素质要求】

具备自觉遵守中药包装相关法规，树立以维护人民群众的生命健康为己任的职业素养

中药包装是中药商品的重要组成部分，是对中药商品质量的重要保护，对中药商品的生产、流通、消费等领域均有重要影响。因此，我们需要对包装的作用有足够的认识。如果中药材包装的质量很差，那么在流通环节中，就有可能因包装质量不好、性能较差，造成中药材撒漏、丢失或受到污染。在贮存过程中，也可能因包装不合理，造成浪费仓容面积和不便于堆码等使得保管养护工作变得困难。此外，中药包装如果不够严密或者包装材料的材料容易破损等也会使包装内的中药商品的质量发生变异，从而为保管养护工作增加了难度，同时也增加了中药商品的损耗与养护费用，加大劳动强度等，给国家及企业造成财产损失。

第一节　中药包装的概述

中药包装的目的和意义主要有如下几点。

1. 保护中药品质　中药的包装是针对中药商品的性质及防护要求而专门设计的保护措施，能够保证中药商品在运输和贮存过程中完好地保持原有品质。中药商品的流通过程中所面临的环境会发生许多变化，比如中药商品从一地运输到另一地，周围环境的温度、湿度、光照、风力、空气中的霉菌孢子及尘埃等均有不同的变化，那么中药的包装必须能够抵御这些变化，保证内部中药商品的性质稳定。因此，中药包装对外要能够密封、隔湿、隔热、避光、防撞，对内应能够固定商品避免因颠簸晃动而破损、保温（防低温和高温）、控湿、抗氧化、防止微生物及害虫滋生等，避免中药出现霉变、虫蛀、泛油、潮解、粘连、变色、走味等现象，最大限度地减少外界条件对中药质量的影响，保证中药质量。

2. 有利于贮存与运输　我国幅员辽阔，中药产地和集散地遍布全国各地，随着中药市场的快速发展，中药材、中药饮片、中成药、半成品及辅料等各类中药商品的物资流动量巨大。中药材等商品在批发、零售、贮存、装卸等环节中，需要不断经历搬运、抽检、堆码、分装、中转等操作。在这些过程中难免会发生跌落、碰撞、摩擦等现象，因此中药的包装质量至关重要。外包装材料的材质及性能需要具备坚固耐磨而不易松散破损、支撑性和抗压性强、防水等性质，使得在搬运操作过程能够顺利进行。中

药外包装尺寸和体积要符合行业标准，如果中药外包装的体积过小，则增加搬运频次，浪费劳动；体积过大，又对运输造成麻烦；如果外包装长宽高尺寸不合理，则导致码放不方便或者无法装满车厢或集装箱，浪费运输费用。同样，内包装的合理性也很重要。比如：包装水丸的塑料瓶未能全部装满，又缺乏相应的防流动措施，则在运输的颠簸下，瓶内的水蜜丸会出现流动、碰撞等则可能造成水丸的破损或表面粗糙等情况。再比如，中药浸膏片或浓缩丸如果用瓶装或盒装，单片（粒）药品之间可能会因为温度变化导致粘连、潮解、泛油等情况。另外，易碎的内包装材料如果不符合要求，则可能在运输过程中的颠簸晃动而出现破损。例如中药口服液的玻璃瓶如果不符合标准就有破损的风险。

3. 保证数量，便于计数计量　中药商品的流动数量巨大，如何在运输及销售过程中保证数量至关重要。在物流过程中，工作人员往往通过中药商品包件的数量来计算运输方式、运力和运费。因此，中药包装的规格和数量必须符合行业标准，不能任意设置。

4. 促进中药商品的流通与销售　符合中药商品性质特点的包装不仅保证了中药的质量，而且还能促进销售。中药的包装除了保护其内部的中药商品的质量以外，同样也为消费者的消费行为提供服务。这种情况大致有以下几个方面：其一，方便消费者控制剂量。小儿疾病治疗药物在一个小包装袋上设置半剂量设计，方便不同年龄段的儿童精准掌握服用量，避免出现从整剂量单包装里先吃一半，保留一半的做法。其二，方便携带，比如：感康片的单片贴纸设计方便了人们在工作中的携带，不必为了预防感冒而被迫带一整盒感冒药在身边。其三，方便服用或使用。比如胶囊，将药物粉末或颗粒灌装在胶囊内，可以其到掩盖药物不良气味和便于吞服的作用；再比如中药袋泡茶，将中药代茶饮的配料放置于易于溶出的纸袋内，方便泡茶，又便于饮后清理茶杯。

另外，规范的包装为药材供应方建立了良好的销售形象，增加了采购方对该产地药材质量的信任。如果包装盒的材质坚固、精美，对内部的中药商品防护周到，那么就会在一定程度上促进消费者对该商品的信任。

5. 传递商品信息　商品的包装如同商品的"衣服"，除了对商品进行保护以外，还以包装的形式和展示内容向消费者传递其价值信息。其一，中药商品包装（盒）上的文字向消费者说明中药商品的名称、成分、生产工艺、质量标准、服用方法和剂量、禁忌及注意事项、不良反应等信息。其二，中药商品包装盒的广告文案提高了商品的美观度（漂亮的包装增加人们喜欢它的概率）和醒目度（使其在货架上众多商品中足以吸引人的注意力）。其三，体现中药商品的文化内涵，例如同仁堂牌安宫牛黄丸，将单颗蜡丸放置在古色古香的锦缎盒子内，盒内配以绒面丸托以固定蜡丸，其设置展现了安宫牛黄丸的历史文化内涵。另外，许多来自古方制剂的中药商品，比如小柴胡颗粒、六味地黄丸等均设计了古代名医画像或仿古字体印刷图案，提高了该商品的文化内涵。其四，体现中药商品的现代性和科技性。

6. 扩大商品的使用范围　中药商品是在中医药理论指导下用于预防和治疗疾病及保健养生的商品。严格来说，中药商品仅仅应该用于存在疾病及亚健康的人。但是，不同的包装类型将在一定程度上改变中药商品的使用范围。其一，许多中药具有较高的滋补功能，比如野山参、西洋参、三七、铁皮枫斗、阿胶等既是防病治病的药物，同时也是养生滋补佳品，经常作为馈赠礼品用于人们孝敬长辈及亲友间的礼节性馈赠。如果是普通类型的中药材或饮片，其形式上就无法满足礼品馈赠的需求，但是如果按照适度的高档礼品包装设计，就可以把原本是药物的中药商品扩大到礼品的范围。其二，像菊花、金银花、枸杞子、胖大海等这些药食同源的中药置于适度精美的包装内，就可以使这些中药走出药房，在商场或超市中销售。

7. 提高中药材使用质量　将中药材经挑选后分等级包装或采用0.5kg、1kg、5kg装量的小包装，可以避免大包装的药材在储运过程中发生霉烂变异等变质现象时的相互影响，合理的包装使药材在进一步生产加工或使用时能够按需拆包，方便取用。

第二节　中药包装技术

一、药品包装的分类

药品包装分为内包装和外包装，也称为直接包装和次级包装。直接包装是直接接触药品的包装材料和容器，是药品不可分割的一部分，它伴随药品的生产、流通及使用的全过程。因此，必须要根据药品的特性和包装材料的材质、配方及生产工艺，选择对光、热、冻、放射、氧、水蒸气等因素屏蔽阻隔性能优良、自身稳定性好、不与药品发生作用或互相迁移的材料和容器。应选择与药品相容性良好，或是未发生引发药品安全性风险的相互作用的包装材料和容器。

（一）药品内包装材料的管理

我国对药包材实行产品注册制度。《药品管理法》第五十二条规定：直接接触药品的包装材料和容器，必须符合药用要求，符合保障人体健康、安全的标准，并由药品监督管理部门在审批药品时一并审批。药品生产企业不得使用未经批准的直接接触药品的包装材料和容器。同时，结合我国国情，为提高直接接触药品的包装材料和容器的质量，确保药品安全有效。在审批新药时一并审批该新药的包装材料，同时审查该包装材料与药品的安全相容性资料。具体来说，要考虑以下几个方面：必须要选择通过SFDA审批的、获得注册证的药品包装材料和容器；且其质量应符合经审批颁布的质量标准。同时，需提供包装材料与药品的相容性研究资料，供药品监督管理部门审查。

药物与内包装材料的相容性是指药物与包装材料是否发生相互作用。根据不同给药途径制剂与包装系统发生相互作用的风险分级，注射剂（特别是注射液）属高风险级别，即与包装材料发生相互作用的可能性较大，故应进行包装材料与药品的相容性研究，证实所用包装材料和容器与药品具有良好的相容性与安全性。

在评价过程中重点关注：①所用包装材料和容器是否具有药包材注册证，其质量是否符合审批颁布的质量标准，其注册证是否在批准的有效期内。②对水针剂，处方中的活性成分是否对热稳定，是否可以耐受过度杀灭的灭菌工艺。如制剂本身可以耐受过度杀灭的灭菌工艺，则应选择过度杀灭的灭菌工艺条件，同时用可以耐受过度杀灭灭菌工艺的包装材料和容器；如制剂本身不能耐受过度杀灭的灭菌工艺，则可选择残存概率的灭菌工艺，并可以选择满足残存概率灭菌工艺要求的包装材料和容器。③无论是用终端灭菌工艺还是用无菌生产工艺，均应进行注射剂产品与包装材料的相容性研究；以证明包装材料与药品之间没有发生严重的相互作用，并导致药品有效性和稳定性发生改变，或者产生安全性风险的过程；除药品对包装材料的影响造成材料功能性改变需要更换包材的情况外，相容性研究主要针对包装材料对药品的影响进行。

（二）药品的外包装管理

外包装是指将已完成内包装的药品装入箱中或袋、桶和罐等容器中的过程称为外包装。进行外包装的目的是将小包装的药品进一步集中于较大的容器内，以便药品的贮存和运输。对药品包装本身可以从两个方面去理解：从静态角度看，包装是用有关材料、容器和辅助物等材料将药品包装起来，起到应有的功能；从动态角度看，包装是采用材料、容器和辅助物的过程中施加一定技术方法等的操作活动。

药品包装材料作为药品的"第二生命"伴随中国药品市场的高速增长，药包材产业前景也被看好。药品包装材料是指用于制造包装容器、包装装潢、包装印刷、包装运输等满足产品装要求所使用的材料，它即包括金属、塑料、玻璃、陶瓷、纸、竹、天然纤维、化学纤维、复合材料等主要包装材料，又包括涂料、粘合剂、捆扎带、装潢、印刷材料等辅助材料。包装材料的分类：打包带、包装袋、塑料打包袋、塑料包装袋、缠绕膜、PE 缠绕膜、PE 拉伸膜等等多种包装材料。

目前，我国药品包装有药用玻璃、金属、药用明胶制品、橡胶、塑料（容器、片材、膜）及其复合片（膜）等直接接触药品的包装材料和容器品种。我国有医药包装企业约 1500 家能够生产 6 大类 50 多个药包材品种，年产值在 180 亿元左右，能满足国内制药企业 80% 以上的需要。虽然这几年在国际化的影响、市场需求的推动及我国相关政策的支持和引导下，药品包装材料有了很大的发展，但我国药包材生产企业和药包材产品还是相对落后，药品包装整体水平低，包装材料对医药经济发展的贡献率低。药品包装整体水平包括包装质量、包材质量以及包装对医药经济的贡献率都明显低于发达国家水平。

二、对包装材料的性能要求

包装材料最主要的功能就是能够保证药品的质量特性和各种成分的稳定性，在保质期内不会发生任何形式的化学成分的改变、流失和被污染等现象。因此，要根据药品及制剂的特性来选用不同的包装材料。药品包装对包装材料的要求主要有：纸质要符合设计要求；纸盒图形规范，纸盒加工、上胶要达到标准要求；板装的泡罩板加工后平整，瓶装的玻璃瓶要规则、玻璃厚度要达到标准，针剂塑料托不能太薄、卡口要紧等。理想的药品包装材料应能满足以下性能要求。

1. 保证药品质量特性和成分的稳定　首先，药品包装材料必须具有安全、无毒、无污染等特性；其次，药品包装材料必须具有良好的物理化学和微生物方面的稳定性，在保质期内不会分解老化，不吸附药品，不与药品之间发生物质迁移或化学反应，不改变药物性能。

2. 适应流通中的各种要求　药品生产出后需要经过储存、运输等各个流通环节才能达到患者手中，每个环节的气候条件、流通周期、运输方式、装卸条件等各不相同甚至有很大的差异。包装材料应能有效地保护产品，因此应具有一定的强度、韧性和弹性等，以适应压力、冲击、振动等静力和动力因素的影响；根据对产品包装的不同要求，包装材料应对水分、水蒸气、气体、光线、芳香气、异味、热量等具有一定的阻挡。因此，药品的包装材料还要与流通环境相适应。既要有一定的耐热性、耐寒性、阻隔性等物理性能，以满足流通区域中的温度、湿度变化的要求，又要有一定的耐撕裂、耐压、耐戳穿、防跌落等机械性能，以防止装卸、运输、堆码过程中的各种形式的破坏和损伤。

3. 防伪功能和美观性　为防止假冒伪劣药品、保证药品的纯正，药品包装材料应具有防伪标识，患者通过包装材料可以方便地辨别药品的真假。包装材料的美观在一定程度上会促进药品的销售，同时还能使患者心情愉快，有助于身体健康的好转和恢复，因此药品包装材料需有较好的印刷和装饰性能。

4. 成本低廉、方便临床使用且不影响环境　药品包装材料应选择来源广泛、取材方便、成本低廉，较好的经济性能的原料，以降低药品包装的成本，从而降低药品的价格；包装材料应宜于加工，易于制成各种包装容器；应易于包装作业的机械化、自动化，以适应大规模工业生产；应适于印刷，便于印刷包装标志；包装材料本身的毒性要小，以免污染产品和影响人体健康；包装材料应无腐蚀性，并具有防虫、防蛀、防鼠、抑制微生物等性能，以保护产品安全；还要能够方便临床使用，利于提高医务人员的工作效率；使用后的包装材料和包装容器应易于处理，丢弃后不会对环境造成影响，能自然分解，易于回收，以免造成公害。

三、药品包装的发展趋势

1. 小剂量包装　要求药品内包装具有标准计量的作用，包括使用具有计量功能的包装材料和一次性用量包装，后一种是常见的小剂量包装。随着复合材料的开发和灭菌包装技术的发展，我国已能有效地保证液剂和固体剂一次用量包装的准确性，但仍将继续发展小剂量包装这种方便而准确的软包装形式。

2. 无菌包装　在无菌环境中，采用瞬间超高温灭菌技术对包装药物进行杀菌、包装的一种方法，多用复合材料通过不同形式的挤压、复合成型进行包装。它具有能更好地保持药品成分、延长保质期、节约能源、降低包装成本、易实现环保包装等优点。

3. 包装系列化　同一厂家生产的药品采用统一和相近的包装要素格局对药品进行包装，如泡罩包装可通过板块尺寸及铝箔画面有关要素的变化达到系列包装。

4. 防伪包装　防伪包装是综合了包装设计、印刷技术、油墨技术、材料学、色彩学、条码技术等内容的一门包装工程专业技术基础课。防伪包装目前有两种方式，一种是直接把标贴在包装上，另一种是与包装融合为一体，也就是防伪包装一体化。防伪包装的防伪技术多种多样：包装盒上加贴防伪防揭封条封口、包装盒外使用激光全息薄膜封装、包装盒内容物防伪、包装容器本身的专利设计防伪等。

四、包装器材的选择与要求

（一）中药包装器材的选择

1. 包装材料的基本要求

（1）安全性　一方面要求包装材料本身无毒，不因各种环境因素的影响而释放出有毒物质，污染药材；另一方面要求包装材料不受环境条件的影响而与被包装的药材起任何反应，从而影响药材功效。

（2）可降解性　包装材料应具较好的降解性，要求其降解产物无毒害作用，不对环境产生污染作用，不威胁人类健康。

（3）可重复利用　要求包装材料质优耐用，这样既可节约资源，又可减少垃圾的产生，减轻对环境的污染。

（4）合法性　用于包装药材的材料，应由有关部门批准，并符合有关标准，否则不具合法性。

2. 根据中药的理化性质和疗效，选择包装材料和包装方法　中药品种繁多，性质不同，规格复杂，这对包装材料、结构形式、包装的方法要求也不同。应根据中药的物理化学性质和疗效，选择适宜的包装材料和包装方法。

对中药材来说，包装工具应符合中药材的性状特点，比如：用细密麻袋、布袋等装粉末状的蒲黄、海金沙，颗粒小的青葙子、车前子、黑芝麻等，不易散失；用化纤袋装芒硝、生地、黄精等易潮解、易泛糖的品种；用筐或篓装短条形的赤芍、白芍等，既不致压碎，还能通风；轻泡的花叶草类药材，采用机械打包，这样压紧包装可以防止药材受潮变色，又缩小体积，便于运输；用各种木箱或木桶盛装怕光、怕潮、怕热、怕碎、怕鼠咬的稀贵药材，则能维护商品的安全；此外，如用桶装蜂蜜、苏合香油等液体药材；用铁箱、铁盒、陶瓷瓶罐等盛装易挥发走味的冰片、樟脑和阿魏等，可防止渗漏、挥发和受潮。

有些药材品种不仅要有外包装，还要有内包装。如怕散失气味的可加塑料袋，怕潮湿的需要加衬防潮纸或走油纸等。如包装物使用不当，包装材料出现潮湿、损坏或附有真菌虫卵等就很容易引起药材发霉、生虫。因此，包装容器和包装方法的选择要根据中药的物理化学性质来选择。因此，按不同要求对中药加以包装是非常重要的。

对于中药包装容器的选择同样需要考虑到中药的性质。例如：柔软脆弱药材容易挤伤，压坏，不宜选择容量过大的容器，可用较硬而结实的容器，如木箱、柳条筐等，比较耐压的药材可以使用麻袋包等。选择包装时尚应考虑到搬运、堆码的方便，这样可以保证运输和贮存的安全。

此外，中药内包装和外包装的容器外应注有适当的标志，例如药材名称、规格、净重、毛重、生产者名称、生产年月日以及搬运和贮存的注意事项等，以便正确地保管和运输。

（二）中药包装的要求

中药包装时应考虑到中药种类、性质，以及贮存、运输的方便等各方面的因素，进行规范化包装，具体要求有：①包装环境条件清洁卫生。②包装设备性能安全良好，符合包装要求。③包装过程中严格执行操作规程。④包装人员应身体健康，专业性强，有较强的责任心。⑤包装前应再次检查并清除中药的劣质品及异物。包装应按标准操作规程操作，并有包装记录，其内容包括品名、规格、产地、批号、重量、包装工号、包装日期等。⑥中药包装前，质量检验部门应对每批中药进行检验。⑦所使用的包装材料应是无污染、清洁、干燥、无破损，领用及运输等符合洁净级别要求。⑧在每件包装上，应注明品名、规格、产地、批号、包装日期、生产单位，并附有质量合格标志。⑨易破碎的中药应装在坚固的箱盒内；毒性、麻醉性、贵细中药应使用特殊包装，并贴上相应的标记。

（三）药品包装材料的管理

根据《药品生产质量管理规范》，对药品的包装材料管理有明确的规定。

第一百二十条　与药品直接接触的包装材料和印刷包装材料的管理和控制要求与原辅料相同。

第一百二十一条　包装材料应当由专人按照操作规程发放，并采取措施避免混淆和差错，确保用于药品生产的包装材料正确无误。

第一百二十二条　应当建立印刷包装材料设计、审核、批准的操作规程，确保印刷包装材料印制的内容与药品监督管理部门核准的一致，并建立专门的文档，保存经签名批准的印刷包装材料原版实样。

第一百二十三条　印刷包装材料的版本变更时，应当采取措施，确保产品所用印刷包装材料的版本正确无误。宜收回作废的旧版印刷模版并予以销毁。

第一百二十四条　印刷包装材料应当设置专门区域妥善存放，未经批准人员不得进入。切割式标签或其他散装印刷包装材料应当分别置于密闭容器内储运，以防混淆。

第一百二十五条　印刷包装材料应当由专人保管，并按照操作规程和需求量发放。

第一百二十六条　每批或每次发放的与药品直接接触的包装材料或印刷包装材料，均应当有识别标志，标明所用产品的名称和批号。

第一百二十七条　过期或废弃的印刷包装材料应当予以销毁并记录。

（四）包装原则

1. 中药包装必须适应运输装卸条件　包件的体积和重量应适应托搬运装卸工人的一般体力和搬运机（器）械的承载能力，方便运输、搬运、装卸和堆码等操作。

2. 包装应符合中药的性质　根据中药的性质和性状特点来选择合适的包装。如质脆易碎的药材，应选择防压性能较好的包装；比较耐压的中药，可使用软性包装；易吸潮、易泄漏的药材，应选择严密性好的包装；鲜湿药材应选择透气性能对的包装；贵重或毒性药材宜用牢固、严密的小型包装等。每件重量一般为 50~75kg，并且使包件呈长方形，避免正方形和圆形。比重较大的药材，如矿石类，宜用坚固而不太大的木箱盛装。

五、包装方法

中药材一般只有外包装，中成药则有内外包装，部分商品还有中包装（衬垫物）。包装材料基本要求是：清洁、干燥、牢固。包装要实现标准化、规格化和打包机械化。

（一）各类中药商品的包装类型

中药材包装件的国家标准《中药材袋运输包装件》（GB 6264 - 86）规定了中药材的包装材料：有麻袋、塑料编织袋，国家标准《中药材袋运输包装件》（GB 6265 - 86）规定了中药材压缩运输包装件：规格有标准箱型、保留箱型；裹包材料有麻布、粗平布。国家标准《中药材袋运输包装件》（GB 6266 - 86）规定了中药材瓦楞纸箱运输包装件：材料由五层双瓦楞纸板制成，箱号分 1 ~ 10 号。

中成药外包装都是纸箱，由多层瓦楞纸板制成；中包装有纸盒、塑袋等多；内包装有蜡壳、蜡盒、纸袋、纸盒，塑袋、塑瓶、铝箔、玻瓶（管）等。

饮片包装有塑袋定量密封包装，可根据需要放入除氧剂。

（二）具体包装要求

包装方法和技术直接影响中药商品质量。中药包装可采用手工式包装方法和用各种机械化、半机械化的打包机或包装流水线装置等。包装要求牢固，包件均匀、美观。包装时，装箱要紧密，以防运输过程中中药受撞击、摩擦而破碎；装订、封口、捆扎、衬垫要牢固，特别是种子类等颗粒小，易漏的药材更应注意，以避免在贮运中松散、破损、泄漏。为了避免损及软性包装，在捆扎时可在四周加垫竹片或木板条。麻袋包装在缝装时，四角做成耳朵状，以便于搬运时抓提。叶类、全草类、花类等中药材宜在干燥稍回潮后打包，以防捆扎破碎，影响外观质量。某些小剂量的中药还可用真空包装或充入惰性气体保存中药能有效地防治中药虫蛀、霉变和泛油。如对麦冬实行真空包装低温保存，可 3 ~ 5 年不出现虫蛀、泛油。

在包装运输过程中发现问题应及时解决，如包装器材选择不当的应及时改装、包装破损的应及时修补或更换等。中药材包装时，内外包装上都应用耐用的号签标明品名、产地、规格、毛重、净重、出货单位、生产时间等，并根据中药性质和包装器材性能，标明注意事项，如防潮、防震、防重压、勿倒置、有毒等等。

（三）中药材的包装方法

中药材使用的包装材料，根据包装作用的耐压性能又分为硬性包装器材、半硬性包装器材和软性包装器材三类。

1. 硬性包装　大多为木材、金属、玻璃、陶瓷、硬塑料等材料制成。此类包装器材质地坚实、耐压性能好，而且可以阻抗外界湿度、阳光等的影响，适于包装易吸湿、挥发、质脆、易虫蛀、贵重、毒麻及流体或半流体的中药。

（1）木质器材　比如木箱，木桶等，其造价较低，适用范围广，造型易于排放，是良好的外包装器材。但其严密性差，易破损，重复使用率低，若采用优质木材，严密装订，内衬防潮纸或塑料薄膜，在易损处加钉铁皮等方法即可以克服。

（2）金属器材　诸如铁桶、铁罐、马口铁盒、铝合金盒等。较木箱严密，复用率高，但笨重、造价高。适用于盛装液体、半固体、易软化变稀的中药及贵重，毒麻类中药等。

（3）玻璃、陶瓷罐：如玻璃瓶、缸、安瓶、瓷罐等。该类器材性质稳定、严密，但质脆易碎。多用于内包装或盛装少量的粉末性、流体、贵重中药，更多用于固定性贮存目的。

2. 半硬性包装器材　主要有纸箱（盒）、竹篓（筐）、柳条筐等，有一定的耐压性能，成本低，适用于体积大、耐压性差或新鲜药材。

（1）纸箱（盒）　一般用黄版纸或用硬质纸板加工制成。耐压性能适中，较木箱成本低，美观，便于搬运，可回收再用，但防潮性能差，易破损。纸盒多用于盛装体形规则的加工制品，如动物胶类中药，纸箱适用于盛装质轻规整的中药。

（2）竹篓（筐）、柳条筐等　材料来源广泛，成本低，透气性好，轻便，但牢固性和耐压性能较差，严密性更差，易破损而泄漏，只适用于体积较大、质地轻松、不易泄漏或新鲜的中药，且多限于短途运输和内销。

3. 软性包装器材　主要有麻袋、布袋、纸袋、塑料袋、化学纤维纺织袋及蒲草包等。这类包装机械防护性能极差，但可就地取材，成本低，适用于耐压的中药，而且质柔软，故又可多用于内包装。

（1）麻（布）袋、化学纤维纺织袋　用麻线、棉线或化学纤维织成的袋，包装轻便、韧性好，耐用，可重复应用，使用范围广，适用于各种耐压中药的盛装。麻袋质厚，容积大，可盛装 50~100kg 的中药；布袋质地较薄，只能装 20~30kg 的中药；化学纤维纺织袋，内衬一层塑料袋，盛装较易吸潮或芳香性中药最为适宜，但外皮较滑不易排放。

（2）蒲包、草包　用蒲草或稻草纺织而成。适用于全草类、皮类、茎类等中药的包装。包好后，外用麻绳或铁丝捆扎，包装简便，费用低廉，但防护性能差，在运输和仓储过程中应特别加以注意。

（3）纸袋、塑料袋　纸袋多选用质地致密而牢固的牛皮纸做成，耐磨性好，可数层叠用，亦可内衬防潮纸。聚氯乙烯薄膜制成的塑料袋，可有多种厚度，但耐磨性能差。塑料袋和纸袋结合使用，可耐磨、防潮、避光、密封，能有效地防止挥发、虫蛀、发霉等现象的发生，多用于中药内包装或盛装少量贵重药材及加工品等。在实际应用中，常常是多种包装器材配合使用，互补不足，以适应中药包装的需要。

（四）中成药的包装方法

中国药品监督管理局和美国食品药品监督管理局在评价一个药物时，要求该药物使用的包装在整个使用期内能够保证其药效的稳定性。中成药包装首要的功能是保证药品的质量，将包装的保护设计、便利设计、装潢设计和环保设计等作为重要因素加以考虑。

1. 保护药品　传统的中成药包装设计是为了保护中药材的四气五味、升降沉浮以及归经等特性，针对不同类型的中成药采取不同的包装保护措施。为了有效保证患者更加安全地用药以及确保药效的稳定性，现代中成药包装材料不断推陈出新。例如传统的丸剂中成药，过去的蜜丸以锦盒为外包装，内层用蜡封好药丸，现如今均采用泡罩式包装，泡罩式包装相比封蜡不仅使药品的贮存更加安全卫生，同时也有利于药品的携带以及分剂量服用。

2. 便利消费者　中成药包装除了在保证药物制剂稳定性的同时，还应当考虑包装设计结构，方便不同年龄层次的人使用以及日常的携带。例如小儿安全包装，儿童安全包装是为了使儿童用药方便和安全而设计的包装，经过特殊处理的包装容器或材料既方便给药，儿童又不能打开，以防止儿童误食药品。目前，我国具有防止儿童开启功能的药品包装不足 5%，安全提示也仅仅只体现在说明书上。2010 年，国家质量监督检验检疫总局和国家标准化管理委员共同颁布了关于进一步加强防止儿童开启包装的相关标准，目前我国已有多家企业初步具备了药品儿童安全包装产品的生产能力，以保障人们的用药便利。

3. 信息传达　包装装潢设计是依据一定商品的形态和属性，通过适当的材料与造型结构、文字、图案、摄影、附加物品等，以艺术与技艺相结合的手法创造能够保护商品流通、传达商品信息、方便应用的包装实体的科学处理过程。包装的装潢设计即视觉传达设计，主要是从审美方面解决包装的功能，侧重于实现包装的心理功能。中成药的视觉传达设计能够传达传统文化与现代审美相结合的特质，不同药品商家的产品在药品货架上通过包装的视觉传达设计百花齐放，这无形之中会带给消费者更良好的购物体验。中成药包装的视觉传达设计是促进中成药销售的一个重要的营销手段，担负着销售包装不容忽视的作用。

4. 促进环保　目前，绿色包装设计被越来越广泛地应用于各类商品之中。我国是仅次于美国的"包装大国"，但取胜的原因主要体现在包装数量上，在包装质量、生产技术等方面都相对滞后于发达国家，其中包括对绿色包装设计这一理念的认知。中成药包装作为我国的中医药文化的代表和传承者，中成药的过度包装或者包装材料非环保等现象依然存在。中成药本身就属于纯天然的药物，因此，可回收、可再用、安全无毒等作用也是中成药包装设计中必须要权衡的因素。同时，简化包装造型和精炼视觉元素的运用，也是从包装的视觉设计上进行环保设计，具有环保作用的包装也会为药品商家带来更好的品牌声誉以及市场效果。

为了保持中药的效能，防止气味散失，避免受潮发霉虫蛀，在适合于运输、贮存，携带及美观的要求下，按照品种的特性，采用下列不同类型的包装。

（1）蜡皮　适用于封固含贵重药物较多的蜜丸。用蜡皮封固可保护丸药固有的气味与软硬度，并可防止潮湿真菌、昆虫及氧气的侵入，使成药能经久贮存而不会变质失效。通常用蜡皮包装可贮存 3 ~ 4 年或更长的时间。蜡皮原料为白色不含杂质的蜂蜡与固体石蜡或白蜂蜡、石蜡、黄蜡的混合物。配合比例要适当，太软则蜡无法作好，太硬则贮存时容易脆裂。较适合的成分比为 30% ~ 40%，石蜡 60% ~ 70%。新制成的蜡皮色白、质柔软，富于韧性，但如放置时间过久，则色转黄，而且蜡皮很薄，封口及封脐处最易出现裂痕，于是空气中的水分即可由此侵入，致使丸药发霉。蜡皮丸药在包装和运输时应衬垫柔软之物，并要轻轻取放，以免蜡皮裂缝。贮存温度以 10℃ 以下为宜，以免蜡皮软化变形。多用于包装贵重药物的蜜丸，如人参鹿茸丸、乌鸡白凤丸、安宫牛黄丸等。

（2）上蜡纸匣　上蜡纸匣是较为传统的包装类型，现在已很少见到。其原料为较厚的白纸、干酪素、氨水和石蜡。纸匣规格为圆柱形，共分三号：1 号匣高 3.5cm，直径 3cm，装 10.5 ~ 12g 丸用；2 号匣高 3.3cm，直径 2.75cm，装 6 ~ 9g 丸用；3 号匣高 2.7cm，直径 2.2cm，装 1.5 ~ 3g 丸用。制法是按纸匣规格尺寸将厚纸裁好，用干酪素和浓氨水配好刷在纸上（起快干的作用），然后制成圆筒状纸盒。在匣内面沾蜡，并用小刷子将匣底匣盖的圆缝处以蜡抹严。

包装时用蜡纸将蜜丸包裹装入匣内，再用白纸印就的长条形仿单（说明标签）封好，然后在蜡锅里沾蜡，随即拿出，置凉水中浸之，当即取出，待水珠晾干即得。

传统的上蜡纸匣能够防避湿气，短期贮存可保持蜜丸质量和药效，同时便于运输保管，颠动时不破不碎。但密封性不能持久，不可长期贮存。适用于细料较少的蜜丸，如羚翘解毒丸、牛黄上清丸等，有些糊丸亦可用，如五粒四春丹等，应用较广。封口仿单内容包括：品名、功能、主治、主要药物组成、用法用量、禁忌、厂牌、出厂日期、批号等。

（3）蜡纸和蜡纸盒　此种包装也是较为传统的包装方式，现在已经很少见到，可作为中药传统文化了解一下。取方形蜡纸，将丸药包裹严密，每 50 丸再装入大蜡纸盒内，每盒再放入仿单 20 ~ 25 张，将盖盖严，以蜡封口，外贴标签。蜡纸规格一般为四种：药重 1.5g 用 6cm×6cm，重 3g 用 7cm×7cm，重 6g 用 8cm×8cm，重 9g 用 9cm×9cm 包装。

上述蜜丸的三类传统包装形成以蜡皮包装防护效果较好，它能保持药物滋润柔软，防止蜜丸干硬、皱皮、发霉和生虫。后来发展出新型蜡皮，新型蜡皮即在石蜡、蜂蜡中熔进一定比例的纯净的蜡和低分子聚乙烯。制成的蜡皮经测定其抗弯性能、热稳定性和抗破碎等方面都达到国家标准；而且来源充足，成本低廉。

（4）纸袋 纸袋药品包装是我国在中华人民共和国建立初期常见的包装形式，它使用方便，适用于较少使用量药品的分装或分销，比如：只购买 10 片左右的片剂即适合使用纸袋，因此在医院和药房均有使用。以较坚韧不易破裂的纸为宜，大小可按药量需要。纸袋正面印：品名、内服药或外用药、厂牌、每袋内装数量、出厂日期、批号。背面印：主要药物组成、功能、主治、用法用量、禁忌，也可以不印。一般浸膏片、水丸、糊丸、无细料或细料较少的散剂、膏药等均可用此袋装。装入前，先检查纸袋有无破裂，装妥后应将袋口封严。

（5）纸盒 按用途不同可分为大型纸盒和小圆盒两种。纸盒是用白板纸制成，已装好蜡皮。蜡纸盒的蜜丸或袋装的水丸，糊丸均可用此包装，一般每盒能容 50～100 袋或 10～50 丸为宜。圆盒用来盛装外用药膏，纸盒及金属制均可，目前市售品以铁盒者较多；医院药房调配品多用纸盒，盒内应沾蜡，以免药膏渗出。

（6）泡罩包装 药品的泡罩包装是片剂、胶囊剂等剂型常见的包装类型，由 PTP 药用铝箔和塑料硬片组成。一般是将片剂或胶囊放在塑料硬片的"泡囊"内，再用 PTP 药用铝箔密封，形成完整的保护性包装。这两种材料均对包装内的药品起到良好的隔绝与机械性保护作用。与塑料瓶装相比，泡罩包装更便于携带，服用过程中只有被服用的几片药品短暂地暴露在空气中，而其他未被服用的部分不会暴露在空气中，避免了污染及氧化等情况。另外，患者可根据需求灵活选择携带量，未需服用的药品不必携带。泡罩包装的药品之间不会出现药品颗粒之间因流动或颠簸而造成碰撞。

（7）塑料 塑料在中成药的包装已经广泛使用，主要形式为塑料袋、塑料瓶、塑料管、塑料罐等。比如：小柴胡颗粒剂的内包装采用塑料袋包装、六味地黄丸水蜜丸的内包装采用塑料瓶包装、医疗机构制成的中药汤剂用塑料袋装、马应龙痔疮膏采用塑料管、西洋参饮片用塑料罐装等。用于药物包装的薄膜必须具备气密性好、防潮、无味、无毒、耐热、耐寒、操作容易等特点。目前，应用聚对苯二甲酸乙二醇酯（PET）及新材料 PEN、高密度聚乙烯（HDPE）、聚丙烯（PP）等材料，在中空容器的口部采用铝箔电磁感应垫片封口，增加包装容器对药品的安全性保护。

（8）玻璃管 常用的玻璃管为平底圆柱状玻璃管，其规格可按需要选择，适用于细料的散剂、颗粒较小的丸剂、片剂等包装，如六神丸、七厘散、仁丹、牛黄解毒片等。装药前，玻璃管应充分干燥，装妥即用洁净软木塞或塑料塞将管口严封；亦可沾蜡封口。管外贴上标签，再装入纸盒。

（9）玻璃瓶 是最常用的包装，就制造工艺来说，药用玻璃瓶一般分为模制瓶和管制瓶两大类。模制瓶又分为大口瓶（瓶口直径在 30mm 以上）和小口瓶两类。液体制剂主要用小口瓶，如合剂、酊剂、露剂、药酒等；膏滋则多用棕色广口瓶装；丸剂、片剂则用无色或棕色大口瓶装。瓶盖可用金属制或塑料制；瓶塞以软木塞最好，亦可采用橡皮衬垫形成。瓶塞及瓶盖均可沾蜡密封。在防护外界空气及水分影响方面，此种形成包装是比较好的。瓶外粘贴标签，再装入纸箱或木箱。

（五）产地药材包装

产地药材包装是根据药材的性质和需要采用简便的包装来保护药材的，使其不直接与空气及环境接触，防止运输途中沾染灰尘、淋雨、被风吹等干扰，便于大量运输，使它完整良好安全地销售给药材经营者。包装一般比较简单，多就地取材，常采用的包装有木、草、竹等植物加工材料，还有麻袋、布袋、塑料编织袋等制品，现在对于对外形没有特殊要求的药材普遍采用塑料编织袋。在选择包装时应考虑到药材的种类、性质以及是否方便运输、堆放和改装，绝不可草率从事，致使药材遭受损失。如是出口和长途运输的，则应按药材经营部门的要求进行包装。

1. 木制品包装 一般为木箱或木桶。这种包装牢固耐压，适用面广，常用于包装不耐压的药材。

但是它的严密性能较差，易破损，重复使用率低，为了克服以上缺点，应根据药材的特性，装订严密，内衬防潮纸或塑料薄膜，外部加钉铁皮等。

2. 竹制品包装　以竹为原料制成的包装种类很多，主要有竹筐、竹篓、竹箱、篾席、篾包等。它们造价低，透气性好，适用于一般对防潮防压要求不太严的药材包装。但是它的牢固性较差，易损坏。

3. 藤制品包装　北方多用藤、荆条、柳条编制成筐或篓。它们成本低，轻便，透气性好，但是牢固性和耐压性都较差，而且严密性差，易损坏。一般适用于体积较大，不易漏出的药材包装，并且限于短途运输或内销。

4. 草制品包装　多用稻草、蒲草、席草、芦苇等草制材料编制成席包。这类包装材料来源广，成本低，轻便，但是质地软，牢固性和耐压性都差。一般只适用于耐压的干果、种子、地下茎类药材的包装，并限于内销及短途运输。该种包装为民间传统包装类型，现在已经基本不再应用，可作为中医药文化的一部分来学习。

5. 纺织材料包装　如麻袋、布袋、化学纤维纺织袋等。这类包装最轻便，而且比较严密，韧性好，可以多次使用，但是负重有限，是时下药材批发市场常用的包装类型。一般适宜种子、果实、花、叶和部分根及地下茎类药材包装。

6. 纸箱包装　目前多用瓦楞纸板制成，也是目前比较常用的包装类型。其牢固性，耐压性稍次于木箱，但它比木箱轻便、严密、成本低。因而适用面广，适用于多种药材的包装。

7. 塑料包装箱　是当今最为常用的包装类型之一，在中药材、中药饮片和中成药以及辅料、辅材等物料的运输及贮存均有广泛应用。因特点是轻便、严密、抗药性强、防潮、牢固性好、不易变形、不易霉腐等。

8. 打包包装　全草、树皮或个体长韧性大的药材，如甘草、黄芪等多采用打包包装。打包包装一般不加外包装，是药材中最简陋的包装。打包方式分为手工打包和机械打包。

（1）**手工打包**　外层多用粗布、麻布、草袋、草席、塑料编织袋等作包裹，以竹片作垫料，用铁丝或麻绳等作捆扎牢固，使其牢固，便于搬运。包件要求扁平，紧密，两头平齐，四周压紧，中间松紧适中，分层均匀。捆扎的绳索一般不少于4道。打包的形式分全包和夹包。全包即全包、全缝、全捆的货件，外用竹夹或粗布，其密度视品种而定。夹包即上下两面用粗布、竹夹，只限于桑白皮等的包装。

（2）**机械打包**　多采用全自动或半自动捆扎机打包，以鸿运YD型中药材打包机为例，是液压打包机常见的一种。此种机型适用范围广，除了用于药材压缩外，对于各类秸秆、饲草、废品的压缩也具有很好的效果。它通常采用传统三开门或四开门设计，支持对面穿绳和井字形穿绳，套袋方便，易于储运。该品牌打包机分单缸压缩和双缸压缩，单缸压缩，包块自重50～70kg，效率为8～10包；双缸压缩，包块自重100～150kg，效率为8～10包。

六、包装材料的新发展

目前，医药包装材料的发展主要有以下方面：一是环保型包装材料，是指对生态环境和人体健康无害，包装材料能够降解或循环再生的包装，环保型包装材料的开发已经成为必然的发展方向。因此，我们应大力普及和开发焚烧不污染大气、可降解、可回收再造等新型环保包装材料；二是高阻隔包装材料，利用阻隔性优良的材料阻止气体、水汽、气味、光线等进入包装内，以保证药品的有效性等。比如：铝包装就是被广泛应用的高阻隔性包装材料，它的高阻隔性更好地保持药品的质量，可用于一些活性强、娇嫩或化学稳定性差的药品包装上；三是环境调节包装材料，这种包装可以较长时间地保证被包装产品的质量，如封入干燥剂、抗氧剂的包装、空气置换、充氮气等包装；四是纳米包装材料等高科技材料，采用纳米技术制备的纳米复合材料、纳米粘合剂及纳米抗菌包装的发展将为药品软包装开辟新的领域。

目标检测

答案解析

一、单选题

1. 下列选项中，不属于中药包装目的的是（　　）。

    A. 促进流通和销售　　　B. 提高价格　　　C. 保护中药　　　D. 便于计数计量

2. 塑料瓶包装的缺点是（　　）。

    A. 成本高　　　　　　　　　　　　　　B. 携带不方便

    C. 无法降解，污染环境　　　　　　　　D. 透气性差

3. 药品包装材料首要的性质是（　　）。

    A. 安全性　　　　B. 可降解性　　　　C. 合法性　　　　D. 可重复利用

二、多选题

1. 下列属于包装意义的是（　　）。

    A. 保护中药品质　　　B. 利于贮存与运输　　　C. 便于计数

    D. 提高档次　　　　　E. 促进流通

2. 中药包装工作的要求有（　　）。

    A. 包装环境清洁　　　　　　　　　　　B. 包装设备运行良好

    C. 包装材料清洁　　　　　　　　　　　D. 包装材料适合中药性质

    E. 包装人员专业熟练

3. 下列属于硬性包装材料的是（　　）。

    A. 木质材料　　　B. 金属材料　　　C. 玻璃材料

    D. 竹制材料　　　E. 陶瓷材料

三、问答题

1. 如何理解包装能保护中药的品质？

2. 谈一谈包装是如何促进中药商品的流通与销售的。

3. 请举例说明，中药材的包装设计要符合药材的性质。

书网融合……

本章小结

第九章　常用中药材的贮存与养护

学习目标

【知识要求】

1. 掌握常用中药材的性质和特点；中药材养护的知识和技能；仓库养护设施设备的使用方法；中药仓库养护员的工作规程。

2. 熟悉常用中药材的性状特征、化学成分及常见的变质现象；熟悉各种常用中药材在仓库保存的仓库类型；熟悉仓库温湿度变化规律；熟悉常用中药材的各种质量检查和检验的数据及由此可能引发的变质风险等。

3. 了解中药养护的法规及药监部门的监管要求。

【技能要求】

具备中药材鉴定技能；运用仓库的设施、设备开展养护工作的技能。

【素质要求】

能够树立中药材质量安全意识，将诚信药德与坚守正确的生命健康观思想融入到日常工作中，树立坚守质量关的执业素养。

一、常用中药材养护的概述

中药材是最常用的中药商品类型之一，是来自天然的未经加工的或经过简单产地加工的植物、动物、矿物，在中医药理论指导下用来预防、治疗疾病和保健养生的药物。中药材是中药饮片、中成药、中药保健品等所有中药商品的原料，也是中药产业各个生产流程的起点，因此中药材的质量至关重要。只有中药材的质量得到保证，才能使下游的中药饮片、中成药、中药保健品等其他中药商品的质量得到保证。这样来说，对处于仓储环节和流通环节的中药材进行有效的保管与养护对于保证中药材的质量就更加重要了。对仓储中的中药材的影响因素很多，这就为对中药材的有效保管与养护提出了更高的要求；另外，许多中药材商品处于流通环节，那么中药材所面临的环境会不断地发生改变，中药材可能面临的不确定的影响因素也会不断发生改变，这样对这些中药材进行科学有效地保管与养护就更加重要。

前面我们已经对影响中药质量的影响因素做了详细的阐述，对各类中药可能发生的变质现象做了系统的学习，那么本章是将前面所学习的影响中药质量的因素、各类中药可能发生的变质现象以及有针对性的采取科学、有效地养护技术和方法在具体的中药材上进行综合的应用。中药材的品种、性状以及其所含有的化学成分的性质将决定它可能发生质量变异的影响因素种类，比如：山药富含淀粉，其性状为白色粉性，因此山药极易遭受霉变及虫蛀；苍术主要富含挥发油，其性状往往有许多红棕色的油点使得苍术药材看起来颜色较为鲜艳，因此苍术的主要变质现象表现为受温度及湿度的影响其内部的脂肪油外溢到药材表面，形成油样物质，产生油哈味，药材色泽加深，会进一步吸引仓虫来蛀蚀等一系列变质的发生。

二、常用中药材养护的分类

通常来说，每一个中药品种都是一个复杂的个体，其内部所含有的化学成分种类很多，每一类化学成分都会发生与其成分性质相符合的变质现象，比如淀粉类容易引起霉变和虫蛀、油类成分容易引发泛油、芳香类成分容易引发散气走味等。但是，中药中含量最多的那一类或几类化学成分所表现出的性质往往较为突出和明显，比如：苍术中的挥发油类成分占3%~9%，其变质主要表现为泛油；同样，苍术也会在一定程度上出现发霉、虫蛀、变色等现象，但这些现象往往会被泛油所掩盖或者是在泛油的基础上引发的，因此我们将泛油作为苍术主要的变质现象来由针对性的采取养护方法。根据这一思想，我们将常用的中药材的养护按照其主要的变质现象来分类，将可能发生某一类主要变质现象的中药归为一类，有利于我们在学习和工作中对发生某一类变质现象的中药有一个总体认识，比如：将富含脂肪油及挥发油的、以泛油为主要变质表现的中药归为一类，这样我们在日常的养护工作中就要对这些中药可能发生泛油的情况加以重视，采用有侧重的养护方法。当然，在这一类主要变质表现以外还可能会有其他的变质现象，但其变质表现没有泛油所表现的那样明显和强烈，但在泛油的基础上也会陆续发生。比如：在实际工作中，我们发现苍术也会发生虫蛀及霉变，但往往是在泛油之后陆续发生的，因此我们在防范苍术泛油的同时，也要对变色、虫蛀、霉变、散气走味等变质情况给予一定的注意。

第一节　易发霉中药材的养护

此类中药材在仓库的日常养护中，养护员发现有一些中药材品种的变质是以发霉为突出的表现。因此，在日常的检查养护工作中，养护员会对这一类品种的中药材的潜在发霉位置和发霉初期的现象等进行重点检查，如果养护员发现中药材有发霉迹象，立即将其与周围中药材隔离，并采取相应的养护措施。

甘　草
Glycyrrhizae Radix et Rhizoma

【来源】本品为豆科植物甘草 *Glycyrrhiza uralensis* Fisch.、胀果甘草 *Glycyrrhiza inflata* Bat. 或光果甘草 *Glycyrrhiza glabra* L. 的干燥根及根茎。主产于华北、东北、西北等地区。

【采收加工】大多数在秋季采挖种植2~3年的根，采挖后，除去芦头，茎基及须根，洗净泥沙，按规定等级标准截成相应标准的长度，晒至半干，再捆成小捆，继续晒至干透。根据初加工是是否刮去栓皮，商品甘草可分为粉甘草和皮甘草。

【养护原则】甘草含有大量的淀粉和甘草甜素，贮存保管中较易吸湿还潮而生霉。此外，还会引起生虫，且蔓延迅速，因此一旦发现存库甘有虫蛀必须拣出并且立即火烘或曝晒至干，放凉后入库置干燥通风处。仓储条件好的应用气调法或冷冻杀虫最佳。

【养护技术】甘草的发霉往往发生在甘草两端的截面处或开裂的缝隙内，若发现有小黑点，即为疑似发霉，应将其与周围的部分一起晾晒或烘烤。

除此之外，甘草遭虫蛀一般发生在内部，且很难从外表察觉，一旦外面呈现蛀虫孔，则内部早已蛀蚀得十分厉害。传统经验认为：①看甘草两端的截面，若可见小的白点，则表明内部已生虫；②左右手各持一根甘草相互对打，若一敲即断，可证明内部已生虫。多数情况是粉甘草较带皮甘草易虫蛀，因为粉甘草的表皮木栓细胞被刮去，没能起到屏障保护左右。

甘草的含水量控制在12%以内，在仓储库房内空气相对湿度在75%以下，一般均能安全贮存；若相对湿度大于85%，则库内甘草在较短的时间内就要开始霉变，因此控制库房温湿度对保证甘草品质不变样起到很关键的作用。所以大量仓储甘草须在梅雨季来临前与烈日下曝晒1～2天，库房开窗通风散尽阴暗角落的水气。摊凉甘草后封包入库贮存，并控制好库内温湿度。

【质量要求】以皮细而紧色红棕、质重坚实、断面黄白色、粉性大、有菊花心、身干不霉蛀者为佳。

《中国药典》（2020年版）规定：水分不得过12.0%，总灰分不得过7.0%，酸不溶性灰分不得过2.0%，重金属及有害元素，铅不得过5mg/kg；镉不得过1mg/kg；砷不得过2mg/kg；汞不得过0.2mg/kg；铜不得过20mg/kg。其他有机氯类农药残留量：含五氯硝基苯不得过0.1mg/kg。

本品按干燥品计算，含甘草苷（$C_{21}H_{22}O_9$）不得少于0.50%，甘草酸（$C_{42}H_{62}O_{16}$）不得少于2.0%。

丹　参

Salviae Miltiorrhizae Radix Et Rhizoma

【来源】为唇形科植物丹参 *Salvia miltiorrhiza* Bge. 的干燥根及根茎。主产于安徽、河北、江苏、陕西、山东、山西、四川等省。全国大部分地区有野生或栽培。

【采收加工】初春或秋末采挖，除去泥土及细须根，干燥。

【贮存保管】丹参为长圆柱形，多用竹篓、麻包袋或箱盛装，置干燥处贮存。

【养护技术】丹参在贮存期中，易吸潮生霉，真菌多在支根折断处发生。根茎顶端的残留茎基处还是害虫首蛀的部位，害虫常从此蛀入直至根部的韧皮部和形成层，严重时木质部和射线处，会全部被害。丹参霉蛀时，应及时晾晒或烘烤，但曝晒不宜过久，以免褪色。

【质量要求】以条粗壮、色紫红、无霉蛀者为佳。四川省栽培的丹参质量较好。《中国药典》（2020年版）规定：水分不得过13.0%，总灰分不得过10.0%，酸不溶性灰分不得过3.0%，冷浸法水溶性浸出物不得少于35.0%，热浸法醇溶性浸出物不得少于15.0%。丹参酮ⅡA不得少于0.20%，丹酚酸B不得少于3.0%，重金属和有害元素：铅不得过5mg/kg；镉不得过1mg/kg；砷不得过2mg/kg；汞不得过0.2mg/kg；铜不得过20mg/kg。

牛　膝

Achyranthis Bidentatae Radix

【来源】本品为苋科植物牛膝 *Achyranthes bidentata* Bl. 的干燥根。主产于河南、河北、山西等地；以河南产者品质最佳。

【采收加工】南方在11月下旬至12月中旬，北方在10月中旬至11月上旬至地上茎叶枯萎，先割去地上茎叶，依次将根挖出，洗净泥沙，去掉杂质、剪除芦头，按粗细不同分等级，分别晒至六七成干后，集中室内加盖草席，堆闷2～3天，然后扎把晒干。

【贮存方法】怀牛膝多装麻袋或编织袋，每箱净重50kg，置阴凉干燥处，夏季宜冷藏，以防生虫。少量牛膝或其饮片，密封于塑料袋内，分层隔放，宜阴凉干燥处存储可久贮不致变质。

【养护技术】牛膝因含较多的黏液质，体糯质柔，很易吸潮，一旦受潮，色泽发红至变黑，更易发霉，通常在采收后用熏蒸法并晒干后密封，置阴凉干燥处保存，一般可防变质。若在贮存的过程中发现牛膝回潮，可再行复晒，为保证色泽无损，少量最好采用一定量的生石灰干燥剂。

传统方法亦可用干燥谷壳或沙子埋藏养护。具体措施有以下三法。①草纸养护法：将干燥的草纸（吸潮纸）铺于木箱底部和四壁，再把晒干后冷却的怀牛膝理顺，按一层草纸、一层怀牛膝（横竖交替堆放）码入箱中，依次将箱装满，再铺一层草纸，盖严密封即可。②沙土养护法：在贮存怀牛膝的箱底放一层干沙，干沙上面放一层吸潮纸或麻袋片，然后其上摆放一层牛膝，依次将箱装满，盖严密封即可。③谷壳养护法：先将谷壳洗净晒干，然后在容器底层铺上 5～6cm 厚的谷壳，谷壳上存放 30cm 厚的怀牛膝，怀牛膝上面铺一层纸，再将谷壳按 5～6cm 厚铺于纸上，把怀牛膝按不同的存放方式摊在谷壳上面，这样依次直到容器装满，最上面覆盖一层约 5cm 厚的谷壳，加盖密封，存放在干燥通风处保管。此法可以防止怀牛膝走油、受潮、生虫。

【质量要求】以条长身干、皮细肉肥、色黄白、味甘、无霉虫蛀者为佳。

《中国药典》（2020 年版）规定：水分不得过 15.0%。总灰分不得过 9.0%，二氧化硫残留量不得过 400mg/kg。

热浸法测定水饱和正丁醇浸出物不得少于 6.5%。

本品按干燥品计算，含 β - 蜕皮甾酮（$C_{27}H_{44}O_7$）不得少于 0.030%。

巴戟天
Morindae Officinalis Radix

【来源】本品为茜草科植物巴戟天 *Morinda officinalis* How 的干燥根。主产于广东、广西、福建等省区，销全国并出口。

【采收加工】于每年的 6～10 月份采收种植 5 年以上的根，洗净表面泥土，剪去侧根和芦头，晒至六七成干，待根质柔软时，用木槌捶扁，或用机器压扁，但切勿使皮肉碎裂，按粗细分等级后晒至足干。

【养护原则】本品皮层较厚，肉质细腻柔润，含有糖类化合物，易吸湿还潮，置潮湿环境容易在皮层断裂处或者抽取木心的空洞处聚集湿气而发生霉变，因此本品要贮存于干燥通风凉爽处。

【养护技术】巴戟天入库要求含水量控制在 15% 以下，空气湿度控制 70%～75%。暴露于空气湿度超过 80% 的环境下两周即可发生霉斑，因此保持环境干燥，避免潮气侵入是贮存养护的关键。应避免潮气的侵入。闷热潮湿的季节应当定期检查，每遇干爽天气则要摊晾去潮气。

【质量要求】均以条大、肥壮、肉厚色紫、木心细、无虫霉蛀者为佳。一般以粤产的质量较优。

《中国药典》（2020 年版）规定：水分 不得过 15.0%，总灰分不得过 6.0%；冷浸法测定水浸出物不得少于 50.0%。本品按干燥品计算，含耐斯糖（$C_{24}H_{42}O_{21}$）不得少于 2.0%。

葛　根
Puerariae Lobatae Radix

【来源】本品为豆科植物野葛 *Pueraria lobata*（Willd.）Ohwi 的干燥块根。习称野葛。生于山坡、路边草丛中及较阴湿的地方。除新疆、西藏外，全国大部分地区均有分布。

【采收加工】多于冬天叶片枯萎后至来年开春发芽前采挖栽培 3～4 年的根，采挖后洗净泥沙切取根头育种，趁鲜刮去粗品，斜切切成厚约 1.5cm 左右的片或进一步切成丁，晒干或烘干。（产地鲜切丁的葛根贮存时间久了，容易颜色加深）

【养护原则】葛根含有丰富的淀粉和黄酮类物质，贮存中易吸湿还潮而生霉。生霉后使得总黄酮含量显著下降。试验证明：没发霉的葛根黄酮总含量可达 12%，发霉后可下降到 4.73% 以下。所以防止葛根吸湿还潮是保证质量的重要措施。霉菌的发生是由于葛根吸湿还潮导致药材含水量升高的缘故。若能将其含水量严格控制在 14% 以下，贮存于相对湿度 70% 左右的环境中，即能安全贮存。

【养护技术】贮存中，当环境温湿度适宜虫害生长时，葛根也极易遭受害虫的侵袭蛀蚀。多从两端切断面开始，继而逐渐蛀入其中，并繁殖。虫害轻时，表面很难发现虫迹，但用力敲振则能见到虫蛀粉；虫害严重时，不仅蛀成众多小孔，而且形成层的绵毛样纤维也会招到破坏。因此防虫鼠害也是葛根贮存中重要工作内容。所以仓库日常管理中，在雨季（梅雨季）来临之前要对库存葛根摊晾通风干燥，预防虫害，鼠害。

【质量要求】以质坚实、色米白、纤维韧、无霜虫蛀者为佳。

《中国药典》（2020 年版）规定：水分不得过 14.0%，总灰分不得过 7.0%。重金属及有害元素：铅不得过 5mg/kg；镉不得过 1mg/kg；砷不得过 2mg/kg；汞不得过 0.2mg/kg；铜不得过 20mg/kg。

热浸法测定稀乙醇浸出物不得少于 24.0%。

本品按干燥品计算，含葛根素（$C_{21}H_{20}O_9$）不得少于 2.4%。

【附记】甘葛藤本是葛根的来源之一，自《中国药典》（2005 年版）开始以粉葛之名单列，与葛根比较，粉葛富粉性，葛根显柴性。富粉性，产地加工容易被熏硫，所以药典增加了二氧化硫残留量检测。

人　参
Ginseng Radix et Rhizoma

【来源】本品为五加科植物人参 *Panax ginseng* C. A. Mey 的干燥根。主产于吉林、辽宁、黑龙江等省。多为栽培，野生较少。

【采收加工】

（1）生晒参：10 月间采挖生长 6 年的园参根部，洗净泥土，剪去小支根置日光下晒干即为"生晒参"；如不除去小支根晒干，则称"全须生晒参"。也可随时采挖，但以果实成熟时采挖为好。

（2）红参：取洗净的园参鲜根，剪去小支根，蒸 2～2.5 小时取出，烘干或晒干即得。其中带有较长支根者，又称"边条红参"，将剪下的支根与须根如上法蒸制干燥称"红参须"。

【贮存保管】人参为名贵药材，一般用较精制的容器包装并密封，置阴凉干燥处贮存，防蛀。

【养护技术】

人参含较多的糖类、黏液质和挥发油等，在贮存过程中容易受潮引起发霉及生虫，保持低温干燥是基本要求。一般是将人参药材加工至含水量在 12.0% 以下，单根或少量几根为单位真空塑封包装，贮存于阴凉库中的贵系药品库中，并要定期检查，对库内的温湿度变化要严格监控。

【质量要求】以支大、体厚、芦长、年久质坚重，皮细、纹细密、带圆芦、体丰满、浆水足、色嫩黄而带白、无破伤、无霉虫蛀者为佳，其中以野山生晒参质量最优。《中国药典》（2020 年版）规定：水分不得过 12.0%，总灰分不得过 5.0%，酸不溶性灰分不得过 1.0%，人参皂苷 Rg，和人参皂苷 Re 的总量不得少于 0.30%，人参皂苷 Rb，不得少于 0.20%。

三　七
Notoginseng Radix et Rhizoma

【来源】本品为五加科植物三七 *Panax notoginseng*（Burk.）F. H. Chen 的干燥根。主产云南、广西等省区。四川、江西、湖北等省也有栽培。三七内销全国，出口许多国家。

【采收加工】一般在夏末秋初采挖，经清洗、干燥、修剪、分等、包装等程序。剪下的根茎称为"剪口"，剪下的较粗直径大于 0.4cm 的支根称为"筋条"，小于 0.4cm 的支根、细根称为"绒根"。

【贮存保管】三七在入库前一定要干燥到含水量 12.0% 以下，数量较大（单包装在 25kg 以上）的三七须用抗氧化性较强的优质麻袋盛装（质量好的麻袋具有良好的隔潮、隔空气、抗磨等优点），小剂量包装（0.5~2.5kg）用密封袋封装，然后再装箱；存放的仓库需要阴凉、干燥、不容易接触到水和湿气，每年夏季前后曝晒 1~2 次，做好防潮，一般可存放 10 年而不霉变。除此之外，还要做好防鼠工作。

【养护技术】三七的养护关键在于低温、防潮。仓库温度应在 0~20℃，相对湿度在 75% 以下。大量三七的堆垛要符合"五拒"要求，定期做好翻垛倒垛工作，严格执行日常检查工作，检查抽样要符合抽样原则，并将检查情况如实记录。

【质量要求】以身干、个大、肥实、头大尾尖、体重皮细、断面灰绿或黄绿、有放射状纹理、无裂隙、无霉蛀者为佳。

《中国药典》（2020 年版）规定：水分不得过 14.0%，总灰分不得过 6.0%，酸不溶性灰分不得过 3.0%，热浸法醇溶性浸出物不得少于 16.0%，人参皂苷 Rg、人参皂苷 Rb, 和三七皂苷 R, 三者的总量不得少于 5.0%。

山　药

Dioscoreae Rhizoma

【来源】为薯蓣科植物薯蓣 *Dioscorea opposita* Thunb. 干燥根茎。主产于河南省，习称怀山药，湖南、广东、广西等省区亦有栽培。

【采收加工】芦头栽种者当年收，珠芽繁殖者第二年收，多于霜降后叶呈黄色时采挖，切去芦头。洗净泥土，用竹刀或碗片刮去外皮，直接晒干或烘干，即为毛山药。选择粗大顺直的毛山药，用清水浸至透心并用棉被盖好，保持湿润，闷透，然后放在木板上搓揉成圆柱状，将两头切齐，晒干打光，即为光山药。产地趁鲜切片干燥者即为山药片。

【养护原则】山药含有较丰富的黏液质、淀粉和蛋白质等营养物质是虫鼠的优质美食，是各类霉菌优质的培养基因此贮存仓库要严密防止鼠害，要保持环境干燥和药材本身的干燥，不给害虫和真菌的生长创造契机。因此要求毛山药和光山药含水量不得过 16.0%；山药片含水量不得过 12.0%。山药富粉性，易折断断碎，因此在贮存过程中主要药垛高度，以免底下药材压断破损造成浪费，保持色泽洁白和条形的完整十分重要。

产地鲜切片烘干者可采用传统对抗贮存法与丹皮同贮存可保山药不被虫蛀。

【养护技术】光山药在梅雨水季前应翻晒一次，避免日晒过度致使颜色变黄、条起裂痕，晒后稍晾装箱严封，置干燥通风处或入阴凉库。日常防护要时刻巡视检查，若发现有发霉的情况，应立即将其与周围药品隔离，根据按照法规的要求做好处理工作。装箱时，也可以按照传统的对抗同贮养护法，拌入少量牡丹皮（一般用刮皮的料子即可）共贮，能起防止害虫的作用。此外，还要预防鼠害，须在药垛周边或者库房外围投放鼠药，库房出入口设置防鼠板等。

【质量要求】毛山药以粗大坚实、色白、粉性足、身干、无霉蛀者为佳。光山药以洁白、光滑、身干、质坚实、条顺肥壮、粉性足、无霉蛀者为佳，山药片以片形完整无破损，洁白身干横切面呈蠕虫样者佳。

《中国药典》（2020 年版）要求总灰分：毛山药和光山药不得过 16.0%；山药片不得过 12.0%。总灰分　毛山药和光山药不得过 4.0%；山药片不得过 5.0%。

二氧化硫残留量毛山药和光山药不得过 400mg/kg；山药片不得过 10mg/kg。

浸出物毛山药和光山药不得少于 7.0%；山药片不得少于 10.0%。

地　黄

Rehmanniae Radix

【来源】　本品为玄参科植物地黄 *Rehmannia glutinosa* Libosch. 的新鲜或干燥块根。主产于河南、浙江、江苏、陕西等省。

【采收加工】　秋季 10 月 ~ 11 月采挖，小心勿碰破外皮，除去芦头、须根及泥沙，鲜用；鲜地黄极易腐烂，应及时加工。一般将鲜生地盖以麻袋或草席，缓缓烘焙，使内部逐渐干燥而颜色变黑，焙至八成干时，趁热用水搓揉成圆球形，即为生地或称干生地、地黄。将干生地加黄酒蒸制则成熟地黄。

【贮存保管】　鲜地黄因含水甚多，最容易腐烂。在产地一般采用竹筐、蒲包或荆条筐包装，便于运输，注意轻放，不能挤压，勿使日晒干死。

鲜地黄，易腐烂，不宜久藏。如无法及时加工处理，短时间内产地药农也可因地制宜，也可埋于潮湿的沙土中，一般在购进后先行检查，除净已腐烂的部分和头部的叶，将好的地黄稍晾，以减少外表的水分，再用潮湿的沙土埋好，一层沙土，一层生地，至 5 ~ 6 层后再以沙土覆盖，一般底层和上层的沙土要求铺厚一些，堆放处也应阴凉干燥，随用随取，可防止冻坏或腐烂。鲜地黄还可贮存于地窖中，下面先铺一层细土，然后每放一层地黄，铺撒一层沙土，最后表面再用沙土盖严，如此亦可保存相当长的时间。但应注意地窖的通风及空气的干湿程度，以免药材干枯或霉变。

生地黄在产地多用麻袋装，或用双层麻袋装，熟地黄最好用木箱装。每件轻者约 50kg，重者达 100 ~ 150kg。置干燥通风处，谨防潮湿，避免霉蛀。

饮片可入用塑料袋密封。

【养护技术】

鲜地黄质柔软，显油润，具黏性，味甜，贮存不当极易霉蛀，除应保持干燥外，因其霉蛀多从两头破折处开始，故存放时应选择个体完整无损者，破皮或折断的应拿出先用，不宜久贮。

干地黄若贮存于干燥、通风处，可久贮不坏。防止吸湿是养护重点。

熟地黄含水量高，在 22% ~ 23% 之间，若贮存于相对湿度 75% 条件下，水分将会散失，因此耐储存，不易发霉

【质量要求】　鲜地黄以肥大，外表黄褐色，断面肉质、淡黄色、呈菊花心，无须根及残茎者为好。干地黄以质重柔软、肥大、皮灰白或灰褐色、断面油润乌黑、有菊花心、无虫蛀者为佳。熟地黄以肥大、色黑如漆、质柔软、味甜、无霉蛀者为佳。《中国药典》（2020 年版）规定：水分不得过 15.0%，总灰分不得过 8.0%，酸不溶性灰分不得过 3.0%，冷浸法水溶性浸出物不得少于 65.0%，梓醇不得少于 0.20%。

北沙参

Glehniae Radix

【来源】　本品为伞形科植物珊瑚菜 *Glehnia littoralis* Fr. Schmidt ex Miq. 的干燥根。主产于山东、江苏、河北、辽宁。山东莱阳产品质最佳称为"莱阳沙参"，以河北秦皇岛及辽宁大连产量大，品质亦佳。

【采收加工】　北沙参新挖的根去掉地上部分，洗净泥土，按大小分等级，分别将分级后的北沙参放入开水中浸烫至能剥去外皮，捞出，趁热剥取外皮，晒干或烘干。

【养护原则】　本品粉质、色白、味甘、微有油哈气，易虫蛀发霉，因此需置干燥通风处保存。大仓储时，在雨季来之前，应抓紧时间曝晒，凉透后收储入库。入库后，严密监测库房的空气相对湿度。

【养护技术】　北沙参富含淀粉，易吸湿还潮使药材变软而易霉变虫蛀。霉变后极易变红，因此受潮

发霉后置太阳底下翻晒时阳光不可太烈，以免变色。保存于干燥通风处或入阴凉库。日常防护要时刻巡视检查，若发现有发霉的情况，应立即将其与周围药品隔离，根据按照法规的要求做好处理工作。

【质量要求】以枝条细长、圆柱形、均匀、质坚实、白色或黄白色、味微甘、无霉虫蛀者为佳。

百 部
Stemonae Radix

【来源】本品为百部科植物直立百部 *Stemona sessilifolia*（Miq.）Miq.、蔓生百部 *japonica*（Bl.）Miq.、或对叶百部 *Stemona tuberosa* Lour. 的干燥块根。主产于安徽、湖北、浙江、江苏、广西、云南、广东、四川等省区。

【贮存方法】本品可用麻袋、竹筐等盛装，贮于干燥、通风处。

【养护技术】由于百部含有较多淀粉及苷类，极易吸湿，当夏季受潮后，容易发霉变色，在相对湿度 85% 时，7 天左右即易霉变，而且水分可显著增到 21.5%。为预防霉变，减少水分含量，在夏季可行日光曝晒，晒后及时包装，并压紧，存放于干燥处。若含水量能在 16% 左右，而相对湿度保持在 75%，则百部不会霉变；同时质量佳者，皮层致密，吸收水分较慢。有的药材含水量可达 18% 以上，如能控制相对湿度，亦可安全保管。夏季应经常检查，发现受潮生霉的，须及时与未发霉的药材隔离，按相应法规要求处理。

【质量要求】以身干、条粗、肥润、灰白色、无杂质、无霉蛀者为佳。

《中国药典》（2020 年版）规定：水分不得过 12.0%。热浸法测定本品，水溶性浸出物含量不得少于 50.0%。

半 夏
Pinelliae Rhizoma

【来源】本品为天南星科植物半夏 *Pinellia ternata*（Thunb.）Breit. 的干燥块茎。主产于湖北、河南、安徽、四川、广西、江苏、山东等地。

【采收加工】收获的半夏，在室内摊晾 10～15 天（夏天气温高时间应短），使外皮稍腐易脱，然后去皮。用筛先将半夏分为大、中、小三级，分别盛入笋筐，每筐只装一半，放在流水处，去外皮，呈洁白时为止。操作时，如用手摸半夏，需擦姜汁或菜油，以免中毒。

近年用半夏脱皮机进行加工，工效提高 10 倍。去皮后，置烈日下晒干。晒时应清早摊在晒席或晒场上，如等晒席或晒场晒热后再摊放，半夏易被烫熟，变成油子（坚硬变黄）。在水气晒干之前，晚上亦应摊在晒席上，不可堆积，否则容易腐烂。去皮之后，若遇阴天，可浸在饱合的矾水中，隔 1～2 天换白矾水 1 次，用以防腐，待天晴再晒。如晒至半干时遇到阴雨，应用硫磺熏，以防腐烂。在干燥过程中，一般不宜翻动，如需翻动，只可用竹扒。秋末收获的半夏因当时气温已低，日光不强，可炕干。先用急火使其受热，冒出水珠，随时用粗布轻轻擦干，在水气未干前，不宜翻动，以免变油子，至无水珠时，再用慢火炕至全干，约需一昼夜。如无烘炕设备，亦可晒干。

【养护原则】半夏富粉性，含有丰富的淀粉和黏液质。如果暴露在潮湿的空气中，具有一定的吸湿吸湿性，随着药材含水量的升高而变软，然后很容易被虫蛀蛀食而变得黏滑生霉而腐烂，因此半夏干燥入库要求控制含水量在 13% 以内，贮存环境要求干燥，通风。

【养护技术】新采收的干燥半夏不易变质。受潮后容易腐烂发霉变质，且会变色，变成粉红色、灰色乃至黑色，并能虫蛀。巡查发现有轻度变异现象可行气调养护或药物烟熏救治，严重变质则要弃去不能药用。

贮存中，要定期抽样检查，查看含水量情况，有无虫蛀，变异。如含水量超过安全警戒线，及时烘晒。半夏含水量控制在 13% 左右，贮存于空气相对湿度低于 80% 的环境条件中，能安全贮存。当药材自生湿度和空气湿度高于上述湿度即易霉变，故应保持干燥。为了保证色白美观，选择通风良好的场所晾晒，薄薄的平铺一层，并经常翻动使每一面都均匀的晒到晒干，否则颜色会发黄，甚至黏结发黑。收集后应摊开放凉，不可堆积致使散热不畅而变色。

【质量要求】 以个大、质坚实、色白、粉性足，无皮部残留，无虫霉蛀者为佳。

《中国药典》（2020 年版）规定：水分不得过 13.0%，总灰分不得过 4.0%；冷浸法测定水浸出物不得少于 7.5%。

浙贝母
Fritillariae Thunbergii Bulbus

【来源】 本品为百合科植物浙贝母 *Fritillaria thunbergii* Miq. 的干燥鳞茎。主产浙江余姚，磐安等，是传统的浙八味之一。初夏植株枯萎时采挖，洗净。大小分开，大者除去芯芽，习称"大贝"；小者不去芯芽，习称"珠贝"。分别撞擦，除去外皮，拌以煅过的贝壳粉，吸去擦出的浆汁，干燥；或取鳞茎，大小分开，洗净，除去芯芽，趁鲜切成厚片，洗净，干燥，习称"浙贝片"。

【采收加工】 浙贝母多于 5 月中下旬，地上茎叶枯萎时采挖鳞茎，将挖出的鳞茎立即洗净，大小分档，直径大于 3cm 的大鳞茎先挖出贝心芽，再加工成"元宝贝"，小个的不去贝心芽直接加工成"珠贝"。把鲜贝放入装有蚌壳灰的机动撞船里，来回撞击至表皮脱净，浆液渗出为止，再加入 4% 的贝壳粉，使贝母表面粘满贝壳粉，取出倒入笋内过夜，促使贝母干燥，第二天取出，摊开，晾晒，晴天晒 3~4 天，稍停 1~3 天，使其内潮外透，再晒，如此反复，直至干透。回潮后也可置烘灶内，用 70℃ 以下的温度烘干。或者直接鲜切片然后干燥。传统加工方法中有硫磺熏蒸法，现在基本已不再采用。

【养护原则】 本品富含淀粉，贮存中易吸湿还潮、虫蛀、霉变，因此要定期抽样检查。

【养护技术】 浙贝母入库要求含水量不得超过 18.0%，当外界温度、湿度稍高时短时间即可潮软发霉，例如夏季相对湿度在 80% 以上，1 周即可出现霉变。因此大型仓储在梅雨季前一定要加强检查，有受潮的应及时处理，降低发生霉变的概率。

浙贝母应保存于干燥通风处或入阴凉库。入库验收及平时巡检时应注意含水量的大小，若用手摸之有冷凉的感觉则为有潮；同时还要掰断检查内部情况。日常防护要时刻巡视检查，若发现有发霉的情况，应立即将其与周围药品隔离，根据按照法规的要求做好处理工作。

【质量要求】 以鳞叶肥厚，富粉性，质硬脆，易折断，断面白色，无硫熏蒸，无虫蛀者佳。

《中国药典》（2020 年版）规定：水分不得过 18.0%，总灰分不得过 6.0%。

热浸法测定稀乙醇浸出物不得少于 8.0%。

本品按干燥品计算，含贝母素甲（$C_{27}H_{45}NO_3$）和贝母素乙（$C_{27}H_{43}NO_3$）的总量，不得少于 0.080%。

高良姜
Alpiniae Officinarum Rhizoma

【来源】 本品为姜科植物高良姜 *Alpinia officinarum* Hance 的干燥根茎。主产于广东、广西、中国台湾等地区。

【采收加工】 夏末秋初采挖根茎，除去须根及残留的鳞片，洗净，切 4~5cm 长，晒至足干。用木箱、竹篓或麻袋包装。

【养护原则】本品含有挥发油 0.5% ～15%，油中主要成分为桉油精、桂皮酸甲酯等。其性质不甚稳定，极易受温度影响而挥发，因此，应置阴凉低温干燥处贮存。

【养护技术】高良姜忌潮湿，否则易生霉、变色。含水量 13%，在相对湿度 70%～75%条件下，可保持原有色泽，且不会发霉，若相对湿度超过 80%，3 周后开始生霉，色泽变暗。含水量 15%，在相对湿度 70%～75%条件下，亦不致发霉，但相对湿度高至 90%以上则 3 天后即开始生霉，1 周后即全部霉坏。如已受潮可以在阳光下曝晒，或用水将霉洗净，然后曝晒；但不宜经常曝晒，以免挥发油散失，表面干缩，色泽暗淡，影响质量。梅雨季节应每半月检查一次。

【质量要求】以色红棕，根壮、坚实、分枝少、气芳香，味辛辣、无霉虫蛀者为佳。《中国药典》（2020 年版）规定：水分不得过 16.0%，总灰分不得过 4.0%，酸不溶性灰分不得过 1.0%，桉油精不得少于 0.15%。本品按干燥品计算，含高良姜素（$C_{15}H_{10}O_5$）不得少于 0.70%。

薏苡仁
Coicis Semen

【来源】本品为禾本科植物薏米 *Coix lacryma – jobi L.* var. *ma yuen*（Roman.）Stapf 的干燥成熟种仁。主产于福建、河北、辽宁等省。

【采收加工】大多与 9 月～10 月份茎叶枯黄，果实呈褐色，且 85%以上果实成熟时，割下植株，集中立放 3～4 天后脱粒去茎叶等杂物，晒干或烤干，然后用脱壳机械脱去总苞及种皮，即得。

【养护原则】本品富含淀粉、蛋白质等营养物质，夏季受潮后极易生虫和发霉。因此需要贮存于干燥、通风处。假若带壳（果实）贮存，随用随碾，则可久贮不蛀。薏苡仁体糯粉质，极易生虫，贮存期间须经常翻晒。生虫时常数粒乃至数十粒粘成一团，而且蔓延十分迅速，蛀蚀的情况也很严重。大部分虫蛀都是先从基部凹入处或腹面纵沟中发生，所以需要不定期检查翻晒。

【养护技术】薏苡仁富含淀粉及糖类等营养成分，极易发霉，宜保存于干燥通风处或入阴凉库。日常防护要时刻巡视检查，若发现有发霉的情况，应立即将其与周围药品隔离，根据按照法规的要求做好处理工作。此外，还要预防鼠害，除堵塞鼠洞，出入口设置挡鼠板外，还可在药垛四周撒些石灰粉，放粘鼠板或诱扑设备。

【质量要求】以身干、粒大、坚实、饱满、色白、无破碎、无粉屑杂质及虫蛀者为佳。

《中国药典》（2020 年版）规定：杂质不得过 2%，水分不得过 15.0%，总灰分不得过 3.0%。

黄曲霉毒素：本品每 1000g 含黄曲霉毒素 B_1 不得过 5μg，含黄曲霉毒素 G_2、黄曲霉毒素 G_1、黄曲霉毒素 B_2 和黄曲霉毒素 B_1 的总量不得过 10μg。

本品每 1000g 含玉米赤霉烯酮不得过 500μg。

热浸法测定无水乙醇浸出物不得少于 5.5%。

本品按干燥品计算，含甘油三油酸酯（$C_{57}H_{104}O_6$），不得少于 0.50%。

板蓝根
Isatidis Radix

【来源】本品为十字花科植物菘蓝 *Isatis indigotica* Fort. 的干燥根。主产于河北、北京、河南、江苏、甘肃、陕西等地。

【采收加工】一般应在霜期来临前 1 周采挖，也就是"霜降"后 1 周，10 月中旬或下旬，在第三次采叶的 2 周后即可采挖其根。在有的地区，于 11 月底至 12 月初采挖，认为 11 月底至 12 月初采挖的含量最高，质量较佳。

挖出的板蓝根要除尽杂质和泥土，剔除有病斑及腐烂的部分，置干净清洁的场地上晒至七八成干；再理顺，捆扎成小把，再置阳光下或通风处，晾晒至全干，然后依次装袋、装箱即可。以根条粗壮、长、直、淡黄白色、无虫咬、断枝少者为佳。在晾晒的过程中，应严防雨淋、受潮，预防发生霉变，降低质量。

包装应本着方便、安全、不受污染、不易破损、快捷、美观的原则，统一规格，一般为 30 ~ 50kg 等。包装物要求洁净、干燥、无污染、无破损，符合国家有关卫生标准。包装物可用纸箱、麻袋、竹箩或编织袋等物品，但需防潮、防污染。

【养护原则】板蓝根在贮存保管期间易发生霉变，且多易感染灰绿曲霉。霉变的部位常在叶柄残茎和密集的疣状突起处，或主根及枝折断处，已经籍变后，其局部色泽加深，质地变软。此外，板蓝根也易虫蛀，害虫常隐藏在韧皮部和木质部蛀蚀，检查时应将根用力摇动观察有无蛀粉。

【养护技术】应放置在通风、干燥、阴凉、避光或条件完备的专门仓库贮藏，放置要整齐规范，分层放置，每层 10 件或者 20 件，视实际情况而定。本着方便清点、便于出进放置。日常防护要时刻巡视检查，若发现有发霉的情况，应立即将其与周围药品隔离，根据按照法规的要求做好处理工作。此外，还要预防鼠害。

【质量要求】本品以粗大、体实、无霉虫蛀者为佳。

《中国药典》（2020 年版）规定：水分不得过 15.0%，总灰分不得过 9.0%，酸不溶性灰分不得过 2.0%。

热浸法测定 45% 乙醇浸出物，不得少于 25.0%。

本品按干燥品计算，含（R，S）-告依春（C_5H_7NOS）不得少于 0.020%。

鸡血藤
Spatholobi Caulis

【来源】本品为豆科植物密花豆 *Spatholobus suberectus* Dunn 的干燥藤茎。主产广西。秋、冬二季采收，除去枝叶，切片，晒干。

【采收加工】秋冬季节采收茎藤，除去枝叶，斩成小段晒干，或趁鲜切片干燥。

【养护原则】鸡血藤富含树脂类分泌物，切断面有大量秘结的导管，当药材暴露在湿度大的环境中极容易吸潮而使得树脂层首先发粘，这方便了菌落的着陆，使得鸡血藤生霉首先从断面处开始，然后沿着导管由表及里长上霉斑，因此鸡血藤的贮存保管。

【养护技术】首先，要包装干燥鸡血藤入库含水量不得超过 13%。其次，保持库房环境干燥通风。在天气晴朗，空气湿度低的时候要摊晾药材散尽吸湿的水汽。日常防护要时刻巡视检查，若发现有发霉的情况，应立即将其与周围药品隔离，根据按照法规的要求做好处理工作。

【质量要求】以树脂分泌物多，无霉蛀者为佳

《中国药典》（2020 年版）规定：水分不得过 15.0%，总灰分不得过 9.0%，酸不溶性灰分 不得过 2.0%。照醇溶性浸出物测定法（通则 2201）项下的热浸法测定，用 45% 乙醇作溶剂，不得少于 25.0%。

木 通
Akebiae Caulis

【来源】本品为木通科植物木通 *Akebia quinata*（Thunb.）Decne.、三叶木通 *Akebia trifoliata*

（Thunb.）Koidz. 或白木通 *Akebia trifoliata*（Thunb.）Koidz. var. *australis*（Diels）Rehd. 的干燥藤茎。主产于江苏、浙江、安徽、四川、湖北、湖南、陕西、广西等地。

【采收加工】藤茎在移植后 5~6 年开始结果，采完果实后开始割取部分老藤去掉细枝叶，阴干。

【养护原则】木通表面极粗糙，有许多不规则裂纹，断面皮部较厚，纤维性，木部密布细孔洞的导管，这独特的性状造就了木通药材与空气接触的比表面积的增大，当空气相对湿度高时，空气中的水分子与木通接触的就多，且药材纤维性强，导管悠长且细，是具有比较强的吸湿的特性，当药材含水量升高后就容易发霉，况且表面的裂缝和断面大量的导管孔是虫卵寄生的好场所，当受潮变软时就极易招虫蛀，严重时会破坏放射状的同心环层纹或导管，使菊花状的放射形裂隙变形而失去组织结构特征，破坏了药材的品相，降低或失去药效，从而造成经济损失。

【养护技术】木通应该贮存在干燥通风处。贮存中如有霉蛀发生，可采用药物熏蒸杀灭。此外也可采用烘烤法救治。本法不仅能帮助水分散发，保持干燥，同时由于温度作用，也能杀死害虫的虫卵、幼虫或成虫。

【质量要求】以断面色黄白、无虫霉蛀者为佳。

《中国药典》（2020 年版）规定：水分不得过 10.0%，总灰分不得过 6.5%。

本品按干燥品计算，含木通苯乙醇苷 B（$C_{23}H_{26}O_{11}$）不得少于 0.15%。

五味子
Schisandrae Chinensis Fructus

【来源】本品为木兰科植物五味子 *Schisandra chinensis*（Turcz.）Baill. 的干燥成熟果实。主产于吉林、辽宁、黑龙江、湖北、西南各省。

【养护原则】五味子含较多糖分和树脂状物质，果皮含有油质，致使其中的水分不易干透，及至夏季容易发热、变色与霉烂，故必须贮存于干燥、通风、凉爽处。少量五味子置密封袋中密封存放。

【养护技术】在养护时，应经常进行检查，着重检查其内部是否有发热，如有可及时晾晒或烘干。在贮存养护时应把它的含水量控制在 14% 以下，且应长期保持干燥、通风、不使受潮，一般来说可以经久不致变质，只是颜色逐渐变黑而已。如果是新入库的五味子，由于呼吸的作用，吸收水分过多，更能引起回潮发热，若不及时晾晒，即会发生霉变。故在梅雨季节来临之前，条件允许下可采用气调密闭贮存。

【质量要求】以粒大、身干、肉质厚、紫红色、油润有光泽、无果柄、无虫霉蛀为佳。

《中国药典》（2020 年版）规定：杂质不得过 1%。水分不得过 16.0%；总灰分不得过 7.0%；本品含五味子醇甲（$C_{24}H_{32}O_7$）不得少于 0.40%。

使君子
Quisqualis Fructus

【来源】本品为使君子科植物使君子 *Quisqualis indica* L. 的干燥成熟果实。主产于四川、广东、广西等省区，江西、福建等省亦产。

【采收加工】将采收回来的成熟果实集中晒干，或用微火烘烤，烤至以外壳坚硬、摇动有响声为止。或者去掉果皮，将种子微火烘至能搓去外皮，即为君米或君仁。

【贮存方法】使君子多用席包或麻袋包装，每件 50kg；亦有竹篓装，每件约 100kg。使君子仁则用竹篓或木箱包装，每件重 35~40kg。贮存于干燥、凉爽库房中。

【养护技术】使君子由于带有果壳，不易干透，在加工时如种仁水分未能除至安全限度，极易发霉，故新货入库验收时，应进行检查。若发现潮湿，可以摊晒；若发现潮霉，可以日晒或火烘，但必须等内部凉透方可装箱，以避免走油。霉菌大多生长于果实中央的种子团或子叶上，如霉变过久，种子即回潮发软，由黄白色逐渐变成黑色或棕色，同时产生油哈味。此外，本品的种仁也易蛀蚀，严重时子叶蛀成许多小孔。因此，日常应加强巡视检查，若发现有发霉的情况，应立即将其与周围药品隔离，根据按照法规的要求做好处理工作。此外，还应防鼠害。

【质量要求】以身干、个大、紫黑色、颗粒饱满、种仁乳黄色、无空壳、无霉变者为佳。

第二节　易虫蛀中药材的贮存与养护

此类药材富含胺类物质和各类氨基酸蛋白质，在仓库的日常养护中，养护员发现一些中药材品种的变质是以虫蛀为突出的表现。因此，在日常的检查养护工作中，养护员会对这一类品种的中药材注意检查虫蛀的迹象，对孔洞及缝隙等部位进行重点检查。如果养护员发现中药材有虫蛀迹象，立即将其与周围中药材隔离，并采取相应的养护措施。

白　芍
Paeoniae Radix Alba

【来源】本品为毛茛科植物芍药 *Paeonia lactiflora* Pall. 的干燥根。主产于浙江东阳、安徽亳州、四川中江、贵州、山东等地，多为栽培。

【采收加工】白芍是浙八味之一，道地产区在磐安、东阳一带，现浙江产量缩减，主产区北移至安徽亳州一带。

每年春季或秋季采挖栽培 3~4 年的白芍根，清水洗净，粗细分档，然后将分档后的白芍投入已烧开的沸水中烫煮，不断翻动，待芍根表皮发白，有香气溢出，竹签能扎透或将根折断，内外色泽一致时，捞出浸入凉水中，刮去外皮。一般以多阴干少晒干为原则，晒至半干后采取白天晾晒晚上扎堆闷使其内部水分外出表面，如此反复数次至内外完全干燥，包装入库。

【养护原则】本品具粉性且又刮去外层栓皮，故易虫蛀，且经蒸煮后质地角质化，含比较丰富的挥发油，强光下、久贮，受潮后易变色霉蛀，因此药材要贮存在阴凉干燥处。

【养护技术】白芍在贮存过程中应注意检查，防潮湿和虫蛀。入库要求含水量控制在 13% 左右，不得过 14%，如持续的空气湿度过高，则白芍吸收空气的水分使药材质地变软，含水量升高，应通风摊晾，使水分散发。梅雨季节，容易生霉、发热、变色及虫蛀要定期检查翻晒。翻晒时，忌烈日曝晒，以免变色发红，宜温和阳光下晒 2~3 小时至水汽散尽。白芍不宜久藏（日久则易虫蛀和变色），应严格执行"先进先出"的库房管理原则。新品不易虫蛀，陈货则危险系数增大。

【质量要求】以根粗质坚实无白心或裂隙者，无虫霉蛀者为佳。

《中国药典》（2020 年版）规定：水分不得过 14.0%，总灰分不得过 4.0%。重金属及有害元素测定，铅不得过 5mg/kg，镉不得过 1mg/kg，砷不得过 2mg/kg，汞不得过 0.2mg/kg，铜不得过 20mg/kg。二氧化硫残留量，不得过 400mg/kg。热浸法水浸出物不得少于 22.0%。本品按干燥品计算，含芍药苷（$C_{23}H_{28}O_{11}$）不得少于 1.6%。

大　黄
Rhei radix Et Rhizoma

【来源】本品为蓼科植物掌叶大黄 *Rheum palmatum* L.、唐古特大黄 *Rheum tanguticum* Maxim. ex Balf. 或药用大黄 *Rheum officinale* Baill. 的干燥根和根茎。前二者主产甘肃青海等地，习称北大黄，是大黄的主流产品，后者主产四川贵州的等地，习称南大黄。

【采收加工】入秋后植株地上部分枯萎以后或者在开春植株未萌发幼芽时采挖。除净泥土，茎基及须根，用竹刀或者铜刀刮去粗皮，个体粗壮者横切成厚片或纵切成瓣，或加工成卵圆、圆锥形，干燥，个体不大的则直接干燥。大黄干燥方法有以下几种。

①阴干法：即用绳串连，悬挂于屋檐下通风处，或者平铺于竹篾上，置于通风处的架子上。大黄主产区地处西北高原，秋冬季节夜间温度低，容易结冻，致使大黄内部因多次的冻和解冻过程而变得疏松而影响品质，即因此，所谓"十大九糠"，所以阴干过程中密切关注冰冻。

②烘干法：用烘干机烘干或将大黄摊放于土坑上以微火徐徐烘烤致干。勿用急火、大火，以免表面干结，影响内部水分散发。

③晒干法：将大黄横切成段或者纵剖成瓣置太阳下晒干。西北高原空气湿度小光照时间长，容易晒干，且不会影响质量，但费人力，适合家庭小生产，且易受天气的影响。

【养护原则】本品有油性，气清香，贮存不当极易生虫、变色，受潮后中心容易发黑生虫，并且大黄中的鞣质与光线接触过久，易氧化为红棕色或棕黑色，因此贮存时应置干燥避光处，严防受潮

　　干燥入库的大黄水分不得超过15.0%，以利贮存。产地切片的大黄不宜多晒或久晒，以免变色。生大黄片可贮于石灰缸内或在包装内加入干燥剂，制大黄片可置坛内密封存放，防受潮湿。制大黄气清香老鼠爱吃，因此也要密切关注鼠害。

【养护技术】大黄入库前要确保干燥，于干燥通风处或入阴凉库。入库后要经常检查药材是否有返潮现象，尤其是清明后寒露前这段时间多雨闷热潮湿，每个月至少检查两次。检查药材时时要戴手套，以免手上的汗气污染药材使得药材受潮变软变黑虫蛀霉变。要经常翻垛倒垛，保证药垛上下里外气息一致不让潮湿空气在药垛内部长期聚集。工作人员做好入库检查及检验工作，若发现有发霉的情况，应立即将其与周围药品隔离，根据按照法规的要求做好处理工作。

【质量要求】以身干、质坚实、外表黄色或红棕色、中心有纹理，星点环列或散在，不发黑、无糠心、无霉虫蛀蚀、稍有油性、气清香、味苦而不涩者为佳。个大体轻、形长、内心干而疏松者为次。

《中国药典》（2020年版）规定：水分不得过15.0%；总灰分不得过10.0%，酸不溶性灰分不得过0.8%，热浸法水溶性浸出物不得少于25.0%，芦荟大黄素、大黄酸、大黄素、大黄酚和大黄素甲醚的总量不得少于1.5%。

黄　芪
Astragali Radix

【来源】本品为豆科植物蒙古黄芪 *Astragalus membranaceus*（Fisch.）Bge. var. mongholicus（Bge.）Hsiao 或膜荚黄芪 *Astragalus membranaceus*（Fisch.）Bge. 的干燥根。主产于内蒙、山西、吉林、东北、华北等地。

【采收加工】多于9月~11月或者早春冬芽萌发前采挖种植3年以上的黄芪，采挖时宜深刨以防折断根，切去芦头，抖净泥土洗净，晒至半干，切掉侧根，理顺成条，堆积1~2天再晒，直至晒干为止，扎成小捆，即是生黄芪。野生品则多于秋季采挖。

【养护原则】黄芪味微甜而略带豆腥气，粉性大，质地疏松而绵软，最易生虫，吸湿受潮后亦易霉烂、变色（发黑），故应置干燥、通风处贮存。

【养护技术】本品富含糖类、黏液质，且具粉性和甜味，易发生虫蛀及发霉，所以必须保持干燥，严防潮湿。冬、春两季空气湿度相对较低所以放置于干燥的仓库内即可保证安全。了夏、秋季空气湿度大，黄芪易吸附空气中的水气而使的药材自身含水量升高，从而发生虫蛀及发霉，所以要根据规定黄芪入库要求含水量控制在 10% 以内，贮存中如果含水量能够维持在 11%～12%，且库房内空气相对湿度控制在 75% 以内的条件下也可以安全度夏，当含水量超过 15% 时，则必须采取措施，加以摊晒。

【质量要求】以条粗壮、皱纹少、质坚而绵、断面色黄白显金井玉栏菊花心、味甜而有豆腥气，无霉、虫蛀者为佳。

《中国药典》（2020 年版）规定：水分不得过 10.0%，总灰分不得过 5.0%；重金属及有害元素，铅不得过 5mg/kg，镉不得过 1mg/kg，砷不得过 2mg/kg，汞不得过 0.2mg/kg，铜不得过 20mg/kg。其他有机氯类农药残留量：五氯硝基苯不得过 0.1mg/kg。冷浸法测定水浸出物不得少于 17.0%。

本品按干燥品计算，含黄芪甲苷（$C_{41}H_{68}O_{14}$）不得少于 0.080%，含毛蕊异黄酮葡萄糖苷（$C_{22}H_{22}O_{10}$）不得少于 0.020%。

泽 泻
Alismatis Rhizoma

【来源】本品为泽泻科植物东方泽泻 *Alisma orientale*（Sam.）Juzep. 或泽泻 *Alisma plantago - aquatica* Linn. 的干燥块茎。来源于东方泽泻的主产于四川、云南、贵州的，称为川泽泻；多来源于泽泻的主产于福建、江西的，称为建泽泻；品质以建泽泻更优，产量以川泽泻更大，占据泽泻主流市场。全国各省区均有分布或栽培。

【采收加工】收获泽泻时，多数产区是先用刀在泽泻的球茎周围划一圈，使部分须根划断，再将植株拔起，然后小心除去球茎周围的泥土及残根，除留中心叶外，其余叶子除去（如把中心小叶去掉，加工干燥时，会从心叶伤口流出黑色汁液，烤干后发生凹陷，影响产量和品质。挖回的泽泻，可先摊放在晒场上曝晒 1-2 天后再上焙烘烤，也可直接上焙烘烤。刚上焙烘烤时，火力可先大后小，隔 24 小时翻焙 1 次，并清除去焙上的泥土杂物。第 2 天后，火力要小些，隔 12 小时上下翻动 1 次，再次清除焙上的泥土杂质，并在泽泻上加盖保温。烤到第 3 天时，要趁热将焙上的泽泻取下，放到撞笼或去毛机内撞去须根及表皮，然后堆集在一起用麻袋等物盖住，使其发汗，3～5 天后再上焙继续烘烤。火力要小，并经常上下翻动，直到干透。最后取出干燥的泽泻再次放到撞笼或去毛机内撞去残余的须根及外皮，即成商品。

【养护原则】本品为水生或沼泽生植物的块茎，有发达的通气组织，质地疏松，易吸湿，尤其是突起的芽痕或被损处更易发生霉虫，严重者，可将其海绵样的薄壁组织和散生的维管束蛀食一空，使泽泻变形，不堪入药。因此要放置干燥处贮存，防蛀。因此入库要求泽泻含水量控制在 15% 以内，贮存环境要求干燥空气湿度要求控制在 75% 左右。

泽泻切片后应及时晒干，可采用传统的对抗贮存法，与丹牡丹皮一同存放于密闭容器中，这样不仅能防止泽泻生虫，也可防止丹皮变色。盐泽泻一般不易生虫，可置坛内存放。

【养护技术】入库前要确保药材真实干燥，入库后要经常检查药材是否有返潮现象，尤其是清明后寒露前这段时间多雨闷热潮湿，每个月至少检查两次故在产地就应晒干或烘干，尽量降低含水量，使其干透。每年的 3～4 月和 7～8 月是泽泻最易虫蛀的时间段，应仔细检查，一旦发现受潮湿就应立即翻晒或烘干，库房环境则需要立马进行除湿，否则贮存不久就会生虫、发霉。泽泻以新鲜货品质最佳，又因难以保管，易于虫蛀，故不宜久藏，发货时尤应掌握"先进先出"的原则。大量的原药除采用气调防虫外，也可利用干沙封埋的方法来防止霉蛀。

【质量要求】以个大、坚实、色黄白、光滑、粉性足、无虫霉蛀者为佳。《中国药典》（2020 版）规定：总灰分不得超过 5.0%，浸出物不得少于 10.0%。

柴　胡
Bupleuri Radix

【来源】本品为伞形科植物柴胡 *Bupleurum chinense* DC. 或狭叶柴胡 *Bupleurum scorzomerifolium* Willd. 的干燥根。北柴胡主产于河北、河南、辽宁、湖北、陕西等省；南柴胡主产于湖北、四川、安徽、黑龙江、吉林等省。

【采收加工】春季 3 月~4 月或秋季 8 月~9 月间均可采收，以春季产者为佳。将根挖出，除去茎叶、泥土，晒干即成。

【贮存保管】因产地不同，包装规格也不一致。用席、麻袋、竹篓、竹筐等包装，外用绳捆扎紧实，每件重量有 40kg、65kg、80kg 不等；狭叶柴胡茎质脆、易折断，最好顺向理齐，扎成小把，再捆成大包，避免茎枝折断；出口货可用木箱包装。本品在夏季受潮后最易发霉（多为青霉），而且生虫，甚至变色，应贮存于干燥、通风处，防蛀。

【养护技术】柴胡在含水量 10% 左右，相对湿度 75% 的条件下是可以安全贮存。但相对湿度达 80% 以上，2 周即出现霉丝，若达 90% 以上，3~4 天即开始发霉，1 周后严重霉坏，颜色发黯。春末夏初，天气渐暖，应加强预防工作，每半月检查一次；夏季及秋初，虫霉蔓延期应加强检查频率，若发现有发霉的情况，应立即将其与周围药品隔离，根据按照法规的要求做好处理工作。

【质量要求】以身干、条粗、分枝少、匀整、外表淡棕色、断面黄白色、无残茎及须根者为佳；竹叶柴胡以身干、叶绿柔软、无虫霉蛀者为佳。

《中国药典》（2020 年版）规定：水分不得过 10%，总灰分不得过 8.0%，热浸法醇溶性浸出物不得少于 11.0%。

羌　活
Notopterygii Rhizoma Et Radix

【来源】本品为伞形科植物羌活 *Notopterygium incisum* Ting ex H. T. Chang 或宽叶羌活 *Notopterygium franchetii* H. de Boiss. 的干燥根茎及根。羌活主产于青海、甘肃、四川等省，陕西亦产。宽叶羌活主产于四川、青海等省，湖北、陕西、内蒙古等省亦产。

【采收加工】初春或秋末采挖，除去茎苗及须根、泥沙，晒干。

【贮存保管】竹篓或木箱盛装，放置阴凉干燥处贮存，防蛀。有条件时宜放冷库保存。干燥的根茎及根质地硬脆易碎，在库内堆垛时不可重叠堆积过高，以防压碎。

切制的饮片容易生虫和散失芳香之气，须入瓮内，盖严，置阴凉干燥处保存。

【养护技术】羌活含较多的挥发油，具特异的香气，易生虫和散失油分，干燥时不宜曝晒，平时宜置阴凉干燥处保存，防受潮和受热。一般在春末再经阳光略晒，稍晾后装箱密封，在 8 月~9 月间再晒一次，虫蛀即可防止。

羌活在库贮存期中，若贮存养护不善，极易遭虫蛀。除应经常抽样检查外，若发现有虫蛀等情况，应立即将其与周围药品隔离，根据按照法规的要求做好处理工作。

【质量要求】均以条粗、外皮棕褐色、断面朱砂点多、香气浓郁、无霉虫蛀者为佳。

《中国药典》（2020 年版）规定：总灰分不得过 8.0%。酸不溶性灰分不得过 3.0%。

浸出物：热浸法测定，用乙醇作溶剂，不得少于 15.0%。

【含量测定】挥发油 照挥发油测定法，本品含挥发油不得少于 1.4%（ml/g）。

前　胡
Peucedani Radix

【来源】本品为伞形科植物白花前胡 *Peucedanum praeruptorum* Dunn 的干燥根。主产于浙江、安徽、湖南、四川、湖北、江西等省。

【采收加工】冬季或春季采挖，除去茎苗及须根，洗净，晒干。

【贮存保管】用竹篓、木箱或麻袋包装，每件重约 50kg 或 100kg，放置阴凉干燥处贮存，防蛀防霉。

【养护技术】含水量为 12%，相对湿度 75%，温度 10℃～20℃不会生霉。预防受潮、生霉，可以在阳光下略晒，待凉透再包装入库房内干燥处保存。

【质量要求】以身干、条长粗大，质柔软而坚实、外皮灰黑或灰黄色、断面黄白色、气味清香、无霉虫蛀者为佳。

《中国药典》（2020 年版）规定：水分不得过 12.0%，总灰分不得过 8.0%，酸不溶性灰分不得过 2.0%，冷浸法醇溶性浸出物不得少于 20.0%，白花前胡甲素不得少于 0.90%。

白　芷
Angelicae Dahuricae Radix

【来源】本品为伞形科植物白芷 *Angelica dahurica*（Fisch. ex Hoffm.）Benth. et Hook. f. 或杭白芷 *Angelica dahurica*（Fisch. ex Hoffm.）Benth. et Hook. f. var. formosana（Bois.）Shan et Yuan 的干燥根。主产于四川、浙江，河北，河南等全国大部分省区。常因产地和栽培方式的不同分为杭白芷、川白芷、香白芷和祁白芷、禹白芷等。

【采收加工】白芷播种分春秋两季，春播者质量较秋播者差，产量低，因此秋播是白芷的主流产品。春播者当年 10 月中下旬即可采挖，秋播者则需翌年 8 月下旬地上茎叶枯萎时采收。采挖后去净须根和残茎，分开主侧根，洗净泥沙，按大小分级，分开曝晒，晒时防雨淋，晚上要收回晾干防露水，否则会腐烂或黑心。如此日晒夜晾反复多次，直至晒干。或者趁鲜切片干燥。

【养护原则】白芷为芳香粉性药材，含比较多的挥发油，受热易走油，且极易发生虫蛀，需严禁闷热潮湿，尤其是夏季受潮后最易虫蛀，因此应贮存于干燥、凉爽处，并且入库时严格管控药材水分，含水量必须控制在 14% 以内。

传统经验贮存是将库房地面垫高，铺席一层，席上铺放干燥的麦壳或稻壳，白芷摆放于上，再盖麦、稻壳一层，如此交替摆放，最后用麦、稻壳覆盖，密闭库房。少量时将白芷立放于大缸内，一层药材一层沙子，然后缸口加盖贮存。切制成的饮片晒干后，可置瓮内闷紧存放。

【养护技术】白芷含较多挥发油和淀粉，仓储中，药材极易吸湿变软而易虫蛀变色发霉，且霉变大多发生在茎痕和支根折断处，大多数是灰绿曲霉。日常库房巡检发现有霉变情况通常采用日光曝晒，散发水分，杀灭霉菌。白芷虫蛀从破损处或者根头处开始，严重时可伤及根的形成层和木质部，并被蛀空成粉，因此发现虫害时，及时采用药物烟熏杀灭。

白芷一旦生虫，很快即被蛀成空洞，肉眼可见外部有虫眼时，其内部即已蛀蚀甚烈，已不堪药用，而且还易生霉，因此对待白芷，贮存时要建立定期定时巡查机制，一经发现异状立即处理，绝不拖延。

【质量要求】以身干、根条肥大、皮灰白或黄白色、体坚实、粉性足、香气浓厚、无虫蛀者为佳。

《中国药典》（2020 年版）规定：水分不得过 14.0% 总灰分不得过 6.0%。重金属及有害元素，铅不得过 5mg/kg，镉不得过 1mg/kg，砷不得过 2mg/kg，汞不得过 0.2mg/kg；铜不得过 20mg/kg。热浸法测定稀乙醇浸出物不得少于 15.0%。本品按干燥品计算，含欧前胡素（$C_{16}H_{14}O_4$）不得少于 0.080%。

防　风
Saposhnikoviae Radix

【来源】本品为伞形科植物防风 *Saposhnikovia divaricata*（Turcz.）Schischk. 的干燥根。主产于黑龙江、吉林及内蒙古东部和辽宁、河北、河南、陕西等地。

【采收加工】春、秋两季采挖未抽花茎植株的根，除去须根及泥沙，晒干。一般在产地扎成小把晒干，以篓筐或苇席包装。

【养护原则】本品质柔肉厚，滋润有油分，易遭虫蛀，须置干燥防凉处贮存，防蛀防潮，忌日光照晒，严防鼠害。切制成的饮片可晒干贮于坛内密封，待冷透后密封，置干燥处保存。在贮存过程中也注意检查，如发现霉蛀应立即复晒，此时因已切成薄片，一般不宜多晒而宜晾干，因久晒后会变色（由淡黄色变成白色）和减少油润，有损品质。

【养护技术】本品含挥发油、多糖类成分。在贮存中易虫蛀，有虫害时，不宜曝晒，因害虫常隐居其中，不易杀灭。同时，检查时应搬开观察。若一旦生虫时置阳光稍晒放凉，再行包装，置阴凉干燥处。

【质量要求】水分不得过 10.0%，总灰分不得过 6.5%，酸不溶性灰分不得过 1.5%。

浸出物：照醇溶性浸出物测定法项下的热浸法测定，用乙醇作溶剂，不得少于 13.0%。

桔　梗
Platycodonis Radix

【来源】本品为桔梗科植物桔梗 *Platycodon grandiflorum*（Jacq.）A. DC. 的干燥根。分布于东北、华北。全国大部分地区均产销。主产于安徽、辽宁、吉林、内蒙古、湖北、河南、江苏、浙江等地。

【采收加工】桔梗于秋季在地上茎叶枯萎时采挖，去掉茎、叶，刮去栓皮，洗净，晒干。刮皮要趁鲜刮净，时间拖长，根皮难剥，刮皮后应及时晒干。否则易发霉变质和生黄色水锈。

【贮存保管】桔梗用麻袋包装，每件 30kg，或压缩打包件，每件 50kg。贮存于干燥通风处，温度 30℃以下，相对湿度 70%～75%。商品安全水分 11%～13%。

本品易虫蛀，受潮生霉、变色、泛油。商品久存，颜色变深，严重时表面有油样物溢出，俗称泛油；吸潮品表面常见霉斑。危害的仓虫有印度谷螟、粉斑螟、米黑虫、咖啡豆象等，多潜匿内部蛀噬，蛀孔及排泄物常见于茎痕、分叉及裂隙处。储藏期间，应定期检查，发现吸潮或轻度生霉、虫蛀品，及时晾晒。高温高湿季节前，可按件或按垛密封，若采用气调养护，则效果更佳。

【养护技术】本品含有多量的皂苷，尚有菊糖、桔梗糖等，在贮存中易发生虫蛀。蛀蚀部位常由顶端的根茎，由半月形的茎痕处，或支根折断处蛀入。严重时，形成层和木质部均受危害，使根蛀空，不可药用。由于桔梗含有较多糖质易吸潮，当水含量增至 12% 以上，在 24～36℃温度的环境中，最易发生灰绿色真菌，霉变时间长久，可致使其原色减退或加深，使质量下降。日常防护要时刻巡视检查，若发现有虫蛀霉变等情况，应立即将其与周围药品隔离，根据按照法规的要求做好处理工作。

【质量要求】以条肥大、色白、体实、味苦、无虫蛀者为佳。一般认为安徽产品质优。

《中国药典》（2020 年版）规定：药材水分不得过 15.0%，总灰分不得过 6.0%；饮片水分不得过 12.0%，总灰分不得过 5.0%。

浸出物：照醇溶性浸出物测定法，用乙醇作溶剂，不得少于 17.0%。水分不得总皂苷不得少于 6.0%。

本品按干燥品计算，含桔梗皂苷 D（$C_{57}H_{92}O_{28}$）不得少于 0.10%。

芡 实
Euryales Semen

【来源】本品为睡莲科植物芡 *Euryale ferox* Salisb. 的干燥成熟种仁。主产于江浙一带。

【采收加工】芡实果实带有很多刺，这为采收工作增加了难度。大多在秋季果实成熟时分批采收，先用镰刀割去叶片，开辟人行通道，然后再割取果实，并用竹笮篱捞起自行散浮在水面的种子。采回果实后用木棒从果柄部向前做滚动挤压挤出种子洗净，阴干。或用湿草覆盖 10 天左右至果壳果肉沤烂后，淘洗出种子，搓去假种皮，阴干，用粉碎机打去种壳，簸净种壳杂质即得种仁，晒干。或者把干种子放入开水中浸泡，湿润至外种皮发软，快刀削切、取出种仁晒干。

【养护原则】本品富含淀粉、蛋白质和脂肪，是营养丰富得药食两用得中药材宜贮存在干燥通风处。

【养护方法】芡实含有淀粉、蛋白质等营养物质，极易遭受虫蛀，因此芡实入库前一定干燥到含水量在 14% 以内，在干燥阴凉的仓库保存。养护员要着重注意芡实的生虫情况，严格按取样原则抽取样品，发现有虫蛀迹象应立即对其做出处理，如实记录情况，并及时上报质量管理部门和仓库管理相关人员。

同时，芡实也是老鼠的优质食物来源。因此，芡实贮存中要严密提防鼠害，在库房出入口处铺设挡鼠板，定期检查窗户、通风口和各种进入库房的管道得完整性，发现破损即时更换，避免老鼠由管道进入仓房。在仓库内可以配置电子猫等设备，驱赶和普抓老鼠。在药垛周边投放粘鼠板等，确保芡实仓储过程中不招鼠害。富粉性，易招虫蛀，贮存中一旦发现有或疑似有虫蛀现象，则需翻晒 4~6 小时，并筛去附着物，重新打包入库（产新芡实表面比较鲜艳的红棕色，陈年芡实变得暗紫棕色）。

【质量要求】以饱满、断面白色、粉性足、无碎末，无虫蛀者佳

《中国药典》（2020 年版）规定：水分不得过 14.0%，总灰分不得过 1.0%，热浸法测定水浸出物不得少于 8.0%。

款冬花
Farfarae Flos

【来源】本品为菊科植物款冬 *Tussilago farfara* L. 的干燥花蕾。主产于河南、甘肃、山西、陕西等省。河北、青海、内蒙古、新疆、四川、湖北等省区亦产。

【采收加工】于栽种的当年立冬前后，即 10 月下旬至 12 月下旬，在花蕾尚未出土而苞片呈紫红色时采挖并摘取花蕾。花蕾采后立即薄摊竹圌上，于通风、干燥处晾干，经 3~4 天，待水气干后，取出筛去泥土，除净花梗，再晾至全干即成。

如花蕾带有泥土时，注意切勿水洗、搓擦，否则会变色，影响质量。收后的花蕾忌露霜及雨淋，应放在通风、阴凉处阴干。在晾的过程中不能用手直接翻动，也不得使款冬花遇雾、露、雨和雪，否则花蕾颜色易变黑，不能保持色彩鲜艳。经日晒后要吐色露蕊，待半干时筛去泥土，去净花梗再晾至全干。若遇阴雨天气，应用木炭或无烟煤以文火烘干，温度控制在 40~50℃之间。烘时，花蕾摊放不宜太厚，

5~7cm 即可；时间不宜太长，少翻动，以免破损外层苞片，影响药材质量。

【贮存方法】在贮存时注意低温防潮。多采用木箱包装或密封袋等，内部吸潮剂，可保持颜色不变。应置阴凉、干燥、避光处保存。

【养护技术】本品以三朵连生者为上品，最易生虫。因此，花朵连接的夹缝处极易生虫。另外，内部在花蕊下部也极易生虫。因此在检查时应注意这些地方。此外，款冬花贮存久储易褪色，但变成黑色者不宜药用，此乃因采集后未干透而变霉。在夏季以防止内部发热为养护重点，其安全水分为 12%~15%，相对湿度 75% 以下可防止生虫发霉。

【质量要求】以身干、无土、朵大、色紫红、鲜艳、花梗短者为佳。木质老梗及已开花者不可供药用。

菊　花
Chrysanthemi Flos

【来源】本品为菊科植物菊 Chrysanthemum morifolium Ramat. 的干燥头状花序。主产于安徽、浙江、河南、河北、四川、江苏等省。9 月~11 月花盛开时分批采收，阴干或焙干，或熏、蒸后晒干。药材按产地和加工方法不同，分为"亳菊""滁菊""贡菊""杭菊""怀菊"。

【贮存方法】菊花贮存最不容易，受潮后极易生虫，在霉季更易霉烂、变色、变味，透风易散瓣。如变质情况严重，则无法处理成为废品。因此，以预防为主，贮于干燥（相对湿度 70% 以下最好）阴凉的库房中。

【养护技术】在贮存养护时，每年 3 月~4 月可用炭火烘焙，或进入冷藏仓库以防虫。若发现菊花已有湿霉或变色现象，应立即开窗通风，使内部水分发散。其安全水分为 10%~15%，超过 20% 在潮湿环境中，1 周后即生霉。滁菊及杭菊封袋后亦最易潮湿发霉，宜及时采用石灰干燥法保存。

【质量要求】以身干、色白、花完整不散瓣、香气浓郁、无梗叶、无虫霉蛀者为佳。

《中国药典》（2020 年版）规定：水分 不得过 15%，含量测定（高效液相色谱法测定），本品按干燥品计算，含绿原酸（$C_{16}H_{18}O_9$）不得少于 0.20%，含木犀草苷（$C_{21}H_{20}O_{11}$）不得少于 0.080%，3，5 $-O-$二咖啡酰基奎宁酸（$C_{25}H_{24}O_{12}$）不得少于 0.70%。

全　蝎
Scorpio

【来源】本品为节肢动物门蛛形纲钳蝎科动物东亚钳蝎 Buthus martensii Karsch 的干燥体。主产于河南、山东等省。河北、辽宁、安徽、湖北等省亦产。野生或饲养。

【采收加工】春末至秋初捕捉。捕获后置缸内，倒入清水，以吐尽腹内泥土，捞出冲洗去泥沙，置沸水或沸盐水中（每 0.5kg 蝎子加食盐 100~150g），煮至身挺腹硬，捞出，置通风处阴干。不能日晒，否则起盐霜发白。

【贮存保管】夏季易生虫变质，必须干燥后装入木箱，内可放花椒、细辛或樟脑，箱内衬防潮油纸，封固，置干燥、通风处保存，防蛀。

【养护技术】贮存保管过程中，应注意防虫、防鼠、防霉及返盐变质。梅季、伏季宜进冷库，以免烂化流失；如有条件最好冷贮。

【质量要求】以个整齐、色黄褐、腹中少杂物、盐霜少、无虫霉蛀者为佳。《中国药典》（2020 年版）规定：水分不得过 20.0%。总灰分不得过 17.0%（通则 2302）。

酸不溶性灰分不得过 3.0%（通则 2302）。本品每 1000g 含黄曲霉毒素 B_1 不得过 5μg，黄曲霉毒素

G_2、黄曲霉毒素 G_1、黄曲霉毒素 B_2 和黄曲霉毒素 B_1 的总量不得过 $10\mu g$。照醇溶性浸出物测定法测定，用乙醇作溶剂，不得少于 18.0%。

蜈 蚣
Scolopendra

【来源】本品为蜈蚣科动物少棘巨蜈蚣 *Scolopendra subspinipes mutilans* L. Koch 的干燥体。主产于浙江、江苏、湖南、湖北、安徽等南方诸省区。产浙江岱山者头部、步足红色，全体多棕褐色，光泽明显，俗称"金头蜈蚣"为道地药材

【采收加工】将蜈蚣放入热水中烫死后，用手指从头到尾挤出肠内物，取与其等长的两端尖的竹签，一端从腹面插进头部与躯干第一节间，另一端插进尾部，撑好理直；或者活体插竹片，再用薄竹片将 10 条一排夹好，晒干或烘干均可，尽量避免折头断尾。这两种加工方法在色泽上会有区别。蜈蚣在插竹片后，要及时干燥。

贮存养护原则与技术：蜈蚣含组胺样物质和各类氨基酸，容易被虫鼠蛀食，含氮物质较多易霉蛀，尤其是梅雨季吸潮后，虫体变软，头、尾竹签插破的地方及各环节部位常首先霉变，后延散到背腹部。严重时全体密布绿色霉丝，散发出刺鼻的臭味。因此可以将蜈蚣包裹好埋入干燥的石灰缸内，即可防潮包干燥，又可杀菌防腐烂。贮存中害虫危害重点是其体内，被蛀空，头足脱落，身体破碎，失去虫体的完整性。要定期检查，注意防虫与治虫。蜈蚣可与大蒜或花椒一同对抗贮存，或者先用大蒜同贮用纸包裹，然后再喷洒适量的高度白酒。蜈蚣价格昂贵，因此条件允许的情况下，本品最好是放入冷冻库贮存，避免因贮存保管失利而造成经济损失

【注意】本品质脆易碎断，贮存本品勿重压，防止破碎。

【质量要求】以体大、条长、头红、身墨绿色、完整、腹干瘪、无虫霉者为佳。《中国药典》（2020年版）规定：水分不得过 15.0%，总灰分不得过 5.0%。

黄曲霉毒素：本品每 1000g 含黄曲霉毒素 B_1 不得过 $5\mu g$，黄曲霉毒素 G_2、黄曲霉毒素 G_1、黄曲霉毒素 B_2 和黄曲霉毒素 B_1 总量不得过 $10\mu g$。

热浸法醇溶性浸出物不得少于 20.0%。

蛤 蚧
Gecko

【来源】本品为壁虎科动物蛤蚧 *Gekko gecko* Linnaeus 的干燥体。主产于广西德保、大新诸县，广东、云南等省亦产。蛤蚧为国家二级保护动物，未经授权不得捕杀。授权批准的人工养殖的蛤蚧可供药用。

【采收加工】四季皆可捕抓，大多数在 5 月~9 月诱捕养殖的蛤蚧，剖开腹部，去掉内脏，用布擦干净血液（不可水洗），用竹片撑开，使全体扁平顺直，固定好尾巴，以微火低温焙干，将大小相近的两只合成对，扎好。

贮存养护原则与技术：本品富含蛋白质，且剖腹去内脏后还残留血渍，极易受潮发霉虫蛀。蛤蚧尾部是药用的主要部分，是评价蛤蚧品质的重要参数，尤其要特别注意保护。真菌菌落常常着陆在躯体的内表面，竹片撑开的角落，由于有竹片的掩盖不易发现，检查时需取开竹片观察。发现有生霉的，立即用酒精或者高度白酒擦洗干净霉斑，摊晾散尽酒气，文火低温烘干，然后晾凉入库。为了防蛀，须在梅雨季前用文火复烘干燥，并继续在包装箱内伴存少量的花椒、吴茱萸或荜澄茄等。少量的可用纸包好放入石灰缸内，经常检查。若有虫蛀，即刻用火烘处理。

【质量要求】以体大肥壮、尾粗而长、完整无破损，无霉蛀者为佳。商品按体长和尾是否齐全分若干等级。

《中国药典》（2020年版）规定冷浸法稀乙醇浸出物不得少于8.0%。

蕲　蛇
Agkistrodon

【来源】本品为蝰科动物五步蛇 *Agkistrodon acutus*（Güenther）的干燥体。主产于湖北、江西、浙江、福建等省。

【采收加工】于夏、秋两季捕捉，剖开蛇腹，除去内脏、洗净，用竹片撑开腹部，盘成圆盘状干燥后拆除竹片。

【贮存保管】烘干后装入木箱，加以樟脑封固，或层层撒花椒于箱内，也可用大蒜，置干燥通风处，防霉防蛀。

【养护技术】本品容易返潮、虫蛀，所以在养护时，应经常翻晒或烘烤，或置石灰缸中，以防虫蛀或鼠咬。

【质量要求】以头尾齐全、条大、花纹斑块明显，内黄白色者为佳。《中国药典》（2020年版）规定：热漫法醇溶性浸出物不得少于10.0%。

冬虫夏草
Cordyceps

【来源】本品为麦角菌科真菌冬虫夏草菌 *Cordyceps sinensis*（Berk.）Sacc. 寄生在蝙蝠蛾科昆虫幼虫上的子座及幼虫尸体的干燥复合体。主产于青海、四川，西藏等省区。云南、甘肃、贵州等省亦产。

【采收加工】夏初子座出土，孢子未发散时采挖，晒至6～7成干，除去表面似纤维状的附着物及杂质，晒干或低温烘干。

【贮存保管】置阴凉干燥处，防蛀。可将虫草扎成把，用纸封包或用透明玻璃纸封固，盛本箱内；散装者可置于板箱内或缸中，下层盛有白灰块。为了防止生虫，冬虫夏草内底部放用纸包好的木炭，再放些碎丹皮，然后在其上放冬虫夏草，密封，即可防止霉蛀的发生。装箱前，若先将冬虫夏草用纸封包（0.5kg为一包），再将包层层堆码装箱，层间撒上薄薄一层石灰粉，直至箱满，最上一层仍覆盖石灰粉，盖严，封好，防虫、防潮效果更佳。

【养护技术】本品吸潮后质地变软，易发霉，且大多先从子座上发生，然后蔓延至虫体。此外易虫蛀，害虫一般先蛀虫体的头部，继而蛀入其内，有的将虫体蛀空，只余下其躯壳。有的因害虫危害使虫体表面成片脱落，破坏表面土黄色或黄棕色色泽。为防止这些变异，可将冬虫夏草用95%乙醇500～1000ml熏蒸。将95%乙醇盛入广口瓶中放在贮有药材的下面，中间放个带孔的隼子，上面放冬虫夏草，加盖封严6～7天以杀死虫体真菌。

利用石灰、氯化钙、硅胶等吸湿剂进行吸潮，以减少药材吸入空气中的水分，亦可达到防止药材发霉、虫蛀的目的。若与花椒共贮也能防蛀或置冷冻库贮存。

【质量要求】以身干、完整、虫体肥壮、色黄发亮、断面类白色、幼苗短小、味香、无霉蛀者为佳。《中国药典》（2020年版）规定：腺苷不得少于0.010%。

第三节　以泛油为主要变质现象的中药材的贮存与养护

此类药材大多富含油脂，发生变质后表现为中药所含油脂外溢到中药表面出现油样物质，同时伴随着变色、变味等其他变质现象的发生。除此之外，泛油也包括那些富含糖质或黏液质的中药。在贮存不利的情况下，这些中药内部所含有的糖质或黏液质也会溢出到药材表面出现糖液或黏油样物质，使药材表面发黏或润湿，会进一步引起吸潮、生虫、发霉等情况的发生。

白　术
Atractylodis Macrocephalae Rhizoma

【来源】　本品为菊科植物白术 *Atractylodes macrocephala* Koidz. 的干燥根茎。主产于浙江、安徽、湖北、湖南、江西等省，多为栽培。

【采收加工】

1. 采收　立冬前后，当白术茎秆黄褐色，下部叶片枯黄、上部叶片已硬化，容易折断时采收；于晴天挖起术块，剪去术杆，去净泥杂。需要留种的，在种子成熟采收后再起收。

2. 加工　有烘干、晒干两种。烘干的称炕术，晒干的叫生晒术。一般以炕术为主。

炕术：视烘灶大小，将鲜术铺至炕面，开始时火力稍大而均匀，约80℃左右。1小时后，待蒸气上升，白术表皮已熟，便可抑低火力。约2小时后，将白术上下翻转，耙动使细根脱落，继续烘炕3~5小时，将白术全部倒出，不断翻动，至须根全部脱落，修除术杆，此时叫"退毛术"。再将大、小白术分开，大的放底层，小的放上层，再烘8~12小时，温度60~70℃，约6小时翻1次，达7~8成干时，全部出炕，再次修去术杆，此时叫"二复子"。将大、小白术，分别堆置室内6~7天，不宜堆高，使内心水分外溢，表皮软化，仍分大、小白术上炕，此时叫"炕干术"，要用文火，温度50~60℃，约6小时翻1次，视白术大小，烘24~36小时，直至干燥为止。烘干的关键，视白术的干湿度灵活掌握火候，即防止高温急干，烘泡烘焦，也不能低温久烘，变成油闷霉枯。燃料切勿用松柴，以免影响外色。

生晒术：将鲜白术抖净泥沙，剪去术杆，日晒至足燥为止。在翻晒时，要逐步搓擦去根须，遇雨天，要薄摊通风处，切勿堆高淋雨。也不可晒后再烘，更不能晒晒烘烘，以免影响质量。

出口的白术多采用快速加工方法。选择壮实似瓶形的白术晒至四成干，用小刀削去少许肉疤和芦头处1cm长的肉，现出1cm长的把子（芦茎），要将把子削光荡。经过晒和削的工序后，将其洗净外附泥土，用硫黄熏烘一昼夜，至外皮带黄色时再晒1~2天，堆放1天，使水分外溢，再晒3~4天，干后即可装箱。

【贮存保管】　本品多用方竹篓外套单丝麻袋包装。用麻袋和竹篓包装50~75kg；用方竹篓装，外套单丝麻袋，每件净重100kg，最好内衬防潮纸等。白术容易生虫、发霉和泛油，故应贮存于阴凉干燥处，防潮、防热和防风。

切制的饮片必须晒干、放冷，装入坛内闷紧，梅雨季节宜入灰缸存放。

【养护技术】　白术因含挥发油，具芳香，须防虫蛀，若贮存过久也会泛油、变黑，故不宜久藏。为了防止霉蛀，必须保持干燥，梅雨季节尤应注意检查，如已受潮应立即复晒，当发现生霉可平铺摊晒，趁热擦去霉迹，放晾，重新包装。

防虫可用气调法防治，立秋前后是最易生虫时间，应特别注意检查。

【质量要求】　以个大、外黄褐色、内黄白或灰白色、体重、质坚实、不泛油、无霉蛀、无杂质、形如"如意头"者为佳。

《中国药典》（2020 年版）规定：水分 不得过 15.0%。总灰分 不得过 5.0%。二氧化硫残留量 不得过 400mg/kg。照醇溶性浸出物测定法项下的热浸法测定，用 60% 乙醇作溶剂，不得少于 35.0%。

苍　术
Atractylodis Rhizoma

【来源】本品为菊科植物茅苍术 *Atractylodes lancea*（Thunb.）DC. 或北苍术 *Atractylodes chinensis*（DC.）Koidz. 的干燥根茎。茅苍术主产于江苏、湖北、河南等省；浙江、安徽、江西等省亦产。北苍术主产华北、西北地区。

【采收加工】野生茅苍术春、夏、秋季均可采挖，以 8 月采挖的质量最佳；家种的苍术需生长两年后起收。茅苍术多在秋季采挖，北苍术春、秋两季均可采挖，以秋后至春初苗末出土前采挖质量较好。茅苍术挖出后，去掉地上部分和抖掉根茎上的泥沙，晒干后撞去须根或晒至九成干时，用微火燎掉须毛即可；北苍术挖出后，除去茎叶和泥土，晒至四、五成干时，筐内，撞掉须根，呈黑褐色，再晒至六、七成干时，再撞 1 次，以去掉全部老皮，晒至全干时再撞，使表皮呈黄褐色。

【养护原则】苍术含挥发油，油中主要成分为苍术醇及苍术酮。因此，必须贮存于干燥、凉爽处，并避光防潮，以免泛油或挥发。切制的饮片，晒干放冷后，宜置阴凉干燥处贮存。

【养护技术】由于根茎含有较多淀粉，故在夏季易生虫发霉，保管比较困难；必须注意防潮。当苍术的含水量在 15%，保存在相对湿度 75% 左右的环境下，不致霉蛀；若能将含水量保持在 11% 以下，相对湿度在 80% 以下，可以安全保管。故宜用密闭气调法养护。日常防护要时刻巡视检查，若发现有发霉的情况，应立即将其与周围药品隔离，根据按照法规的要求做好处理工作。

若发现生虫，可用充氮降氧法防治。

【质量要求】以形如连珠状、质坚实、无须毛、外皮黑棕色、横断面黄白色、朱砂点（油室）多有油性、切片放置后生白霜（苍术醇的白色针状结晶）有特异芳香、无霉蛀者为佳。

《中国药典》（2020 年版）规定：水分不得过 13.0%，总灰分不得过 7.0%。

另外，苍术有"吐脂"的现象，断面（尤其是饮片）露置空气中稍久会析出白色毛状结晶，中药称之为"霜"，这是质量好的标志，应与霉区别开来，绝不能把"霜"看作是生霉了。因为"霜"是白色毛状结晶，有光泽具特异的浓郁香气，而霉除不具有这些特征外，还有霉败的气味，只要仔细观察即可识别。

当　归
Angelicae Sinensis Radix

【来源】本品为伞形科植物当归 *Angelica sinensis*（Oliv.）Diels 的干燥根。主产于甘肃、云南、四川等省。

【采收加工】将来挖出的当归，剔除病根，剥去残留叶柄，置通风室内阴晾，待根部柔软后，按规格大小扎成小把进行加工。方法是：选干燥通风的室内或特设的熏棚，内设高 130 ~ 170 厘米的木架，上铺竹帘，把当归堆放在上面，平放 3 层，上再立放 1 层，厚 30 ~ 50 厘米；也可以扎成小把，装入长方形的竹筐内，然后将竹筐整齐摆放在木架上，以便于上棚翻动和下棚操作。用湿树枝或湿草作燃料，并用水洒湿，生火燃烧冒出烟雾熏当归，使当归根上色，忌用明火；约数天后，待根表面呈金黄色或褐色时，再换用煤火或柴火烘干，室内温度控制在 35℃ 以上、70℃ 以下，经 8 ~ 20 天全部干度达 70% ~ 80% 时，即可停火，待其自干。当归加工不宜阴干，阴干的当归质地轻泡、皮肉呈青色，也不宜用太阳晒干和用土坑焙或火烧烤，否则易枯硬，皮色变红，失去油润性，降低质量。

【养护原则】本品因含大量的和挥发油（0.2%～0.4%）和蔗糖（约40%），易吸收空气中的水分，故最怕潮湿。一旦遇潮即色泽变黑泛油，导致霉蛀败坏，因此应于阴凉干燥处密封贮存，可避免虫蛀、泛油等。

【养护技术】当归宜保存于干燥通风处或入阴凉库。日常防护要时刻巡视检查，若发现有泛油、发霉等情况，应立即将其与周围药品隔离，根据按照法规的要求做好处理工作。根据本品的性质，一般不宜贮存过久。

【质量要求】以身干、肥大、支根粗壮、质坚、表皮黄棕色、断面黄白色、气味浓厚、无虫霉蛀者为佳。

《中国药典》（2020 年版）规定：水分测定，不得过 15.0%；总灰分不得过 7.0%；酸不溶性灰分不得过 2.0%；热浸法测定，70% 乙醇浸出物含量不得少于 45.0%。含量测定（高效液相色谱法测定），本品含阿魏酸（$C_{10}H_{10}O_4$）总量不得少于 0.050%。

麦 冬
Ophiopogonis Radix

【来源】本品为百合科植物麦冬 *Ophiopogon japonicus*（L. f）Ker – Gawl. 的干燥块根。主产于四川、浙江、安徽、湖北等地。

【采收加工】一般栽培两年后，于 5 月～7 月采挖，洗去泥沙，剪下块根，两端各留约 1cm 长须根，晒或烘至半干，搓揉再晒，再搓揉，如此反复数次，直至全干，撞去须根，筛取块根即得。

【贮存保管】用麻袋盛装，盛满压紧密封，置阴凉干燥处贮存，注意防潮。

【养护技术】本品含麦冬皂苷及多量的葡萄糖、果糖、蔗糖等，因此在贮存环境条件不善时极易吸潮，受潮后极易发热、发霉、泛油（表面发黏，质地变软，颜色加深，断面呈黄棕色或棕黄色，出现油哈气味或霉酸味）。潮湿者装箱后不久即变黑。

装袋前必须检验麦冬的水分，一般可用手抓一把用力捏紧，然后轻轻将手松开，如果麦冬粘成一团即表示潮湿，如松手后麦冬散开，即为干燥。如已吸湿、发热、走油，应迅速开箱摊晾，使潮气及热气发散，然后移入干燥、阴凉库房中。如发现生霉，可先用清水洗净，晒干后贮存（轻微生霉最好不用水洗，因易变成油色；若已变油色则用太阳晒，以防加深，晒时最好有风）。

夏季必须勤检查、勤翻晒；一般可在阳光下晒一整天，在日落前收起，趁热装袋，压紧、密封。大量散装可选择一密闭库房，地板上先垫草席，周围用席圈好，上面亦用草席稻草盖严。如果库房严密，冬季可贮存 3 个月左右。而夏季雨量多、潮气大时，只能贮存 1 个月左右。因此这种散装堆存仅是临时措施，不宜久藏。少量散装最好贮存于密封袋内。

【质量要求】以身干、外皮黄白色，肉淡白色、肥大有光泽、似梭形、质细柔、半透明、两头修净、具油性糖质、有香气、味甘、舔之发黏及无须根、杂质和霉蛀者为佳。《中国药典》（2020 年版）规定：水分不得过 18.0%，总灰分不得过 5.0%，冷浸法水溶性浸出物不得少于 60.0%。

天 冬
Asparagi Radix

【来源】本品为百合科植物天门冬 *Asparagus cochinchinensis*（Lour.）Merr. 的干燥块根。主产于贵州、四川、湖南、浙江等地。

【采收加工】秋、冬两季采挖，洗净，除去茎基及须根，置沸水中微煮或蒸至透心，超热取出除去外皮、洗净、干燥。

【贮存保管】本品含大量的黏液质，体糯味甘，极易吸潮，使身变软黏结成块，易泛油、生霉，且易附着尘土，故应置阴凉干燥处贮存保管。切段后宜密闭贮存，但因久贮易泛油、变色，故贮备量不宜过大。

【养护技术】天冬含葡萄糖、黏液质等，极易吸潮。受潮后表面变软或发黏，若不及时处理全根会稀软，且互相黏结。一般在气温 20~35℃ 的贮存条件下，约 1 周时间内即能发生霉变，因此夏季更应经常检查。如有此现象发生，应及时晒晾或烘烤，使水分散发，保持干燥。在贮存中，本品除易霉变外，也易虫蛀，害虫常由两端开始蛀食，然后逐蛀其内，严重时不仅能破坏中心的黄白色中柱，同时也能使其色泽加深，降低半透明度，因此在检查时应注意观察这些现象。

【质量要求】以干爽、去净皮层、条粗有肉、色黄白、半透明者为优。以无芦头、尾带、包壳、无未蒸煮透的白心、虫蛀、霉变，无焦枯、黑糊为合格。《中国药典》（2020 年版）规定：水分不得过 16.0%，总灰分不得过 5.0%，热浸法醇溶性浸出物不得少于 80.0%.

党 参
Codonopsis Radix

【来源】本品为桔梗科植物党参 *Codonopsis pilosula*（Franch.）Nannf.、素花党参 *Codonopsis pilosula* Nannf. var. modesta（Nannf.）L. T. Shen. 或川党参 *Codonopsis tangshen* Oliv. 的干燥根。主产于山西、陕西、甘肃、四川等省。

【采收加工】移栽后第二或第三年 9 月~10 月采挖洗净，晾晒 4~6 小时然后用绳捆起，用手或木板搓揉，使皮部与木部贴紧，如此反复 3~4 次处理后，即可扎成小捆，晒干或烘干，贮藏或进行加工。贮藏期间宜放于凉爽干燥处，避免虫蛀。

【养护原则】本品含大量多糖，味甘甜质柔润，易吸湿、泛糖，虫蛀，生霉、尤以根头部疣状突起的茎痕及芽或支根脱落最易渗出糖液黑化生霉。所以须贮存于干爽、通风处。少量的饮片可入瓮内或石灰缸内密闭贮存。

【养护技术】党参多因入库前干燥不透导致含水量超标，或因贮存期久而吸湿返潮或保管不善而招虫害，则可在烈日下曝晒 1~2 小时（不宜过久，否则易至泛糖变色），以杀死虫卵、霉菌和保证药物干燥为度。然后，迅速筛去虫卵，擦去霉，待到药材冷却打包入库。

党参的含水量一般控制在 15% 左右，空气相对湿度在 75% 以下则贮存是安全的。但是党参含有大量的糖极易吸收湿气，如果相对湿度达 80% 以上时，党参水分迅速增加，还潮变软，5~6 天后即可生霉。因此防潮和保持干燥是很重要的。

【质量要求】以根条肥壮、皮松肉紧、有"狮子盘头芦"及横纹、质油润、味香甜、嚼之无渣而无虫霉蛀者为佳。

《中国药典》（2020 年版）规定：水分不得过 16.0%，总灰分不得过 5.0%；二氧化硫残留量不得过 400mg/kg。热浸法测定 45% 乙醇浸出物不得少于 55%

玉 竹
Polygonati Odorati Rhizoma

【来源】本品为百合科植物玉竹 *Polygonatum odoratum*（Mill.）Druce 的干燥根茎。主产于湖南、河南、江苏、浙江、广东、辽宁、湖南、安徽等地。

【贮存方法】玉竹多用席包或麻袋包装，置干燥通风处，防受潮和霉蛀。切制的饮片宜贮于密封袋内。

【养护技术】本品因含黏液质，性柔软，肉质，味甜，易吸湿返潮而泛油，进而生霉招虫。在贮存中常需检查含水量，在梅雨季节每 7 ~ 10 天抽检一次，若发现回软水分过多时，应及时晒晾散发。玉竹在隆起的环节处常常是害虫首先危害的部位，检查时须认真观察环节或折断处。

【质量要求】以条长、肥壮、色黄白、无霉虫蛀者为佳。

《中国药典》（2020 年版）规定：水分 不得过 16.0%，总灰分不得过 3.0%。含量测定，本品按干燥品计算，含玉竹多糖以葡萄糖（$C_6H_{12}O_6$）计不得少于 6.0%。

苦杏仁
Armeniacae Semen Amarum

【来源】本品为蔷薇科植物山杏 *Prunus armeniaca* L. var. ansu Maxim.、西伯利亚杏 *Prunus sibirica* L.、东北杏 *Prunus mandshurica*（Maxim.）Koehne 或杏 *Prunus armeniaca* L. 的干燥成熟种子。

山杏主产于辽宁、河北、内蒙古等省区，多野生，现亦有栽培。

西伯利亚杏主产于东北、华北地区，系野生。

东北杏主产东北各省，系野生。

杏主产东北、华北、西北等地区，系栽培。

【采收加工】夏季采收成熟果实，除去果肉，用石碾或机器轧除果壳取出种子晒干，或者是除去果肉收集果核，平摊于通风干燥处，经过一个夏天的自行干燥，核仁部分水分蒸发，种子脱水收缩致使核壳于核仁分离，然后击碎核壳，拣取其仁阴干，此法可使种皮完整，质量较好。

【养护原则】杏仁含丰富的脂肪油，夏季闷热潮湿，容易走油；受潮易发霉、酸败和变色；油脂丰富也是虫鼠的美味佳肴，因此必须贮存于干燥通风、低温凉爽之处，防蛀，或者直接入阴凉库。

【养护技术】本品含脂肪油丰富，遇到闷热潮湿天气，细胞内的油脂外溢使得种仁逐渐由白色变成黄白色至黄棕色，更甚者产生油哈气味。泛油后的苦杏仁极易产生霉变、酸败，虫蛀（将相邻的几粒苦杏仁团成一团，虫蛀在药团中间）尤其破碎的种子较为常见。若发现有霉蛀，应去掉霉蛀的杏仁，然后摊晾日晒，待水分散发后（苦杏仁含水量要控制在 7.0% 以内），尽快收贮入库，切记时间不宜过久，防止油脂外泛。本品含有特殊的苯甲醛的香气，是老鼠的美食，因此要防鼠害，投放鼠药，设置防鼠板。本品含油量多，在堆垛时不宜重压，应轻搬轻放，以免造成破损和挤压走油。夏季注意检查及经常倒垛，防止受潮变质。完整的种皮可以很好地保护种仁利于贮存，因此加工、堆垛、运输时应尽量减少摩擦和撞击，以保护种皮的完整。

【质量要求】以身干、原粒饱满均匀而大、无虫蛀、不走油、肉白、整齐不破碎者为佳。《中国药典》（2020 年版）规定：过氧化值不得超过于 0.11，苦杏仁苷（$C_{20}H_{27}NO_{11}$）不得少于 3.0%。

槟　榔
Arecae Semen

【来源】本品为棕榈科植物槟榔 *Areca catechu* L. 的干燥成熟种子。主产于广东、云南、福建、广西、中国台湾等地，野生或栽培。

【采收加工】3 到 6 月份采收成熟果实，晾晒 3 ~ 4 天捶破果皮或用刀剖开果皮取出种子，晒干；还可以经水煮透，熏烘 7 ~ 10 天，待干后剥去外层果皮，取出种子，烘干，习称为榔玉。

【养护原则】本品内胚乳细胞含有丰富糊粉粒和油滴，是虫霉的营养物质，然而本品质地致密，因此药材本身保持足够干燥就不容易招虫蛀，生霉。

【养护技术】槟榔极易受潮导致质地变软，导致泛油，进而容易发生虫蛀，感染黄曲霉等，宜保存于干燥通风处或入阴凉库。因此要加强巡视检查，应立即将其与周围药品隔离，根据按照法规的要求做好处理工作。

【质量要求】以个大、体重、质坚、断面颜色鲜艳、形如鸡心、无破裂、无虫蛀者为佳。

《中国药典》（2020 年版）规定：水分不得超过 10.0%，按干燥品计算含槟榔碱不得少于 0.20%。

黄曲霉毒素测定：本品每 1000g 含黄曲霉毒素 B_1 不得过 5μg，含黄曲霉毒素 G_2、黄曲霉毒素 G_1、黄曲霉毒素 B_2 和黄曲霉毒素 B_1 总量不得过 10μg。

肉豆蔻
Myristicae Semen

【来源】本品为肉豆蔻科植物肉豆蔻 *Myristica fragrans* Houtt. 的干燥种仁。主产于马来西亚、印度尼西亚、斯里兰卡等国。

【贮存方法】肉豆蔻富含挥发油，香气浓郁，容易散失，同时极易生虫，故必须装于密封箱中，置干燥阴凉处。

【养护技术】肉豆蔻因含大量挥发油，应低温、干燥、密封贮存；又因质地柔软，不宜重压，故堆垛时要注意防范。一旦肉豆蔻出现泛油后，还会进一步引起虫蛀，常见的害虫有玉米象、赤拟谷盗、咖啡豆象等，这些害虫先蛀种脐或合点处，再逐渐危害红棕色的外胚乳或类白色内胚乳，有的在内蛀成众多小孔道，破坏红白相间的交错花纹。如果发现肉豆蔻出现虫蛀，则须立即将其隔离，并按法规要求采取措施。若仅有少许泛油现象，则以低温吸潮为主，不宜曝晒或高温烘烤，以防降低芳香气味和油脂外溢，进一步形成泛油。

【质量要求】以个大、体重、饱满、坚实、表面光滑、油足、破开后香气强烈、无虫霉蛀者为佳。

《中国药典》（2020 年版）规定：水分不得过 10.0%。含量测定（挥发油测定法），本品含挥发油不得少于 6.0%（ml/g）。

玄　参
Scrophulariae Radix

【来源】本品为玄参科植物玄参 *Scrophularia ningpoensis* Hemsl. 的干燥根。主产于浙江、安徽、湖北、山东等省。

【采收加工】冬季采挖，除去根茎，须根及泥沙，晒或烘至半干，堆放发汗至内部色泽渐转黑色后，再晒干或烘干。

【贮存保管】一般用麻袋包装，每件 50kg 左右，贮于仓库干燥处，温度 30℃ 以下，相对湿度 70%～75%。

【养护技术】玄参体糯味甜，易生虫发霉，且易吸潮。霉变多发生于皮部破损处或两端的断面。严重时，蔓延至全根。根的表面和内部色泽也会加深成浸色。玄参蛀蚀的部位常先从表面的横裂纹和皮孔处蛀入，有的也在根的两端开始，危害严重时，蛀成许多乌黑色粉末，放射状的浅棕色点状维管束也会遭受破坏，并产生微酸气或酒精样气。故发现上述变异时，必须及时采取措施。若吸湿返潮身软，应行复晒，发现虫蛀最好拣出隔离，以防虫蛀蔓延。若含水在 20% 以上，在冬季易冻糠心，在梅雨季节时严重者可被蛀空，故过湿或受潮均应日晒或烘焙至干。

【质量要求】以根肥大，皮细、质坚实、无芦头、断面色润黑、无霉虫蛀者为佳。一般以浙玄参质优。《中国药典》（2020 年版）规定：水分不得过 16.0%，总灰分不得过 5.0%，酸不溶性灰分不得过 2.0%，热浸法水溶性浸出物不得少于 60.0%，哈巴苷和哈巴俄苷不得少于 0.45%。

第四节　以散失气味为主要变质现象的中药材的贮存与养护

川　芎
Chuanxiong Rhizoma

【来源】为伞形科植物川芎 *Ligusticum chuanxiong* Hort. 的干燥根茎。主产于四川省，西南及北方大部分省区亦产，多为栽培。

【采收加工】平原栽培者于 5 月 ~ 6 月间采挖，茎部的节盘显著膨大，并略带紫红色时采挖；山地栽培者于 8 月 ~ 9 月间采挖，除去茎苗泥土，晾干或烘干，撞去须根。一般以烘干为佳，因干燥时间短，呈黄色，色泽较好。烘时应经常翻动，使之全干（至切开内层有菊花心为度）；如未烘干燥，贮存时容易发霉。但注意火候不宜过大，以防走油。日光曝晒者，不宜过久，以免影响色泽。

【贮存保管】川芎药材用竹筐、竹篓或麻袋等包装。在库堆垛不可过高，垛与垛之间宜保持距离，以免重压或散热不良引起走油变色。川芎因含挥发油，香气浓烈，极易散失，夏季易走油，并且容易虫蛀，故应贮存于阴凉干燥处，防蛀。

【养护原则】川芎富含挥发油等成分，香气浓烈，变质表现为散气、泛油及虫蛀。故川芎的养护以保护挥发油等成分为主要方向。

【养护技术】川芎含挥发油（约 1% ），具有特殊而强烈的香味。在常温下即可缓慢挥发，如环境温度较高（35℃以上）挥发加快。川芎挥发油一旦散失或降低，会使其芳香气味减退，严重时引起药材失去油润，质地干枯，乃至不堪入药。故在贮存养护过程中，必须控制库房温湿度及中药含水量，保持环境干燥，才能防霉、防蛀、防香气散失。

【质量要求】以个肥大、断面色黄白，质坚实、油性大、香气浓郁、无霉虫蛀者为佳。《中国药典》（2020 年版）规定：水分不得过 12.0%，总灰分不得过 6.0%，酸不溶性灰分不得过 2.0%，热浸法醇溶性浸出物不得少于 12.0%。

木　香
Aucklandiae Radix

【来源】本品为菊科植物木香 *Aucklandia lappa* Decne. 的干燥根。原产印度半岛，现在本国有栽培，主产于云南（称"云木香"）、广西、广东（称"广木香"）。

【采收加工】将采挖的新鲜木香进行分选，不可水洗，拣出杂物，烂根。将分选后的云木香新鲜块根切去须根和芦头主根分割成 15cm 左右的段，主根粗壮者还可纵剖成瓣。将分割后的段，芦头、须根分别进行晾晒或低温烘烤（温度控制在为 50 ~ 60℃）干燥后的木香含水量在 14% 以下。装入铁质撞桶里，撞净须根、粗皮、泥沙，至主根表面呈棕灰色即可。

【养护原则】本品含挥发油，菊糖等物质，具浓烈的香气，贮存中如果温度过高则气味散失，挥发油丢失则废为朽木，贮存中环境湿度过高，菊糖吸湿，药材含水量升高变软，则发霉生虫，因此在贮存中密切管控库房环境的温湿度，严防药材受潮。在贮存中应严防受潮。贮存温度不宜过高，以免霉蛀和走失香气。干燥的木香含有挥发油，浓郁的香气可以很好地起到防虫作用，但若药材吸湿受潮，含水量超过 14%，则发霉风险增高，如果空气湿度超过 80%，外部环境所至的发霉风险也增高，内忧外患双重压下，木香在短时间内就会有霉点霉斑。所以贮存中，防潮是第一要务，即防药材吸潮，又防空气潮湿。

【养护技术】严格管控木香入库检测，含水量过高不得入库，保证入库木香含水量都在 14% 的安全线以内；药材受潮采用摊晾法散尽潮气或者低温烘干法烘至干燥；闷热潮湿的夏天需要立刻转入阴凉库保存。

【质量要求】以质坚实、香气浓郁、油气足、无枯朽、无霉蛀者为佳。

《中国药典》（2020 年版）规定：总灰分不得过 4.0%；水分不得过 14.0%。

热浸法乙醇浸出物不得少于 12.0%。

本品含木香烃内酯（$C_{15}H_{20}O_2$）和去氢木香内酯（$C_{15}H_{18}O_2$）的总量不得少于 1.8%。

厚 朴
Magnoliae Officinalis Cortex

【来源】本品为木兰科植物厚朴 *Magnolia of ficinalis* Rehd. et Wils. 或凹叶厚朴 *Magnolia of ficinalis* Rehd. et Wils. var. *biloba* Rehd. et Wils. 的干燥干皮、根皮及枝皮。主产于四川、湖北、浙江、江西等省，多为栽培。

【采收加工】厚朴的采收一般有条形剥取法、环形剥取法和半环形剥取法等方法，但现在多采用砍树法，砍树留兜，第 2 年可再生许多幼苗，利于扶植成树。剥皮时多采用环剥法，即在茎基部环剥一圈，深至木质部，再向上距离 0.4～0.7m 处复切一环，两环之间顺干垂直切一刀，另用小刀挑开切口，将竹片插入垂直割线的左右，将树皮掀开，以双手左右插进，将树皮掀下，从下至上依次剥取干皮与枝皮。值得推广的是在不砍树的情况下的条形剥取法和半环形剥取法，其方法与环剥法大致相同，仅剥取树皮的形状不同，此两种方法可连续几年割取，有利于树皮的再生，直到树龄达到 30 年左右后再砍树取皮。

厚朴采收后应及时加工，其产地加工方法大致 有烘干法与风干法两种。

烘干法：将新鲜的树皮整理好以少量花椒、白矾及水蒸煮，待蒸气均匀后取出，堆于草中"发汗" 12～24 小时（干皮应发汗 5 天，枝皮与阴块应"发汗"后蒸软），取出后卷成万卷书形，两端用麻绳拴好，以炭火烘干。

风干法：将采回的厚朴放于室内，离地 1 米高搭一架子，按不同规格分别堆放风干。在干燥过程中要经常翻动，以免发霉，忌曝晒。

【养护原则】本品因含挥发油，油中主要成分时厚朴酚及和厚朴酚，且油量的多寡时决定品质的关键指标，假若挥发油散失，即成干皮，无药用价值，药材必须贮存于干燥、凉爽之处，且贮存环境不宜过于燥热或通风以免过热走油和气味散失。

【养护技术】本品宜密封存放于阴凉库，注意巡查。一旦吸湿受潮要采用摊晾法散尽水汽。避免曝晒以免影响药材品质。本品折断面暴露空气日久能析出厚朴酚及和厚朴酚结晶，具备析晶现象，要区别于发霉现象。

【质量要求】以皮厚、肉细、油性足、内表面色紫棕而有发亮结晶物、香气浓者为佳。

《中国药典》（2020 年版）规定：水分不得过 15.0%，总灰分不得过 7.0%，酸不溶性灰分不得过 3.0%。

本品按干燥品计算，含厚朴酚（$C_{18}H_{18}O_2$）与和厚朴酚（$C_{18}H_{18}O_2$）的总量不得少于 2.0%。

肉 桂
Cinnamomi Cortex

【来源】本品为樟科植物肉桂 *Cinnamomum cassia* Presl 的干燥树皮。在福建、台湾、广东、广西、云南等热带及亚热带地区均有栽培，其中以广西栽培为多，大多为人工纯林。

【采收加工】采收时，在离地面 20 ~ 30cm 处环状剥皮，再往上 35 ~ 45cm 处环状割一刀，再在两切口之间纵割一刀，慢慢掀动，使皮层与木质部分离干净而成整块皮层。肉桂树皮再生力强，可间隔取皮，并裹以塑料薄膜，让其再生。今后隔年在不同部位轮换取皮，以保护树木。将取得的桂皮晒干即可。树龄较长（15 年以上）的肉桂树，皮厚、质量好，产量高，一般 16 年生的桂树每株干品树皮可达 3.5 ~ 4.5kg。

采收后，将肉桂皮用棍状物撑开，内表面向上，经短时间曝晒后，转入室内通风摊晾，也可稍加烘烤，但要时刻注意烘烤温度，防止过度干燥后的肉桂干枯。

【贮存方法】大型肉桂用麻绳捆扎紧实，或以蒉席包裹，或木箱盛装，尽量保持严密；小件重 30 ~ 35kg，大件可重 50kg。为保持其油性、香气，也可用密封罐保藏。还可沿用传统的对抗同贮法，在肉桂存放的盒内同时放置一小罐蜂蜜；另一方法为用松木锯屑加炼蜜拌匀，铺于箱、坛或缸内，上面码一层肉桂，如此交替堆埋严密，盖好，可以保持其滋润，能防止油质挥散，经久保持质量。亦可贮存于衬有铅皮的密封木箱中，不使香气走失。夏季最好冷藏，贮干燥容器内，密闭、置阴凉干燥处，避热。

【养护技术】本品因含挥发油，必须贮存于干燥、凉爽之处，主要是防热走油。如果挥发油散失，即成干皮，无药用价值，因此贮存环境不宜过于燥热或通风。本品不易生虫发霉，但亦应防止过分受潮，最好避光及少接触空气，因为肉桂醛易被氧化为肉桂酸，影响品质。本品质硬而脆，容易断裂，应轻搬轻放，避免重压。

【质量要求】以外表细致、皮厚体重、不破碎、油性大、香气浓、甜味浓而微辛、嚼之渣少者为佳。

《中国药典》（2020 年版）规定：水分测定，不得过 15.0%；总灰分不得过 5.0%。含量测定，（挥发油测定法）本品含挥发油不得少于 1.2%（ml/g），（高效液相色谱法测定）本品含桂皮醛（C_9H_8O）不得少于 1.5%。

陈 皮
Citri Reticulatae Pericarpium

【来源】本品为芸香科植物橘 *Citrus reticulata* Blanco 及其栽培变种的干燥成熟果皮。主产于广东、福建、四川等省。南方各省区均有栽培。

【贮存方法】陈皮含有较多的挥发油，受热过高时极易挥散，吸湿后又易潮软、发霉、变色，乃至霉烂。因此，在夏季贮存时，应置干燥凉爽的密闭环境中。

【养护技术】陈皮为了保证质量，在养护时不宜干燥过度，否则会使挥发油损失过多。通常将其含水量保持在 15% ~ 16% 之间，质柔软，以手握之有弹性。但由于水分稍高，夏季保管不当极易发霉，虽在相对湿度 75% 以下不致霉变，而湿度再稍高些，数日后即可出现霉斑，因此严格保持库内的干燥是必要的。陈皮在贮存养护时，若有受潮发霉现象，可进行摊晾，但不宜曝晒，以免辛香之气散发和破碎。

【质量要求】以瓣大、整齐、外皮色深红、内面白色、肉厚、油性大、香气浓郁、无霉蛀者为佳。《中国药典》（2020 年版）规定：水分不得过 13.0%。含量测定（高效液相色谱法），本品按干燥品计算含橙皮苷（$C_{28}H_{34}O_{15}$）不得少于 3.5%。

牡丹皮
Moutan Cortex

【来源】本品为毛茛科植物牡丹 *Paeonia suffruticosa* Andr. 的干燥根皮。主产于安徽、四川、湖南、陕西等省。各地均有栽培。

【采收加工】多在 9 月下旬至 10 月上旬地上部枯萎后将根挖起，将新挖的牡丹根堆放 1～2 天，待失水稍变软后，去掉须根，用手紧握鲜根，用尖刀在侧面划一刀，深达木部，然后抽去中间木心（俗称抽筋）晒干即得原丹皮（又称连丹皮）。或者趁鲜用竹刀或碎瓷片先刮去外表栓皮然后再抽掉木心晒干者则称刮丹皮。如果根条较小，不易刮皮和抽心，则可直接晒干，称为丹皮须。在晒干过程中不能淋雨、接触水分，否则会使丹皮发红变质，影响药材质量。

【贮存方法】牡丹皮质硬而脆，易断碎损失，需分等级用木箱或竹篓，内衬防潮纸包装，置阴凉干燥处贮存。

【养护技术】本品含有牡丹酚、挥发油，具有特殊的芳香气，除注意严密包装外，应保持贮存环境干燥阴凉，以免挥发散气。由于牡丹皮含苯甲酸，有防腐作用，气味能避虫蛀，故不易遭受虫害。但需防潮，以免发霉、变色。梅雨季前后可行日晒，保持干燥，即能安全贮存。传统经验证明：牡丹皮若与泽泻同存，可避免其变色，也可防止泽泻生虫。因此亦可同其他药材共贮，起防虫作用。

【质量要求】以身干、粗壮、均匀、条干圆直、皮细肉厚、无木心、无须根、断面粉白色、粉性足、香气浓、亮银星多（丹皮酚）、无虫霉蛀者为佳。

《中国药典》（2020 年版）规定：水分不得过 13.0%，总灰分不得过 5.0%。

热浸法测定乙醇浸出物不得少于 15.0%。

本品按干燥品计算，含丹皮酚（$C_9H_{10}O_3$）不得少于 1.2%。

薄　荷
Menthae Haplocalycis Herba

【来源】本品为唇形科植物薄荷 *Mentha haplocalyx* Briq. 的干燥地上部分。全国大部分地区均产。主产于江苏、浙江、河北、江西等地。

【贮存方法】薄荷通常压紧捆扎，用席包装，外面再捆以草绳。或装入竹篓。在捆扎时，如薄荷过分干燥，可喷水略湿润后再打包，否则茎叶易压碎。每件以 30～35kg 为宜，最重不得超过 75kg，以免增加运输途中的耗损。本品因含挥发油，应贮存于干燥、阴凉处。

【养护技术】本品应严防受潮，以免霉烂和走失香味，且不应曝晒，久晒后色发黄绿，气味也变得淡薄，均影响质量。夏季不易生虫，但遇热及潮湿，容易走油和发霉。在贮存养护时，如若发霉，不仅变色，而且挥发油也被破坏，香味不纯，故应防潮，切忌雨淋。受潮后可自行摊开晾晒，不宜置强烈阳光下曝晒，久晒则绿叶变黄，香气大量挥散。在堆垛时，不宜太高，以防挤压，搬运时轻拿轻放以避免破损。

【质量标准】以身干、条匀、叶密色绿、红梗、白毛、无根、香气浓、无虫霉蛀者为佳。

《中国药典》（2020 年版）规定：叶不得少于 30%；水分不得过 15.0%，总灰分不得少 11.0%，酸不溶性灰分不得过 3.0%。含挥发油不得少于 0.80%（ml/g）。

细 辛
Asari Radix Et Rhizoma

【来源】本品为马兜铃科植物北细辛 Asarum heterotropoides Fr. Schmidt var. *mandshuricum*（Maxin.）Kitag.、汉城细辛 Asarum sieboldii Miq. var. *seoulense* Nakai 或华细辛 Asarum sieboldii Miq. 的干燥根及根茎。主产于辽宁、吉林、黑龙江等省，此外陕西、山西、河南、甘肃等地也产。

【采收加工】栽培品于栽后生长 3～4 年采收，夏季果熟期采挖地下部分，阴干，该品不宜日晒和水洗。

【养护原则】细辛富含挥发油，养护工作以保护挥发油含量为主。采用低温、干燥、防潮、密封等方法，防止出现气味散失、泛油等现象。

【养护技术】细辛干后一般不易变质。但如遇雨季，极易受潮、发霉，使叶子变黑。同时本品因含挥发油约 3%，容易挥散走失，影响品质。因此，在贮存养护时，应避免日晒和久经风吹。如有潮霉现象，可进行摊晾。在贮存养护时，因本品具有芳香气味，所以有些易生虫的药材，常与细辛同贮，可以防止其他药材被虫蛀。细辛在库存养护期间，可定期抽样检查，观察根叶或碎屑，有无害虫吐丝粘连成团。若有此现象发生，即有害虫危害，应采取治虫措施及时杀灭。本品在未发生虫害前可用气调密闭贮存，这样不仅能防虫、防霉，同时也能保持香气。

【质量要求】以身干、根色灰黄、叶色绿、香气浓、味辣而麻舌、无泥沙杂草、无虫霉蛀者为佳。

《中国药典》（2020 年版）规定：水分不得过 10.0%，总灰分不得过 12.0%，酸不溶性灰分不得过 5.0%。本品含挥发油不得少于 2.0%（ml/g）。

辛 夷
Magnoliae Flos

【来源】本品为木兰科植物望春花 Magnolia biondii Pamp.、玉兰 Magnolia denudata Desr. 或武当玉兰 Magnolia sprengeri Pamp. 的干燥花蕾。主产于河南、安徽、河北、四川等省。

【采收加工】

1. 阴干：把采摘的辛夷，摊放在架起的箱子或席上，在通风的棚下或室内阴干开始 1～3 天，翻搅一次。30 天后，每隔 8～12 天翻搅一次，至干燥为止。干燥时间为 45～65 天。该法干燥时间长，占据面积大，比较麻烦，产区少数药农采用此法处理新采收的辛夷。

2. 直接晒干：把采摘的辛夷摊放在箱子或席上直接晒干。晾晒过程中，每天翻动 1～2 次，直至干燥为止。干燥时间为 20～35 天。该法简单省事，干燥快，产区药农多采用此法。

3. 蒸后晒干：把采摘的辛夷放在大锅中蒸约 30 分钟，然后采用直接晒干法。干燥时间为 10～14 天。该法干燥时间短，省去许多麻烦，产区部分药农采用此法。

4. 堆放阴干：把采摘的辛夷堆放在棚下或室内，每 10～15 天翻搅一次，至干燥为止。干燥时间为 50～70 天。该法简单，但药材在堆放期间产生的热量不能及时散发，易使药材发霉变质，产区部分药农采用此法。

【贮存方法】干燥品通常以席包装或以竹篓盛装，并在内衬垫防潮纸，避免吸潮，贮于干燥阴凉处。

【养护技术】本品内部具油性，外裹苞片 2～3 层，并密布毛绒，不易晒干。若鲜货一晒，有损色泽，故须把晒和堆垛的方法结合起来，方收良效。在贮存时，若内心不干，放置日久，极易发霉变黑，不堪入药。故在收货入库之前，应注意内部花心是否干燥，一般只要干燥，勿受潮湿，在贮存时就不易变质。辛夷在贮存时，害虫危害比较常见，危害部位往往从雄蕊和雌蕊上开始，进而蛀蚀花被或花萼片，严重时能使苞片脱落。因辛夷含较多的挥发油（2.86%），有条件的可采用冷藏或气调密闭贮存。这样不仅能防止辛香成分（桉油精、胡椒酚甲醚和柑醛，这些是挥发油中的主要成分）挥发，同时更能防止生虫。

【质量要求】以花蕾完整、内瓣紧密、无枝梗、香气浓郁、无虫霉蛀者为佳。

《中国药典》（2020 年版）规定：水分不得过 18.0%。含挥发油不得少于 1.0%（ml/g）。木兰脂素测定，按干燥品计算含木兰脂素（$C_{23}H_{28}O_7$）不得少于 0.40%。

金银花
Lonicerae Japonicae Flos

【来源】本品为忍冬科植物忍冬 *Lanicera japonica* Thunb. 的干燥花蕾或初开的花。主产于山东、河南等省。广西、湖南、广东等全国大部分地区均有栽培或野生。

【采收加工】

金银花栽后第 2 年开始开花，开放时间较集中，大约 15 天左右。适时采收是提高金银花产量和质量的关键，一般于 5 月中、下旬采摘第 1 茬花，隔一个月后陆续采第 2、3、4 茬。一般当花蕾由绿变白，上部膨大，下部为青色，花蕾即将开放时为最佳采收期，这时所采摘的花蕾称二白花，花蕾完全变白色时采收的花称大白针。如在花蕾尚呈绿色采收，则产量低，质量差；花已开放时采收，则降低药用价值。采花时间宜选在晴天早晨 9 点前进行，因此时露水还未干，不会损伤幼蕾，这样当天采收的当天晒干，金银花香气浓，好保色，质量好。采摘时宜用竹篮、藤筐。

金银花采收后应及时干燥，防止堆放引起变色或霉变。可晾干或烘干。

1. 晾干：将鲜花薄摊在竹席上晾晒，不要任意翻动，否则会变黑或烂花。晒至八成干时，方能翻动，最好当天晾干，花白，色泽好，质量好。

2. 烘干：烘时要严格掌握好温度，开始烘时温度不宜过高，控制在 30℃ 左右，经过 2 小时后，温度可提高到 40℃，使花中的水分逐渐排出，经过 5～10 小时后，使温度维持在 45～50℃ 烘 10 小时，最后再将温度控制在 55℃ 左右，使花快速干燥，烘时不能翻动或中间停烘，否则易变黑或烂花，影响药材质量。一般烘 12～20 小时即可全部烘干。新烘干法：先将鲜花置于 100℃ 左右高温下烘 1 分钟左右，称为杀青，将酶杀死，然后置于热风流下快速吹干，25 分钟左右即可干燥。烘干比晾干质量好，产量高。

【养护原则】本品易霉蛀，但又不能曝晒，否则易变色或散瓣。一般应固封压实，不使透风，置阴凉干燥处贮存，以防受潮变色和走失香味。

【养护技术】本品易被烟草甲、药材甲等害虫危害。害虫常从筒状花冠顶端开裂处蛀蚀雄蕊和雌蕊等部位，有时蛀蚀成粉或粘连成串。由于害虫发育繁殖，分泌排泄物不断增加，吸潮过多，又会引起霉变，严重时霉丝相互交织致使金银花粘连成团。若有霉蛀发生，应及时晾晒，或用药物熏杀。本品干燥后盛于竹篓并压紧，置阴凉干燥库内贮存。若有潮湿，可用文火缓缓烘焙。安全水分为 10%～12%，可防霉蛀于未然。

【质量要求】以花小无开口、颜色黄白、形丰满、质重无杂质、色清香、无虫霉蛀者为佳。

《中国药典》（2020 年版）规定：水分不得过 12.0%，总灰分不得过 10.0%；酸不溶性灰分不得过 3.0%。含量测定（高效液相色谱法），本品含绿原酸（$C_{16}H_{18}O_9$）不得少于 1.5%。

第五节　易变色中药材的贮存与养护

　　养护员在日常养护检查中发现，有一类中药材发生变质时表现为药材的固有色泽发生改变，表现为颜色加深或消褪。这种色泽上的变化十分隐蔽，在普通人看来，药材色泽发生的变化与药材原有的色泽并没有多大差别，但在养护员的眼中是不会放过这种变化的。药材的固有色泽是药材性质稳定的重要表现，一旦色泽发生改变，也就意味着该药材正在发生变质，必须加强观察，并采取相应的养护措施，以免造成损失。

天　麻
Gastrodiae Rhizoma

　　【来源】本品为兰科植物天麻 *Gastrodia elata* Bl. 的干燥块茎。主产于四川、云南、贵州、陕西、安徽、河南、湖北等地。

　　【采收加工】天麻采收应在休眠期或恢复生长前采收。冬季采收的为"冬麻"，春季采收的为"春麻"，以"冬麻"质量为佳。在北方或高海拔地区，天麻生长周期短，一般10月下旬就开始休眠，为防止天麻冻坏，应在11月上旬前收获；南方及低海拔地区，天麻生长周期较长，通常在10月下旬至11月中旬才停止生长，天麻进入休眠的时间晚，宜在11月下旬至12月前收获，也可在翌年3月下旬前收获。

　　1. 分级　天麻的大小直接影响蒸制时间和干燥速率，加工前应先根据天麻大小和重量进行分级，一般分为3个等级。一等：单个重量150g以上，形态粗壮，不弯曲，椭圆形或长椭圆形，无虫伤、碰伤，黄白色，箭芽完整。二等：单个重量75～150g，长椭圆形，部分麻体弯曲，无虫伤、碰伤，黄白色，箭芽完整。三等：单个重量75g以下或有部分虫伤、碰伤，黄白色或有少部分褐色，允许箭芽不完整。

　　2. 清洗　将分级好的天麻用清水快速洗净，不去鳞皮，不刮外皮，保持顶芽完整。洗净的天麻应及时加工以保持新鲜的色泽和质量。

　　3. 蒸制　将不同等级的天麻分别放在蒸笼中蒸制，待水蒸气温度高于100℃以后计时，一等麻蒸20～40分钟，二等麻蒸1～20分钟，三等麻蒸10～15分钟。蒸至无白心为度，未透或过透均不适宜。

　　4. 晾冷干燥　蒸制好的天麻摊开晾冷，晾干麻体表面的水分。晾干水汽的天麻及时运往烘房，均匀平摊于竹帘或木架上；将烘房温度加热至40～50℃，烘烤3～4小时；再将烘房温度升至55～60℃，烘烤12～18小时，待麻体表面微皱。高温烘制后的天麻集中堆于回潮房，在室温条件下密封回潮12小时，待麻体表面平整；将高温烘制后的天麻集中堆于回潮房，在室温条件下密封回潮12小时，待麻体表面平整；再按前法回潮至麻体柔软后进行人工定型；重复低温烘干和回潮定型步骤，直至烘干。

　　5. 包装　天麻烘干后应及时进行包装应符合《中药材生产质量管理规范》的要求。

　　【养护原则】天麻因内含较多的黏液质易吸潮、发生霉蛀，故须置干燥通风处贮存。切制的饮片宜置瓮内密封，防受潮。

　　【养护技术】天麻含水量在11%～14%之间，贮存于相对湿度75%环境中可以安全保管，但含水量达14%以上或相对湿度超过80%时，则甚易霉烂。因此，必须防潮。受潮后发霉，影响色泽；如已生霉，可用温热水将霉刷洗后，再烘干或晒干。为预防虫蛀，夏季宜用药物烟熏2～3次，已生虫时，摊开曝晒或以药物熏，即能杀灭害虫。

【质量要求】以个大、肉肥厚、色黄白、质坚实沉重、断面明亮有光泽、鹦哥嘴、无虫霉蛀、无空心、3～5个为0.5kg者最佳。

《中国药典》（2020年版）规定：水分测定，不得过15.0%；总灰分不得过4.5%。含量测定，本品含天麻素（$C_{13}H_{18}O_7$）不得少于0.20%。

枸杞子
Lycii Fructus

【来源】本品为茄科植物宁夏枸杞 *Lycium barbarum* L. 的干燥成熟果实。夏、秋二季果实呈红色时采收，热风烘干，除去果梗，或晾至皮皱后，晒干，除去果梗。主产于宁夏、甘肃、河北、新疆、内蒙古、青海等省区。全国大部分地区均有分布。

【采收加工】6月份以后枸杞鲜果陆续成熟，果子由青绿色变成红色或橘红色，果肉开始变得松软的时候开始采摘成熟果实。枸杞为浆果，鲜果外被蜡质层锁住水分不丢失，所以枸杞鲜果直接烘干或晒干难度大时间长，为了缩短干燥时间，保证枸杞品质，产地采用枸杞鲜果先泡入纯碱（碳酸钠）溶液破坏鲜果表面蜡质层再晾晒至外皮干硬果肉柔软即可，然后过筛分级。

【养护原则】枸杞子含大量多糖物质，甘甜味美，在闷湿的环境极易吸潮、泛糖变色，生虫发霉、特别在夏季，不易保持其原有的鲜红色泽，保管不当，甚易变成黑色，因此分等级以后的枸杞子包装完成送入阴凉库，做好湿度温度管控。此外还要防鼠害。

【养护技术】枸杞子极易吸湿变软，进而泛糖变黑，最后生虫发霉，因此一要严格控制枸杞子的入库干燥层度，含水量控制在13%以内二要严格管控好库房环境的温湿度，温度不得超过20℃。空气湿度控制在70%，湿度升高则需要马上除湿，采用大型除湿即效果显著，或者投放干燥的活性碳，石灰粉，草木灰等易吸湿的物质来加深吸附空气中的水汽，确保空气湿度降低安全范围以内。

【质量要求】以粒大、身干、肉厚、子少、色红、圆熟、质柔润、味佳甜、无杂质，无霉蛀者为佳。

《中国药典》（2020年版）规定：水分不得过13.0%，总灰分不得过5.0%，热浸法水溶性浸出物不得少于55.0%，枸杞子多糖以葡萄糖计不得少于1.8%，甜菜碱不得少于0.50%。重金属及有害元素照铅、镉、砷、汞、铜测定法，铅不得过5mg/kg，镉不得过1g/kg，砷不得过2mg/kg，汞不得过0.2mg/kg，铜不得过20mg/kg。

红花
Carthami Flos

【来源】本品为菊科植物红花 *Carthamus tinctorius* L. 的干燥花。主产于河南、河北、浙江、四川、云南、新疆等地区，均为栽培。

【采收加工】红花在5月中下旬开始开花，开花期分为三个阶段，第一阶段为金黄色，第二阶段为杏黄色，第三阶段为红色花，标志着这时花已成熟，应及时采收，但不宜早采，否则质量差；过迟采收花冠变深紫色，干后无油性。一般在晴天早上露水干后至10时前进行，每个花序连续采摘2～3次，每隔2～3天摘1次。采回的花，立即摊开晾晒，但忌强光暴晒和烈火烘烤。如遇阴雨天气，用文火烘干，温度控制在50℃左右，半干时不能堆放，否则红花发霉变黑，质量降低。

【养护原则】红花品质娇嫩，色泽鲜艳，鲜品水分大，不及时干燥易霉烂。养护应低温、防潮、防晒，保持色泽、气味不发生改变。

【养护技术】本品易吸潮发霉、变色。为了防止变质，多在梅雨季前检查，若身湿受潮，可开箱取出日晒，等热气发散凉透，装入木箱或铁桶内，等梅雨季到来时，就不再开箱，以免受潮气影响，发生变质的现象。

在贮存养护时，应注意本品不宜烈日曝晒，更不可熏蒸，因花色鲜红（含红花素之故），经曝晒或熏蒸，都易褪色，影响品质。如已发现潮湿生虫，可以火烘。贮于阴凉、干燥处，以防潮、防蛀。

【质量要求】安全水分为 10%～13%，在相对湿度 75% 以下可不致生霉，如含水量超过 20%，10 天后即开始生霉。

西红花
Croci Stigma

【来源】本品为鸢尾科植物番红花 *Crocus sativus* L. 的干燥柱头。原产于西班牙、法国及俄罗斯中亚一带，我国浙江、江苏等地有栽培。

【采收加工】西红花于 10 月中旬至 11 月上旬开花，宜在上午 8～11 时采花。将盛开的整朵花，从基部连花冠一起，摘回室内进行加工。取出柱头和花柱，放在通风处阴干或薄摊于白纸上晒干。

【养护原则】西红花色泽鲜艳，质地干脆，易破碎。养护以阴凉、干燥防潮、密封为主。置阴凉、通风、干燥、遮光处密闭贮存。

【养护技术】本品极易吸潮霉变，在贮存养护期间，若发现身湿受潮，可开箱晾晒，但不可曝晒或熏蒸，否则易褪色。可以火烘。

【质置要求】干红花以身干、质轻、橙红色、无泽或微有光泽、柱头红棕色、有特殊气味为佳。湿红花以红棕色、有油润光泽、柱头色紫红、黄色花柱少者为佳。

《中国药典》（2020 年版）规定：总灰分不得过 7.5%。

紫苏叶
Perillae Folium

【来源】本品为唇形科植物紫苏 *Perilla frutescens*（L.）Britt. 的干燥叶（或带嫩枝）。主产于江苏、浙江、湖北、河北、河南、四川、广西、广东等省区，多自产自销。

【贮存方法】用塑料袋、麻袋包装，每件重 25～30kg，本品受潮后容易发霉变色，甚至腐烂，应贮存于干燥、阴凉之处。

【养护技术】紫苏叶含挥发油约 0.5%，应置阴凉干燥处，以防受潮发霉、变色和受热时挥发性成分的散失；且不宜久存，若贮存日久其香气逐渐淡薄，影响质量。若发现潮软，可进行摊凉，不宜日晒，运输中应防受重压。

【质量标准】以身干、叶大、色紫、少破碎、香气浓、无枝梗、无杂质、无霉蛀者为佳。

《中国药典》（2020 年版）要求：干燥失重 取本品 2g，精密称定，在 105℃ 干燥 6 小时，减失重量不得过 12.0%，总灰分不得过 7.5%。照醇溶性浸出物测定法项下的热浸法测定，用 30% 乙醇作溶剂，不得少于 55.0%。本品按干燥品计算，含西红花苷－Ⅰ（$C_{44}H_{64}O_{24}$）和西红花苷－Ⅱ（$C_{38}H_{54}O_{19}$）的总量不得少于 10.0%，含苦番红花素（$C_{16}H_{26}O_7$）不得少于 5.0%。

第六节　易风化及潮解的中药材的贮存与养护

风化与潮解是两个相反方向的物理变化过程，当空气中的相对湿度偏低时，含结晶水的盐暴露在空气中就是失去结晶水，使晶体状态的盐失去结晶水而成为非晶状态的无定形粉末，当空气中的相对湿度偏高时，含结晶水的盐暴露在空气中就会慢慢地吸收水分而溶解。此外天然含盐药材（如海藻、昆布等）和人工加工糖、盐渍品在高湿环境中，因药材含有大量的亲水性物质，也很容易吸收大量水分。

芒　硝

Natrii Sulfas

【来源】本品为硫酸盐类矿物芒硝族芒硝，经加工精制而成的结晶体。主含含水硫酸钠（$Na_2SO_4 \cdot 10H_2O$）。主产河北，河南，山东等地，或海边盐碱地，盐场。

【采收加工】将新采集的芒硝原药溶解与热水中沉淀过滤去掉不溶物，溶液浓缩静置结晶，所得为皮硝。取洗净白萝卜（每100kg皮硝用20kg白萝卜）切片块，分2次各加5倍萝卜量的水煎煮1小时，收集合并2次煎液，加入皮硝共煮使全部溶解，过滤，收集溶液，浓缩静置，散放细竹枝做晶核使结晶生成，收集结晶即为芒硝，溶液继续浓缩，如法继续收集结晶至完成。

【养护原则】所得芒硝装入密封袋隔绝空气保存，存库温度不得超过30℃，防止密封袋破裂漏气而发生潮解，风化。

【质量要求】《中国药典》（2020年版）规定：铁盐与锌盐　取本品5g，加水20ml溶解后，加硝酸2滴，煮沸5分钟，滴加氢氧化钠试液中和，加稀盐酸1ml、亚铁氰化钾试液1ml与适量的水使成50ml，摇匀，放置10分钟，不得发生浑浊或显蓝色。

镁盐　取本品2g，加水20ml溶解后，加氨试液与磷酸氢二钠试液各1ml，5分钟内不得发生浑浊。

氯化物　取本品0.20g，依法检查（通则0801），与标准氯化钠溶液7.0ml制成的对照液比较，不得更浓（0.035%）。

干燥失重　取本品，在105℃干燥至恒重，减失重量应为51.0%~57.0%（通则0831）。

重金属　取本品2.0g，加稀醋酸试液2ml与适量的水溶解使成25ml，依法检查（通则0821第一法），含重金属不得过10mg/kg。

砷盐　取本品0.20g，加水23ml溶解后，加盐酸5ml，依法检查（通则0822），含砷量不得过10mg/kg。

酸碱度　取本品1.0g，加水20ml使溶解。取10ml，加甲基红指示剂2滴，不得显红色；另取10ml，加溴麝香草酚蓝指示液5滴，不得显蓝色。

本品按干燥品计算，含硫酸钠（Na_2SO_4）不得少于99.0%。

【附记】芒硝风化所得风化硝即为玄明粉（Na_2SO_4）

海　藻

Sargassum

【来源】本品为马尾藻科植物海蒿子 *Sargassum pallidum*（Turn.）C. Ag. 或羊栖菜 *Sargassum fusiforme*（Harv.）Setch. 的干燥藻体。前者习称"大叶海藻"，主产于山东、辽宁等地，后者习称"小叶海藻"，主产于福建、浙江等地。

【采收加工】多于7~10月份有海中捞取或割取，与淡水漂去盐分晒干。

养护原则与技术：海藻中富含无机盐，与潮湿的空气中极易吸收水分，使藻体含水量升高而变软，如果不及时翻晒干燥则容易发生腐烂，生霉，因此贮存中要经常翻晒，保持一定的干燥度，尤其是梅雨季来临之前要勤晒，梅雨季时库中要投放干石灰或干燥的草木灰，或者开启除湿设备确保空气相对湿度保持在70%左右。

【质量要求】以色黑褐、盐霜少、枝嫩无砂石者为佳。

《中国药典》（2020年版）规定：水分 不得过19.0%。

重金属及有害元素　铅不得过5mg/kg；镉不得过4mg/kg；汞不得过0.1mg/kg；铜不得过20mg/kg。

热浸法测定乙醇浸出物不得少于6.5%。

本品按干燥品计算，含海藻多糖以岩藻糖（$C_6H_{12}O_5$）计，不得少于1.70%。

硼砂
Borax

【来源】本品为单斜晶系矿物硼砂经精制而成的结晶，主含含水硼酸钠（$Na_2B_4O_7 \cdot 10H_2O$）。主产青海、西藏、云南等地。

【采收加工】多于8月~11月间采挖矿砂，将矿砂溶于沸水中，滤去不溶物，将滤液倒入缸内，在缸内悬挂数根麻绳，麻绳下端吊一铁钉，使绳垂直沉入溶液内。待溶液冷却后在绳上，缸底都有结晶析出，结在绳上者名"月石坠"，结在缸底者称为"月石块"，取出干燥；或将滤液倒入盆中，向四周摆动，冷却后即可得盆状结晶体，称"盆砂"。

【贮存养护原则与技术】本品结晶体含10分子的结晶水，暴露在空气中极易风化为无结晶水的白色粉末，因此收集干燥的硼砂晶体贮存在密封袋中，隔绝空气保存。

【附记】

1. 本品呈无色透明或白色半透明晶体；玻璃样光泽。久置空气中，易风化成白色粉末。体较轻，质脆易碎。无臭，味先略咸，后微带甜，稍有凉感。可溶于水，易溶于沸水或甘油中。

2. 本品燃之，易熔融，初则体质膨大，酥松似海绵，继加热则溶化成透明的玻璃球状

第七节　易融化、挥发及升华的中药材的贮存与养护

这一变异现象包括挥发升华和融化粘连两大类群。易融化粘连的药材大多涵盖胶类药材、树脂类、蜡质、膏滋等固态中药。在环境温度升降的影响下，慢慢地变软，融化粘连到一起的甚至化为融流状态的一种变异现象。主要有芦荟、阿胶、乳香、没药、虫白蜡等等。而升华则是固态药材直接转化为气态而消失的变异现象，主要有冰片、薄荷脑、樟脑等药材。

儿茶
Catechu

【来源】本品为豆科植物儿茶 *Acacia catechu*（L. f.）Willd. 的去皮枝、干的干燥煎膏。主产于缅甸、泰国及我国云南。

【采收加工】采收加工一般儿茶，即可采伐加工可在冬季落叶后春季萌芽抽枝前进行，此时正值旱季，儿茶膏易蒸发干燥。采集加工多在12月至次年3月，采伐栽培10年以上儿茶树。将树砍伐后，除去白色边材，取褐色心材砍成碎片，加水4倍，煮沸提取6次，每次浸提1.5小时，合并6次浸提液，过滤取滤液浓缩成流浸膏（糖浆状），冷却，倒入特制的模型中，即成儿茶膏。

【养护原则与技术】本品为浓缩的浸膏，富含鞣制，极易吸湿而使浸膏含水量升高而变软，吸湿受潮后极易感染霉菌而生霉变质，当环境温度升高时药材表面熔融变软，彼此相连的儿茶块会粘连到一起，环境温度降低后，彼此粘连的儿茶就粘结在一起不能自动分离了，因此儿茶贮存中，控制药材本身

的湿度和环境湿度依然是工作的重点，同时要求对儿茶贮存避免强阳光直接照射和贮存温度不能过高。

【质量要求】《中国药典》（2020 年版）规定：水分不得过 17.0%。

本品含儿茶素（$C_{15}H_{14}O_6$）和表儿茶素（$C_{15}H_{14}O_6$）的总量不得少于 21.0%。

蜂 蜡
Cera Flava

【来源】本品为蜜蜂科昆虫中华蜜蜂 *Apis cerana* Fabricius 或意大利蜂 *Apis mellifera* Linnaeus 分泌的蜡。将蜂巢置水中加热，滤过，冷凝取蜡或再精制而成。主产于浙江，江苏，江西等地。

【采收加工】春秋季节，采蜜时割取蜂巢，将取去蜂蜜后的蜂巢碎块放入热水中加热熔化，除去上层泡沫杂质，趁热过滤，放冷，蜂蜡即凝结成块，浮于水面，取出，即为黄蜡。黄蜡再经熬炼、脱色等加工过程，即成白蜂蜡。

【贮存养护原则与技术】本品呈细腻的蜡质，可塑性很强，含酯类，游离酸类，游离醇类和烃类，新产的蜂蜡宜贮存在密闭的容器内，或者稍微加热使其变软摊成饼状用箬竹叶包裹至阴凉干燥处贮存，注意避免受热变形。本品含芳香类物质，易吸引昆虫觅食产卵，尤其是用箬竹叶包裹贮存的蜂蜡没有密闭保管，更易招虫蛀，因此。贮存在发现有蜂蜡饼虫蛀应立马取出，避免污染左右，并用刷子刷除蜡饼外表面及贮存区域，虫蛀的蜡饼重新加热溶化过滤冷却塑性。

【质量要求】以色黄纯净质较硬者佳。

目标检测

答案解析

一、单选题

1. 苦杏仁最易出现的变质现象是（ ）。
   A. 风化　　　　　　　B. 潮解　　　　　　　C. 软化　　　　　　　D. 泛油

2. 下列容易发霉的药材是（ ）。
   A. 细辛　　　　　　　B. 甘草　　　　　　　C. 牡丹皮　　　　　　D. 芒硝

3. 下列容易发生融化或软化的药材是（ ）。
   A. 儿茶　　　　　　　B. 甘草　　　　　　　C. 冰片　　　　　　　D. 芒硝

二、多选题

1. 对甘草的保管养护技术说法正确的是（ ）。
   A. 发霉及虫蛀一般在甘草表面开始蛀蚀，极易发现
   B. 检查甘草主要看两端
   C. 取两根甘草对敲，若一敲即断则证明内部已生虫
   D. 含水量控制在 10% 左右，相对湿度在 75% 以下则可安全贮存
   E. 甘草堆垛重压容易泛油

2. 下列药材中保管不当易遭虫蛀的是（ ）。
   A. 大黄　　　　　　　B. 甘草　　　　　　　C. 白芷
   D. 防风　　　　　　　E. 蛤蚧

3. 下列药材中受潮后不能晒，只能低温吸潮的是（　　）。

A. 薄荷   B. 甘草   C. 细辛

D. 款冬花   E. 浙贝母

三、问答题

1. 请介绍一下丹参的养护技术。

2. 请回答，对于款冬花的养护应注意什么问题，重点观察哪些部位？

3. 中药天冬如果保管养护不利容易发生怎样的变质现象？

书网融合……

本章小结

第十章　中药饮片的贮存与养护

PPT

学习目标

【知识要求】

1. 掌握中药饮片常见的储存养护方法。
2. 熟悉中药饮片常见的质量变异现象。
3. 了解中药饮片养护的法律法规不同。

【技能要求】

能识别中药饮片常见的质量变异现象，并根据各类中药的特性分别选择合适的贮存与养护方法。

【素质要求】

牢固树立质量第一的思想，确保药品质量。

中药饮片是指中药材经过加工炮制后可直接用于中医临床处方调配或制剂生产使用的中药。中药材经加工炮制后，改变了药材原有的形状，也增大了与微生物和空气的接触面积。因此，与中药材相比，中药饮片更易发生质量变异现象。为了有效做好中药饮片的贮存和养护工作，我们必须对中药饮片的类型有所了解，才能有针对性的采取相应的防治养护措施。

第一节　中药饮片的分类

中药饮片按中药炮制工艺的不同，通常可分为净选类、切制类、炮炙类三种。一般易碎、体形较小的花类、叶类、种子类、动物类药材，为保持药材的原有形态，加工方法以净选类型为主；体形较大或质地较坚实的根及根茎类、果实类、全草类、部分叶类药材，为了便于调配、煎煮和制剂，加工方法以切制类型为主；而一些本身具有毒性、刺激性药材及矿物类、贝壳类药材，为了降低其毒性和刺激性，或有利于"归经"和有效成分的煎出，需经炒、煅、蒸、煮等方法加工的，属炮炙类型。

1. 净选类饮片　净选类饮片是通过挑选、筛选、风选、水选、剪切、刷擦、刮削、剔除、剥离、火燎、压碾、水飞、撞、烫等方法，去除药材中的杂质和非药用部位后，直接供药用的一种饮片。净选类饮片，如莱菔子、丁香、番泻叶、八角茴香、菊花、金银花、土鳖虫等，基本保持了中药材原有的形状、颜色、气味和有效成分。

2. 切制类饮片　切制类饮片是通过机器或手工操作将药材切制成片、段、丝和块等不同形状的饮片。机制片以段、丝、横片为主，手切片则可为多种类型。切制时，除干切、鲜切外，均须进行软化处理，其方法有抢水洗、喷淋、浸泡、润、漂、蒸、煮等。

（1）极薄片　厚度为0.5mm以下，适用于木质类及动物骨、角质类药材，如羚羊角、鹿角、苏木、降香等。

（2）薄片　厚度为1~2mm，适用于质地致密坚实、切薄片不易破碎的药材，如白芍、乌药、槟榔、当归、三棱、天麻等。

（3）厚片　厚度为2～4mm，适用于质地松泡、黏性大，切薄片易破碎的药材，如茯苓、山药、天花粉、泽泻、丹参、升麻等。

（4）斜片　厚度为2～4mm，适用于长条形而纤维性强的药材，如桑枝、甘草、黄芪、桔梗、鸡血藤等。

（5）直片　又称顺片，厚度为2～4mm，适用于形状肥大、组织致密、色泽鲜艳和需突出其鉴别特征的药材，如大黄、天花粉、白术、附子、何首乌、防己等。

（6）段（节）　包括长段和短段，长段10～15mm，又称"节"；短段8～10mm，又称"咀"，适用于全草类和形态细长、内含成分易于煎出的药材，如薄荷、荆芥、紫苏、党参、青蒿、怀牛膝、北沙参、石斛、芦根、麻黄、忍冬藤等。

（7）丝　有细丝和宽丝之分。细丝厚度2～3mm，适用于皮类药材，如黄柏、厚朴、桑白皮，以及较薄的果皮类药材，如陈皮。宽丝厚度5～10mm，适用于较大的叶类药材，如荷叶、淫羊藿、枇杷叶，以及较厚的果皮类药材，如瓜蒌皮。

（8）块　边长为8～12mm³的立方块，适用于煎熬时易糊化的药材，如阿胶丁等。

3. 炮炙类饮片　炮炙类饮片是根据治疗作用，加或不加辅料，经不同的炮炙方法加工而成的饮片。根据炮炙方法和所用辅料的不同，可分为炒（清炒、麸炒、米炒、砂烫、蛤粉炒）、炙（盐炙、酒炙、醋炙、姜炙、蜜炙、油炙）、煅（明煅、煅淬）、蒸、煮、燀、煨等。如炒王不留行、麸炒枳壳、米炒党参、砂烫鸡内金、蛤粉炒阿胶；盐炙知母、酒炙白芍、醋炙香附、姜炙竹茹、蜜炙百合、油炙淫羊藿；煅血余炭、煅自然铜；蒸黄精、制川乌、燀苦杏仁、煨肉豆蔻等。

第二节　中药饮片的质量变异现象

中药饮片来源广泛、所含化学成分复杂，在生产、储存、运输、流通的过程中，如果贮存保管不当，在自身性质和外界因素的综合影响下，会逐渐发生物理或化学变化，出现发霉、虫蛀、变色、泛油等现象，影响饮片的质量，进而影响临床用药的安全与疗效。因此，了解并掌握中药饮片常见的质量变异现象，才能积极地采取相应的防治措施，做好中药饮片的贮存和养护。

1. 霉变　又称发霉，是霉菌在适宜的环境下在饮片表面或内部滋生的现象，对饮片的危害极大。发霉的主要原因是温度与湿度，特别是我国长江以南地区，梅雨季节闷热、潮湿，饮片最易发霉。中药饮片化学成分复杂、营养成分多，含有一定水分，而存在于空气中并散落在饮片表面的大量霉菌孢子，在适宜的温度、湿度和环境下，吸收饮片养分，萌发菌丝并分泌酵素，侵蚀饮片组织内部。常见的霉菌有绿霉菌、兰霉菌、黑酵菌、云白菌等。含有糖类、油脂类、蛋白质、黏液质等成分的饮片易发生霉变，如黄精、独活、天冬、牛膝、马齿苋、紫菀、前胡、佛手等。

2. 虫蛀　是指害虫侵入饮片内部导致其蚀蛀的现象。虫蛀使饮片破碎、空洞，被排泄物污染，甚至被蛀空成粉末，破坏性极大，严重影响中药疗效，以致不能使用。常见的中药害虫有玉米象、大谷盗、赤拟谷盗、药谷盗、粉螨等数十种。15～35℃是害虫生长发育和繁殖的适宜温度，富含糖类、淀粉、蛋白质、脂肪等营养成分的中药饮片，当仓库温度处于18～35℃，空气相对湿度大于75%，且饮片含水量超过13%时，最易被虫蛀，如南沙参、党参、泽泻、大黄、金银花、桔梗、黄芪、板蓝根等。

3. 泛油　又称"走油"或"浸油"，是饮片表面出现油状物质、质地变软、发黏、颜色变浑，散发败油气味的现象。泛油会导致饮片内部组织破坏、脂肪酸败、蛋白质和糖分流失，影响质量和疗效，甚至产生不良反应。中药的"泛油"含义广泛，包括：①含植物油脂多的饮片因储存不当出现的内外色泽严重加深，油质渗透外表，具有油哈味，如桃仁、杏仁等果实种子类中药；②含糖分、黏液质多的饮片因受潮变质而质地变软、外表发黏，内色加深，但无油哈气，又称"泛糖"，如麦冬、天冬、熟地黄等；③动物类饮片躯体易残，色泽加深，表面呈现油样物质，"哈喇"气味强烈，如九香虫，蛤蚧等。

4. 变色　是指饮片固有色泽发生变化的现象。色泽不仅反映着饮片的外观，也是反映饮片品质好坏的标志之一。中药饮片加工、储存的过程中，由于保管养护不当，其所含的色素在受到光照、温湿度、霉变、化学药剂使用等外界因素的影响时，会发生变化，继而使中药饮片色泽发生改变，影响饮片的质量，如因泛油引起的当归、川芎、怀牛膝色泽变黄；因温度升高导致的山药、天花粉、白芷色泽由浅变深，红花、金银花、菊花颜色由鲜艳变黑褐色；因光照导致的玫瑰花褪色，红花变黄；因受潮后导致的枸杞由红变黑，北沙参变红；因杀虫剂的使用导致的甘草硫熏后内部颜色变淡黄白色，外部呈淡红色。

5. 气味散失　是指含有挥发油类成分的饮片因贮存保管不善而造成的固有气味消失或变淡的现象。中药的固有气味是由其所含成分决定的，这些成分大多是其发挥治病作用的主要有效成分，如果气味散失或变淡，会影响药物的质量与疗效。因此，某些具有强烈芳香气味的中药，如薄荷、荆芥、冰片、砂仁、豆蔻等，若气味散失，则标志着饮片质量已受到严重影响。

6. 潮解　习称返潮、回潮，是指固体饮片在潮湿的空气中，逐渐吸收水分致使其表面湿润并慢慢融化成液体状态的现象。潮解使饮片功效降低，并难以贮存，如芒硝、秋石、青盐等。

7. 风化　是指某些含有结晶水的无机盐类饮片，与干燥的空气接触日久，逐渐失去结晶水变成非结晶状的无水物质，从而在中药表面形成粉末的变异现象。风化改变了饮片的重量和成分的含量，其质量和药性也随之改变，如胆矾、硼砂、芒硝等。

8. 升华　是指固体中药不经液态直接变成气态挥散的现象。易升华的中药有薄荷脑、樟脑、冰片等，此类中药主含挥发油，当包装不严，暴露在空气中时，会随着温度的升高而升华。

9. 粘连　是指某些固体树脂类饮片、动物胶类饮片或蜜炙饮片，由于熔点较低，遇热、受潮后发黏而粘连成块或成团，使原有形态发生改变的现象。如阿魏、乳香、没药、龟板胶、鹿角胶等。对于一些粉末状的炮制品，更易吸潮而粘连在一起。

10. 腐烂　是指某些新鲜的中药，在存放的过程中，因受温度和空气中微生物的影响，引起闷热，有利于微生物的繁殖和活动而发生腐烂败坏的现象，如鲜生姜、鲜芦根、鲜石斛、鲜生地等。一旦饮片腐烂，即不可再入药。

11. 自燃　又称冲烧，是指一些质地轻薄松散的中药在夏天大量堆垛使因细胞代谢产生的热量不能散发，导致局部温度升高，进而焦化至燃烧的现象，如海金沙、柏子仁、菊花、红花等。饮片自燃不仅使饮片损失，还会引发仓库火灾，危害性极大。

12. 鼠害　是指饮片遭到老鼠啃噬或受排泄物污染的现象。鼠类喜欢吃含有淀粉、蛋白质、脂肪、糖类的饮片，老鼠一旦进入仓库，除大量啃噬、污染饮片外，还会传播病原物。饮片一旦遭受鼠害，即不可再入药。

第三节　中药饮片的检查与贮存保管

我国中药资源丰富，品种繁多，性质各异，在采用不同的加工炮制方法制成饮片后，呈现不同的性状和形态，而除了饮片自身所含化学成分不同外，有些饮片在炮制时，还需加入不同的辅料来共同炮制，这就使得饮片的性质变得更加复杂，其贮存保管也颇为困难。

为保证中药质量，确保临床用药安全与疗效，中药从业人员必须规范、细致地做好中药饮片的入库验收和仓库贮存保管工作。中药的入库验收是保证中药质量、做好中药养护工作的重要环节，验收人员在对中药饮片进行真伪鉴别的前提下，还应对其净度、片型、色泽、气味、水分、包装等进行严格检查并做好验收记录。

一、入库验收

1. 净度　是指中药饮片的纯净程度，可以用中药饮片所含杂质及非药用部位的限度来表示。中药饮片的净度要求是不应该含有泥沙、灰屑、霉烂品、虫蛀品、杂物及非药用部位等。中药饮片的净度不符合要求会使病人的实际用药量减少，影响临床疗效，因此中药饮片在入库验收时必须按要求检查其净度。根类、根茎类、花类、叶类、皮类、藤木类、动物类、矿物类及菌藻类含药屑、杂质不得过2%；果实种子类、全草类、树脂类含药屑、杂质不得过3%。炒制品中炒黄品、米制品等含药屑、杂质不得过1%；炒焦品、麸炒品等含药屑、杂质不得过2%；炒炭品、土制品等含药屑、杂质不得过3%；炙品中酒炙品、醋炙品、姜炙品、盐炙品、米泔水炙品等含药屑、杂质不得过1%；发酵制品、发芽炙品等含药屑、杂质不得过1%；药汁煮品、豆腐煮品、煅制品等含药屑、杂质不得过2%；煨制品含药屑、杂质不得过3%。

2. 片型　中药饮片要求片型均匀、整齐，色泽鲜明，表面光洁、无污染，无泛油，无连刀、掉边、翘边等，其厚度也要符合相应要求。饮片片型合格有利于有效成分煎出。

3. 色泽　中药饮片都有固有的颜色光泽，加工或贮存不当均可导致饮片色泽发生变化，因此色泽常可作为判定中药饮片炮制程度及内在质量变异与否的标志之一，如甘草生品黄色，蜜炙后则变为老黄色；黄芩药材软化切制过程中冷浸后色泽会变绿；花类药材红花、款冬花、菊花颜色褪去，说明贮存过久。

4. 气味　中药经切制或炮炙后，均有其固有的气味，不应带有异味或气味散失，如含挥发油类的中药薄荷具有辛凉、檀香清香；加蜂蜜炮炙的中药，炙后除具有原药物气味外，还具有蜂蜜的香气。

5. 水分　水分是控制中药饮片质量一个基本指标。中药饮片含水过多容易造成发霉变质和虫蛀等，因此控制饮片中的水分，对于保证饮片质量和贮存保管都有着重要的意义。一般中药饮片的含水量宜控制在7%～13%。各类炮制品的含水量，蜜炙品不得过15%；酒炙品、醋炙品、盐炙品、姜汁炙品、米泔水炙品、蒸制品、发芽发酵制品均不得过13%；烫制后醋淬制品不得过10%。

6. 包装　中药饮片应有包装，包装上必须贴有或印有标签。验收人员在验收时应对包装进行严格检查，检查其是否破损，并核对标签所注品名、数量是否与内装实物相符，有无生产批号、生产日期、产地、生产企业、药品生产许可证号等。对于实施批准文号管理的中药饮片还必须注明批准文号，整包装应附有质量合格证。

二、在库检查

中药在库检查是指对库存中药的质量、数量等进行检查，以便掌握其变化情况并及时采取相应防护措施来保证中药的质量。中药在储存期间易受到外界环境因素的影响出现质量变异现象，因此中药库房应经常进行在库检查，检查时间可依据季节而定，也可定期检查或突击检查。检查的内容包括：

1. 仓库温湿度检查和卫生检查，以及对库房门、窗、通风设备、电气设备等的检查。

2. 观察饮片有无虫蛀、霉变、泛油、变色、气味散失、风化、潮解、粘连、腐烂等现象，用手触摸饮片是否干燥、有无潮湿发热现象。根据质量变异现象发生程度制定和采取相应的防护措施。

3. 对于毒麻类中药、贵细中药要按月盘点并进行相关检查。

4. 检查各种中药饮片的储存环境、存放方法和储存条件是否合适等。

5. 在检查时应做好记录，并确保及时、详细、完整、真实、准确。在检查的过程中如发现近效期中药饮片应遵循"先进先出""近效期先出"的原则及时使用。

三、贮存原则

1. 含水量控制中药饮片由于经加工炮制后截断面积增大，与外界空气的接触面积也随之扩大，因而更易吸收空气中的水分，并与微生物接触增多，更易污染，发生霉变和虫蛀。为保证中药饮片质量，防止变异发生，必须严格控制饮片的含水量在7%~13%。

2. 贮存环境中药饮片的贮存应选择通风、阴凉和干燥的库房，避免阳光直射。室温应控制在25℃以下，相对湿度不超过70%为宜。饮片的贮存容器必须合适，应根据饮片与所加辅料的性质选择合适的贮存容器，一般可贮存于塑料袋、木箱、纤维纸箱、陶瓷器皿、铁罐等容器中，必要时可适当加入生石灰或硅胶等干燥剂同贮。

3. 养护措施中药贮存的过程中，应勤检查、勤翻晒、勤整理、常灭鼠，发现问题及时采取相应措施。要严格效期管理，按炮制日期先后，先进先出、易变先出的原则，以免贮存日久，发生变质。必须根据各种饮片的性质、所加辅料的性质和加工方法，分类贮存、合理存放中药饮片，做好色标管理，最易蛀霉的品种用红色标识，易蛀霉品种用黄色标识，不易蛀霉品种用绿色标识，并做好记录。

四、分类贮存

按照上述贮存原则，应根据中药饮片的类别、化学成分和炮制方法，确定贮存方法，分类贮存。

1. 含淀粉类饮片　含淀粉多的饮片，切成饮片后要及时干燥，避免污染，贮存于通风、干燥、阴凉处，以防虫蛀，如泽泻、山药、葛根、白芍等。

2. 含挥发油类饮片　含挥发油较多的饮片，易气味散失和泛油。切成饮片后，干燥温度一般应在60℃以下，以免损失有效成分。贮存时室温太高易散失香气或泛油，湿度大易吸湿霉变和虫蛀，应置于阴凉、干燥处贮存，如当归、木香、川芎、薄荷、荆芥等。

3. 含糖及黏液质类饮片　含糖及黏液质较多的饮片，炮制后不易干燥，当温度高或湿度大时均易吸潮，变软发黏，霉烂和虫蛀。宜置于通风、干燥处密封贮存，防霉防蛀，如熟地黄、天门冬、党参、肉苁蓉等。

4. 种子类饮片　种子类饮片，因炒制后增加了香气，若包装不牢，易受虫害及鼠咬，故常密闭贮存于缸、罐中，如紫苏子、莱菔子、薏苡仁、扁豆等。

5. 花类饮片　花类饮片大多具有不同的色泽和芳香气味，如果保管不当容易变色和散失香气，严重时还会发生霉变和虫蛀。应密封、避光贮存，贮存期不宜超过1年。若受潮后，可摊晾、阴干或低温烘干（30~40℃），忌曝晒、高温烘烤，如月季花、玫瑰花、金银花等。

6. 动物类饮片　动物类饮片主要有皮、肉、骨、甲和蛇虫躯体，极易生虫、发霉和泛油，应少贮勤进。在梅雨季节时，可烘焙1~2次，置于石灰缸中贮存，或拌花椒同贮。库房应保持阴凉通风，相对湿度控制在70%以下。

7. 矿物类　某些矿物类饮片，在干燥空气中容易失去结晶水而风化，故应贮存于密封、阴凉处，以防潮解与风化，如硼砂、芒硝、胆矾等。

8. 其他类饮片　叶与全草类饮片较易保管，因为纤维与木质类饮片不易引起质变，只少数品种易霉变和虫蛀，应贮于干燥处，贮期不宜过长，如半边莲、垂盆草、透骨草等。

9. 炮炙类饮片

（1）酒炙和醋炙饮片　应贮于密闭容器中，置阴凉处，如大黄、当归、川芎、乳香、香附等。

（2）蜜炙饮片　饮片经蜜炙后，因糖分大，较难干燥，特别容易出现受潮返软或粘连成团的现象。若炮制温度过高，易使蜜融化，如果蜂蜜品质不好，蜜炙的饮片还易发生酸败现象。蜜炙的饮片，易吸潮、污染、虫蛀、霉变或鼠咬，应置于密闭、通风、干燥、阴凉处贮存，如黄芪、党参、甘草、款冬花、枇杷叶等。此外，每次制备蜜炙品不宜过多，贮存时间不宜过长。

（3）盐炙饮片　饮片盐炙后很容易吸收空气中的水分而受潮，故盐炙饮片应贮于密闭容器内以防潮，并置于通风干燥处，如巴戟天、知母、泽泻、杜仲、车前子等。

（4）蒸煮类饮片　饮片蒸煮后常含有较多水分，易发生霉变，应贮存于密闭、干燥、通风、阴凉处，如制首乌、制川乌、制黄精、制玉竹、熟地、黄芩等。

（5）曲类、霜类饮片　曲制品多以淀粉为黏合剂经发酵后制成，气清香，易霉变、虫蛀、泛油及鼠咬，而霜制品易泛油，因此曲类、霜类饮片，均应置于阴凉干燥处、密闭贮存，且不能久贮。

五、易变异饮片

1. 易虫蛀饮片　白芍、大黄、黄芪、泽泻、柴胡、羌活、前胡、白芷、防风、桔梗、芡实、款冬花、菊花、全蝎、蜈蚣、蛤蚧、蕲蛇、冬虫夏草。

2. 易发霉饮片　甘草、丹参、牛膝、巴戟天、葛根、人参、三七、山药、地黄、北沙参、百部、半夏、浙贝母、高良姜、薏苡仁、板蓝根、鸡血藤、木通、五味子、使君子。

3. 易泛油饮片　白术、苍术、当归、麦冬、天冬、党参、玉竹、苦杏仁、槟榔、肉豆蔻、玄参。

4. 易气味散失饮片　川芎、木香、厚朴、肉桂、陈皮、牡丹皮、薄荷、细辛、辛夷、金银花。

5. 易变色饮片　天麻、枸杞子、红花、西红花、紫苏叶。

6. 易软化、融化、升华饮片

（1）易软化融化类　阿魏、松香、芦荟、柿霜、安息香、猪胆膏、乳香、没药、苏合香。

（2）易升华类　樟脑、冰片、薄荷脑。

7. 易潮解风化饮片

（1）易潮解类　芒硝、大青盐、硼砂、硇砂、绿矾、胆矾、咸秋石、盐附子、全虫、海藻、昆布。

（2）易风化类　芒硝、胆矾、硼砂、白矾、绿矾。

第四节　中药饮片的养护技术

中药饮片除了按上节方法进行检查和贮存外，还应根据饮片的性质进行经常性的养护，以预防其发生变异，确保饮片安全有效，质量符合用药要求。

一、仓库的管理

中药仓库是进行中药储存保管养护的场所。为了保证在库中药饮片质量，保障饮片的安全，必须重视仓库管理工作。中药饮片仓库必须建立管理制度，并保持经常性的检查，保证库房干净整洁，保持干燥、通风环境。同时应注意外界环境的温湿度变化，及时采取有效的措施来控制库房的温度和湿度。饮片入库前应详细检查其包装是否松散、破损、潮湿，外观是否虫蛀、发霉、变色等。只有合格的饮片才能入库贮存，不合格的饮片应进行相应的处理。可根据饮片的特性确定贮存方法，分类贮存。如毒性饮片必须与非毒性饮片分开，实行专库或专柜双人双锁管理；含淀粉、蛋白质、糖类等成分的饮片容易虫蛀，其贮存应置于通风、干燥、阴凉处，并经常检查，必要时进行灭虫处理；容易霉变的饮片应特别注意置于通风、干燥处，必要时可翻晒或烘烤处理；贵细饮片应双人逐渐验收、称量，并双人签字，专账记录，并勤于检查，防霉防蛀。

二、中药饮片的检查

中药的炮制方法不同，炮制所加辅料不同，其炮制成品的性质亦不同，因而给贮存养护工作带来了不少困难。由于各类饮片性质和炮制所加辅料等原因，中药炮制品常常易发霉和虫蛀。如盐炙的泽泻、橘核，蜜炙的甘草、黄芪等，不仅易吸潮导致其含水量增加，同时也易被虫蛀。有些发酵、发芽及复制品，如半夏曲、六神曲、建神曲、谷芽、麦芽等，也是易被虫蛀的对象。因此，在进行中药饮片检查时应以这类炮制品为重点，如六神曲、建神曲装箱、开箱检查时，应先注意四周和底层，因这些部位易吸潮而常先生虫，需及时发现以防治虫患。

三、中药传统养护技术

中药养护技术是一门综合性技术，分为传统养护技术和现代养护技术。传统养护技术具有经济、有效、简便、易操作等优点，是目前饮片贮存养护中重要的基础方法。

1. 清洁养护法　清洁养护法是养护中药的一种重要方法，是对饮片本身及其贮存容器、贮存环境保持清洁和定期消毒，杜绝鼠类、害虫侵害及微生物滋生繁殖，保护中药不发生变异的方法。要求建立健全仓库清洁卫生制度，加强库房各环节的卫生管理，定期清扫、清洁，消毒灭菌，熏杀鼠类、害虫及微生物。

2. 除湿养护法　常用的除湿养护方法有通风法、吸湿防潮法。通风法是利用空气的自然流动或机械设备产生的风，是库房内外空气流通交换，达到控制和调节库内的温度和湿度的方法。进行库内通风，一般选择干燥凉爽的天气进行，避开阴雨、炎热天气。吸湿防潮法是用空气除湿机或吸湿剂来降低库房内相对湿度的方法。传统常用的吸湿剂有生石灰、木炭、草木灰等，现常采用氯化钙、硅胶等吸湿剂。

此外，还可利用太阳光照，或借助温热空气流动，或加热烘干的方法，散发水分，使饮片干燥。此类方法在入库前或雨季前后尤其适用。

3. 密封养护法　密封养护法是将中药饮片用隔热性能好、导热性能差或不透气的材料严密封闭，如缸、坛、罐、瓶、箱、柜、铁桶、塑料薄膜帐等，使其与外界环境隔绝，尽量减少外界空气、光照、温度、湿度、害虫、微生物等因素对其产生影响的贮存方法。当气温逐渐升高，空气相对湿度增大，害虫和微生物容易繁殖生长的季节，则可采用密封法贮存，在贮存时添加木炭、生石灰等吸湿剂，将密封法和吸湿法联合应用，则其养护效果会更好。

采用密封养护法时，应先检查中药饮片的干燥程度、有无虫蛀及霉变，否则达不到应有的贮存效果。密封养护法能有效防止虫蛀、霉变、气味散失等变异现象的发生，起到防潮、防热作用。

4. 低温养护法 一般中药害虫在环境温度 8～15℃时停止活动，温度 –4～8℃时进入冬眠状态，温度低于 –4℃时则经过一定时间可致死。因此，采用低温（0℃以上，10℃以下）贮存中药，可以有效防止中药的生虫、发霉、变色、泛油等变异现象发生。有些贵重中药多采用低温养护法。

5. 高温养护法 中药害虫对高温的抵抗能力较差，当环境温度在 40～45℃时，害虫就会停止发育、繁殖。若温度升到 48～52℃时，害虫在短时间内就会死亡。因此采用高温法，如曝晒法、热蒸法、烘烤法等，可以有效地升温杀虫。但应注意烘烤温度不宜超过 60℃，而含挥发油的饮片则不宜烘烤，以免影响质量。

6. 对抗同贮养护法 对抗同贮法是利用不同性能的中药具有相互制约的作用，将两种以上药物同贮或一些具有特殊气味的物品同贮而达到抑制霉变、虫蛀目的一种养护方法。如蛤蚧与花椒、吴茱萸或荜澄茄同贮；丹皮与泽泻、山药同贮；人参与细辛同贮；冰片与灯心草同贮；硼砂与绿豆同贮等。采用特殊气味的物品密封同贮，主要是指白酒和药用乙醇。如对含糖类中药枸杞子、龙眼肉、黄芪、大枣等；含挥发油类中药当归、川芎等；动物昆虫类乌梢蛇、地龙、蛤蚧等；贵重中药冬虫夏草、鹿茸等；均可采用喷洒少量 50°左右的白酒或 95% 药用乙醇密封养护，可达到防霉防蛀效果。

7. 化学药剂养护法 是利用一些药剂直接或间接作用于中药害虫，可在短时间内使一切害虫和虫卵停止生长或中毒死亡的一种方法。杀虫剂必须挥发性强，有强烈的渗透性，能掺入包装，作用迅速。常用的杀虫剂主要有氯化苦、磷化铝、二氧化硫等，但随着科学研究的不断发展，人们发现它也存在很多弊端，如公害、残毒、耐药性、影响保管人员身体健康等，这些也成为我们要深入研究解决的重要问题。此外，这些杀虫剂本身毒性较强，刺激人体的呼吸道或使人眩晕、浮肿等，因此使用者应注意防护。

四、中药现代养护技术

虽然传统养护经验和方法能解决一定的问题，但随着现代科技在中药养护领域的不断运用，传统的养护技术已远不能适应中药事业的发展需要。一些物理的、化学的新技术、新方法层出不穷，不断地应用于中药的贮存与养护。现将现代运用新技术的中药养护方法总结如下。

1. 气调养护技术 气调养护方法就是将中药置于密封环境中，通过调整空气的组成，如自然降氧、充氮降氧或充二氧化碳降氧的方法，人为造成低氧气或高浓度二氧化碳的状态，以达到杀虫、防虫、防霉的目的。气调养护法不污染环境，能有效杀灭中药害虫，具有保持饮片色泽、品质等作用，是一种较理想的养护方法。

2. 干燥养护技术 包括远红外辐射干燥技术、微波干燥技术等，这些技术不但能快速干燥中药饮片，还能杀灭微生物、虫卵等，具有很好的防霉防虫作用。

3. 气幕防潮养护技术 气幕又称气帘或气闸，是装在仓库房门上，配合自动门以防止库内冷空气排出库外、库外热空气侵入库内的装置。该装置能减少湿热空气对库内的影响，从而达到防潮的目的。

4. $^{60}Co-\gamma$ 射线辐射杀虫灭菌技术 该技术是应用 ^{60}Co 放射出具有很强的穿透力和杀菌能力的 γ 射线，将药物中含有的霉菌等微生物、害虫杀死的一种方法。经研究证明，该方法效率高，效果显著。

5. 低温冷藏养护技术 低温冷藏法是利用机械制冷设备产生冷气，使饮片贮存在低温状态下，以抑制害虫、微生物发生，达到养护中药的一种方法。在密封干燥的条件下，在 0～10℃贮存饮片，可以有效防止霉变、虫蛀、走油、变色等现象的发生。特别是一些贵重饮片及受热易变质的饮片多采用低温贮藏。

6. 蒸汽加热养护技术 蒸汽加热养护是利用蒸汽杀灭中药中所含微生物及害虫的方法，是一种简单、价廉和可靠的灭菌方法。蒸汽灭菌按灭菌温度分为低高温长时灭菌、亚高温短时灭菌和超高温瞬间灭菌三种方法。研究表明采用无论从中药成分的破坏，或是能源的节省上，超高温瞬间灭菌都要优越得多。该方法是将灭菌物迅速加热至150℃，经2~4秒的瞬间完成灭菌。由于灭菌时间短，灭菌温度高，通过加热杀灭微生物的速度比中药成分发生反应的速度来得快，因此药效损失很少。此外，高温可杀死害虫是因为高温使虫体内水分失去过多，又导致虫体内盐类浓度增高，代谢产生障碍，机能失调，以致死亡。据文献报道，超高温瞬间灭菌具有成分损失少、无残毒、成本低、投资少等优点。

7. 无菌包装养护技术 无菌包装养护法实际上是一种改进包装材料防霉的技术，即先将中药灭菌，再将无菌的中药放进一个霉菌无法生长的环境。由于该方法杜绝了再次污染的机会。因此，在常温条件下，不需任何防腐剂或冷冻设施，且在一年内不会发生霉变。但需要指出的是，在进行包装时，需具备包装环境无菌、贮存物无菌和包装容器无菌三项基本条件。无菌包装过程中，对产品及容器的灭菌是一个重要的问题。

8. 中药挥发油熏蒸防霉技术 这是一种利用某些中药挥发油使其挥发熏蒸中药饮片而达到抑菌和灭菌的方法。该方法不仅能迅速破坏霉菌结构，使霉菌孢子脱落、分解，从而起到杀灭霉菌并抑制其繁殖的作用；还对饮片表面色泽、气味均无明显影响。多种中药的挥发油具有一定程度的抑菌和灭菌效果，其中以荜澄茄、丁香挥发油的效果最佳。

9. 气体灭菌养护技术 主要是指环氧乙烷防霉技术及混合气体防霉技术。环氧乙烷是一种气体灭菌杀虫剂。其作用机制主要是与细菌蛋白分子中氨基、羟基、酚基或巯基中的活泼氢原子起加成反应生成羟乙基衍生物，使细菌代谢受阻而产生不可逆的杀灭作用。该方法灭菌效果可靠、操作简便，曾风靡一时。但随着科学技术的发展和环保要求，国家已规定生产A级绿色食品禁止使用环氧乙烷作为杀虫剂，因此该法应废止使用，而选择一些对人体无毒无害的药剂。

第五节　常用饮片的贮存养护

黄　芪

【性状】

1. 生黄芪：呈类圆形或椭圆形厚片，外表皮黄白色至淡棕褐色，可见纵皱纹或纵沟。切面皮部黄白色，木部淡黄色，有放射状纹理或裂隙，有的中心偶有枯朽状，黑褐色或呈空洞。精制饮片呈纵切片，狭长椭圆形，"金井玉栏"特征明显。气微，味微甜，嚼之有豆腥气。

2. 炙黄芪：外表皮淡棕黄色或淡棕褐色，切面淡棕黄色，滋润，有蜜香气，味甜。

【主要成分】含皂苷类、黄酮类及多糖类等。

【变异现象】虫蛀、生霉、泛油、变色。

【贮存养护】生黄芪宜密闭贮存阴凉干燥处。储存重点在于防潮，受潮质地变软，切面出现白霉点，贮存过久则色泽变深。在梅雨季节之前应打开包装翻晒，保持药物干燥，保证安全度夏。蜜炙黄芪不宜久贮，以临方炮制、随用随炒为佳。可采用冷藏养护技术、化学药剂熏蒸养护技术及气调养护技术等。

熟地黄

【性状】呈不规则的块片、碎块，大小、厚薄不一。表面乌黑色，有光泽，黏性大，易粘结成团块。质柔软而带韧性，不易折断，断面乌黑色，有光泽。气微，味甜。

【主要成分】含地黄素、多种糖类、甘露醇等。

【变异现象】虫蛀、生霉、泛油。

【贮存养护】宜贮缸、坛中，盖严，防止散失水分或湿气侵入。

大　黄

【性状】

1. 生大黄：呈不规则类圆形厚片或块，大小不等。外表皮黄棕色或棕褐色，有纵皱纹及疙瘩状隆起。切面黄棕色至但红棕色，较平坦，有明显散在或排列成环的星点，有空隙。气清香，味苦微涩。

2. 酒大黄：表面深棕黄色，偶有焦斑，微有酒香气。

3. 熟大黄：表面黑色，断面中间隐约可见放射状纹理，质坚硬，气微香。

4. 大黄炭：表面焦黑色，断面深棕色或焦褐色，具焦香气。

【主要成分】含多种蒽醌衍生物，主要为大黄酸、大黄素、大黄酚、芦荟大黄素、大黄素甲醚等。

【变异现象】虫蛀、生霉、变色、泛油。

【贮存养护】贮干燥通风处。以生大黄、酒大黄变异明显，大黄炭较易保管。酒大黄片宜密封存放，以防潮湿。发霉忌淘洗，否则变色。大黄饮片不宜多晒或久晒，以免变色。梅雨季节后应及时翻晒，也可采用烘干法或除湿养护法，翻动时应戴手套，避免手汗沾染使饮片颜色变黑；可采用冷藏养护技术、化学药剂熏蒸养护技术及气调养护技术等。

板蓝根

【性状】呈圆形的厚片。外表皮淡灰黄色至淡棕黄色，有纵皱纹。切面皮部黄白色，木部黄色。气微，味微甜后苦涩。

【主要成分】含有机酸类和生物碱类成分等。

【变异现象】虫蛀、生霉、泛油、变色。

【贮存养护】置干燥处，防霉、虫蛀。储存期间严防受潮，应定期检查，若发现霉变、虫蛀应及时晾晒或采用磷化铝等药剂熏蒸灭虫；可采用冷藏养护技术、化学药剂熏蒸养护技术及气调养护技术等。

甘　草

【性状】

1. 生甘草：呈类圆形或椭圆形的厚片。外表皮红棕色或灰棕色，具纵皱纹。切面略显纤维性，中心黄白色，有明显具放射状纹理及形成层环。质坚实，具粉性。气微，味甘而特异。

2. 炙甘草：呈类圆形或椭圆形切片。外表皮红棕色或灰棕色，微有光泽。切面黄色至深黄色，形成层环明显，射线放射状。略有黏性。具焦香气，微甜。

【主要成分】含三萜皂苷、甘草酸、多种黄酮成分、甘草素、微量挥发油等。

【变异现象】虫蛀、生霉、变色。

【贮存养护】甘草饮片晒干放冷后密闭贮存。蜜炙品受潮易霉，宜密闭贮存，但时间不宜太长，以防变质。应定期检查，保持环境干燥，可采用冷藏养护技术、化学药剂熏蒸养护技术及气调养护技术等；本品含有大量的淀粉和甘草甜素，极易生虫，如有条件本品用冷冻杀虫效果最佳。

人　参

【性状】呈类圆形或类圆形薄片。外表皮灰黄色。切面淡黄白色或类白色，显粉性，形成层环纹棕黄色，皮部有黄棕色的点状树脂道及放射性裂隙。体轻，质脆。香气特异，味微苦、甘。

【主要成分】含人参皂苷、人参多糖、挥发油等成分。

【变异现象】虫蛀、生霉、泛油、变色。

【贮存养护】置阴凉干燥处，密闭保存，防蛀。在储存过程中，夏季最好储藏于冷藏库中，能防虫、防霉，并保持色泽不变，但应注意容器的严密性，避免潮气侵入；少量储存时，可在密闭容器中添加吸潮剂，如变色硅胶、无水氯化钙等，简便而洁净，防潮效果好；可采用冷藏养护技术、化学药剂熏蒸养护技术及气调养护技术等。

当　归

【性状】

1. 当归：呈类圆形、椭圆形或不规则薄片。外表皮浅棕色至棕褐色。切面浅棕黄色或黄白色，平坦，有裂隙，中间有浅棕色的形成层环，并有多数棕色的油点，香气浓郁，味甘、辛、微苦。

2. 酒当归：切面深黄色或浅棕黄色，略有焦斑。香气浓郁，并略有酒香气。

【主要成分】含挥发油类、有机酸类、多糖类、黄酮类等成分。

【变异现象】虫蛀、生霉、泛油、变色。

【贮存养护】置阴凉干燥处，防潮，防蛀。储藏期间严防受潮，一般不宜贮藏过久，应定期检查，发现吸潮或轻度霉变、虫蛀，应及时晾晒或低温烘干；可采用冷藏养护技术、化学药剂熏蒸养护技术及气调养护技术等。

防　风

【性状】呈圆形或椭圆形的厚片。外表皮灰棕色或棕褐色，有纵皱纹、有的可见横长皮孔样突起、密集的环纹或残存的毛状叶基。切面皮部棕黄色至棕色，有裂隙，木部黄色，具放射状纹理。气特异，味微苦。

【主要成分】色原酮类、香豆素类、挥发油类等成分。

【变异现象】虫蛀、生霉、泛油。

【贮存养护】置阴凉干燥处，防蛀。在储存过程中，应注意检查，如吸潮应立即干燥，但一般不宜曝晒而应晾干，久晒后会使饮片变色，减少挥发油，降低质量；可采用冷藏养护技术、化学药剂熏蒸养护技术及气调养护技术等。

独　活

【性状】呈类圆形薄片。外表皮灰褐色或棕褐色，具皱纹。切面皮部灰白色至灰褐色，有少数散在棕色油点，木部灰黄色至黄棕色，形成层环棕色。有特异香气。味苦、辛、微麻舌。

【主要成分】香豆素类、甾醇类、挥发油类等化学成分。

【变异现象】虫蛀、生霉、泛油、变色。

【贮存养护】置干燥处，防霉、防蛀。在储存过程中，应注意检查，严防受潮，若发现吸潮或轻度霉变、虫蛀，应及时晾晒或低温干燥；可采用冷藏养护技术、化学药剂熏蒸养护技术及气调养护技术等。

党　参

【性状】

1. 党参片：呈类圆形的厚片。外表皮灰黄色、黄棕色至灰棕色，有时可见根头部有多数疣状突起的茎痕和芽。切面皮部淡棕黄色至黄棕色，木部淡黄色至黄色，有裂隙或放射状纹理。有特殊香气，味微甜。

2. 米炒党参：表面深黄色，偶有焦斑。

【主要成分】有甾醇类、糖苷类、挥发油、生物碱类及含氮成分、三萜类及其他类成分。

【变异现象】虫蛀、生霉、泛油。

【贮存养护】置通风干燥处，防蛀。本品在储存过程中极易吸潮，吸潮后可在烈日下曝晒1小时左右，不宜曝晒时间过长，防止泛油；亦可在60℃左右烘烤，放凉后密封保存或用吸湿机吸湿；可采用冷藏养护技术、化学药剂熏蒸养护技术及气调养护技术等。

桔　梗

【性状】呈椭圆形或不规则厚片。外皮多已除去或偶有残留。切面皮部黄白色，较窄；形成层环明显，棕色；木质部宽，有较多裂隙。气微，味微甜后苦。

【主要成分】含三萜皂苷、黄酮类化合物、酚类化合物、聚炔类化合物、脂肪酸类、无机元素、挥发油等成分。

【变异现象】虫蛀、生霉、泛油、变色。

【贮存养护】置通风干燥处，防蛀。本品在储存过程中易吸潮，吸潮后表面常见霉斑，应定期检查，久贮颜色变深，严重时表面有油样物质渗出。因此，如发现吸潮或轻度霉变、虫蛀，应及时晾晒或采用磷化铝等药剂熏蒸；可采用冷藏养护技术、化学药剂熏蒸养护技术及气调养护技术等。

菊　花

【性状】

1. 亳菊：呈倒圆锥形或圆筒形，有时稍压扁呈扇形、不规则扁球形。总苞黄绿色或褐绿色。舌状花数层，类白色或淡黄白色，劲直，上举；管状花多数，为舌状花所隐藏，黄色。体轻，质柔软。气清香，味甘、微苦。

2. 滁菊：呈不规则球形或扁球形；舌状花类白色，不规则扭曲，内卷；管状花大多隐藏。

3. 贡菊：呈扁球形或不规则球形；舌状花白色或类白色，斜升，上部反折，边缘稍内卷而皱缩；管状花少，外露。

4. 杭菊：呈蝶形或扁球形，常数个相连成片；舌状花少，类白色或黄色，平展或微折叠，彼此粘连；管状花多数，外露。

5. 怀菊：呈不规则球形或扁球形。多数为舌状花，舌状花类白色或黄色，不规则扭曲，内卷，边缘皱缩；管状花大多隐藏。

【主要成分】含挥发油、腺苷、菊苷、胆碱等。

【变异现象】虫蛀、生霉、气味散失。

【贮存养护】不宜曝晒，宜贮阴凉干燥处或置干燥容器内。遇潮受热易变色散瓣。仓虫大多蛀蚀花蕊，吐丝结串污染花序。在储存过程中，应定期检查，严防受潮，如有受潮，应及时晾晒或烘焙至干；可采用冷藏养护技术、化学药剂熏蒸养护技术及气调养护技术等。

金银花

【性状】

1. 金银花：呈棒状，上粗下细，略弯曲。表面黄白色或绿白色（贮久色渐深），密被短柔毛。体轻，质柔软，气香特异，味淡、微苦。

2. 炒金银花：淡棕黄色，有的具焦斑，略显焦香气。

3. 金银花炭：全体棕褐色至黑褐色，质脆。具焦香气，味苦。

【主要成分】含绿原酸、异绿原酸，尚含肌醇、皂苷等。

【变异现象】虫蛀、生霉、变色。

【贮存养护】宜置干燥容器内。不宜久贮，贮存 1 年以上则变色，出货应做到"先进先出，易变先出"。制炭后要凉透再贮存，防自燃。受潮后返软，受热则萌霉。受蛀蚀则丝与虫粪等排泄物结串成团。在储存过程中应定期检查，如发现受潮、霉变、虫蛀，因及时晾晒，亦可将饮片烘干，或用磷化铝等药剂熏蒸杀虫，但不可曝晒或硫熏，否则易变色或散瓣；可采用冷藏养护技术、化学药剂熏蒸养护技术及气调养护技术等。

五味子

【性状】

1. 五味子：呈不规则的球形或扁球形。表面红色、紫红色或暗红色，皱缩，显油润；有的表面呈黑红色或出现"白霜"。果肉柔软，种子 1 ~ 2 粒，肾形，表面棕黄色，有光泽，种皮薄而脆。果肉气微，味酸；种子破碎后，有香气，味辛、味苦。

2. 醋五味子：表面乌黑色，油润，稍有光泽。有醋香气。

【主要成分】含有木脂素类、挥发油类及有机酸类成分。

【变异现象】生霉、变色。

【贮存养护】置通风干燥处，防霉。在储存过程中应定期检查、倒垛，若有吸湿返潮、发热现象，应及时晾晒、干燥，但应避免曝晒和久经风吹；若轻度发霉，可用醋喷擦，随喷随擦，至霉渍清除，盖闷 1 ~ 2 小时，晾干；可采用冷藏养护技术、化学药剂熏蒸养护技术及气调养护技术等。

枸杞子

【性状】呈类纺锤形或椭圆形。表面红色或暗红色，顶端哟小突起状的花柱痕，基部有白色的果梗痕。果皮柔韧，皱缩；果肉肉质，柔润。种子 20 ~ 50 粒，类肾形，扁而翘，表面浅黄色或棕黄色。气微，味甜。

【主要成分】枸杞多糖、多种氨基酸、微量元素、维生素、牛磺酸、生物碱、挥发油等。

【变异现象】虫蛀、生霉、泛油、变色。

【贮存养护】置阴凉干燥处，防闷热，防潮、防蛀。本品在储存过程中极易霉变、虫蛀、泛油、变色，应注意经常检查，严格控制库内的相对湿度，若受潮、发热，可进行晾晒，晾晒时不宜用手翻动，以免变黑，影响质量；可采用冷藏养护技术、气调养护技术、真空密封或无菌包装养护技术等。

柏子仁

【性状】呈长卵形或长椭圆形。表面黄白色或淡黄棕色，外包膜质内种皮，顶端略尖，有深褐色的小点，基部钝圆。质软，富油性。气微香，味淡。

【主要成分】主要含柏木醇、谷甾醇和双萜类成分；又含脂肪油，并含少量挥发油、皂苷、维生素

A 和蛋白质等。

【变异现象】虫蛀、生霉、泛油、变色。

【贮存养护】置阴凉干燥处，防热、防蛀。在储存过程中，应定期检查，防止受潮，若有吸湿受潮、生霉、虫蛀现象，可置烈日下曝晒 2 ~ 3 小时，但曝晒时间不宜过久，以免种皮干燥破裂或泛油，忌翻动，待冷透后装箱，密封；可采用冷藏养护技术、化学药剂熏蒸养护技术及气调养护技术等。

莲　子

【性状】略呈椭圆形、类球形、类半球形或不规则碎块。表面红棕色，有细纵纹和较宽的脉纹。椭圆形、类球形、类半球形者一端中心呈乳头状突起，棕褐色，多有裂口，其周边略下陷。质硬，种皮薄，不易剥离。子叶黄白色，肥厚，中有空隙。气微，味微甘、微涩。

【主要成分】含多酚类、多糖类、生物碱类、蛋白质、脂肪、荷叶碱等成分。

【变异现象】虫蛀、生霉。

【贮存养护】置干燥处，防蛀。在储存过程中，应定期检查，防止受潮，若有吸湿受潮现象，可进行晾晒或烘烤；若有生霉、虫蛀现象，可采用磷化铝等药剂熏蒸杀虫；可采用冷藏养护技术、化学药剂熏蒸养护技术及气调养护技术等。

苦杏仁

【性状】

1. 苦杏仁：呈扁心形。表面黄棕色至深棕色，一端尖，另端钝圆，肥厚，左右不对称，尖端一侧有短线形种脐，圆端合点处向上具多数深棕色的脉纹。种皮薄，子叶 2，乳白色，富油性。气微，味苦。

2. 燀苦杏仁：表面乳白色或黄白色，一端尖，另端钝圆，肥厚，左右不对称，富油性。有特异香气，味苦。

3. 炒苦杏仁：表面黄色至棕黄色，微带焦斑。有香气，味苦。

【主要成分】含苦杏仁苷、脂肪、挥发油等成分。

【变异现象】虫蛀、生霉、泛油。

【贮存养护】置阴凉干燥处，防蛀、防泛油。在储存过程中应定期检查，防止受潮，若有吸湿受潮、发热现象，应及时摊晾、干燥，不能曝晒，可放于日光不太强的地方通风或阴凉处摊晾，以免高温走油，降低饮片质量；可采用冷藏养护技术、化学药剂熏蒸养护技术及气调养护技术等。

薏苡仁

【性状】

1. 薏苡仁：呈宽卵形或长椭圆形。表面乳白色，光滑，偶有残存的黄褐色种皮；一端钝圆，另端较宽而微凹，有 1 淡棕色点状种脐；背面圆凸，腹面有 1 条较宽而深的纵沟。质坚实，断面白色，粉性。气微，味微甜。

2. 麸炒薏苡仁：形如薏苡仁，微鼓起，表面微黄色。

【主要成分】含有脂肪酸及酯类、多糖、黄酮、三萜、生物碱、甾醇、内酰胺、淀粉等多种成分。

【变异现象】虫蛀、生霉。

【贮存养护】置通风干燥处，防蛀。在储存过程中应定期检查，防止受潮及鼠害，若有吸湿受潮、发热现象，应立即摊晾，以保持干燥；可采用化学药剂熏蒸养护技术、冷藏养护技术及气调养护技术等。

郁李仁

【性状】

1. 小李仁：呈卵形，表面黄白色或浅棕色，一端尖，另端钝圆。尖端一侧有线形种脐，圆端中央有深色合点，自合点处向上具多条纵向维管束脉纹。种皮薄，子叶 2，乳白色，富油性。气微，味微苦。

2. 大李仁：表面黄棕色。

【主要成分】含有黄酮类、脂肪酸类、氨基酸类、苷类及矿物元素等成分。

【变异现象】虫蛀、生霉、泛油。

【贮存养护】置阴凉干燥处，防蛀。在储存过程中应定期检查，防止受潮，若有吸湿受潮、发热现象，应及时晾晒、干燥，但晾晒时间不宜过久，以免种皮干燥破裂，晒后应凉透包装；可采用冷藏养护技术、化学药剂熏蒸养护技术及气调养护技术等。

桑螵蛸

【性状】形如药材，表面浅黄褐色至灰褐色。气微腥，味淡或微咸。

【主要成分】含蛋白质、脂肪、氨基酸、维生素、微量元素等。

【变异现象】虫蛀、生霉。

【贮存养护】置通风干燥处，防蛀。储存期间应定期检查，严防受潮、虫蛀，保持储存环境干燥；可采用冷藏养护技术、化学药剂熏蒸养护技术及气调养护技术等。

僵 蚕

【性状】

1. 僵蚕：呈圆柱形，多弯曲皱缩。表面灰黄色，背有白色粉霜状的气生菌丝和分生孢子。头部较圆，足 8 对，体节明显，尾部略呈二分歧状。质硬而脆，易折断，断面平坦，外层白色，中间有亮棕色或亮黑色的丝腺环 4 个。气微腥，味微咸。

2. 炒僵蚕：表面黄棕色或黄白色，偶有焦黄斑。气微腥，又焦麸气，味微咸。

【主要成分】含有蛋白质、草酸铵、脂肪，还含有多种氨基酸及铁、锌、铜、锰、铬等。

【变异现象】虫蛀、生霉。

【贮存养护】置干燥处，防蛀。储存期间应定期检查，严防受潮，发现霉变、虫蛀应及时烘干或采用磷化铝等药剂熏蒸杀虫；可采用冷藏养护技术、化学药剂熏蒸养护技术及气调养护技术等。

冰 片

【性状】

1. 合成冰片：为无色透明或白色半透明的片状松脆结晶；气清香，味辛、凉；具挥发性，点燃发生浓烟，并有带光的火焰。

2. 天然冰片：为白色结晶性粉末或片状结晶。气清香，味辛、凉。具挥发性，点燃有浓烟，火焰呈黄色。

【主要成分】天然冰片含右旋龙脑。合成冰片主要含龙脑、异龙脑、樟脑。

【变异现象】气味散失、升华、挥发。

【贮存养护】密封，置凉处。在储存过程中应严防受热，不宜经常拆封，以免挥发损失；冰片遇火易燃烧，储藏时应与其他饮片相隔离，宜用专库存放；若在库内嗅到强烈的清凉气味，说明包装不够严密，要及时采取加固密封措施。

芒 硝

【性状】呈棱柱状、长方形或不规则块片状及颗粒状结晶，无色透明或类白色半透明。气微、味咸。

【主要成分】含水硫酸钠。

【变异现象】潮解、风化。

【贮存养护】长期与空气接触易失去结晶水而呈白色粉末。宜置密闭容器内，在30℃以下贮存。

巴豆霜

【性状】为粒度均匀、疏松的淡黄棕色粉末，微具油腻气，味辛。

【主要成分】含巴豆油，油中含巴豆树脂，并含巴豆毒素，为类似蓖麻毒蛋白的毒性球蛋白。

【变异现象】虫蛀、发霉、泛油。

【贮存养护】置干燥容器，或置石灰缸内，贮阴凉干燥处。

目标检测

答案解析

一、单选题

1. 中药饮片的制备原料是（ ）。
   A. 化学药　　　　　　B. 中药材　　　　　　C. 中成药　　　　　　D. 生物药

2. 中药加工炮制的第一道工序是（ ）。
   A. 切制　　　　　　　B. 净制　　　　　　　C. 软化　　　　　　　D. 炮炙

3. 荆芥、薄荷等药物切制时宜切成（ ）。
   A. 丝　　　　　　　　B. 薄片　　　　　　　C. 段　　　　　　　　D. 块

4. 黄芩片、肉桂丝属于（ ）。
   A. 切制类饮片　　　　　　　　　　　　　B. 加工再制类饮片
   C. 净制类饮片　　　　　　　　　　　　　D. 炒制类饮片

5. 中药饮片切制前的软化处理方法不包括（ ）。
   A. 抢水洗　　　　　　B. 喷淋　　　　　　　C. 浸泡　　　　　　　D. 风选

6. 我国地处温度，特别是长江以南地区，夏季炎热、潮湿，饮片最易发生的变质现象是（ ）。
   A. 霉变　　　　　　　B. 虫蛀　　　　　　　C. 变色　　　　　　　D. 泛油

7. 以下极易变色的饮片是（ ）。
   A. 车前子　　　　　　B. 玫瑰花　　　　　　C. 板蓝根　　　　　　D. 前胡

8. 下列属于引起质量变异的内在因素是（ ）。
   A. 空气　　　　　　　B. 光照　　　　　　　C. 温度　　　　　　　D. 成分

9. 某些含油中药的油质渗透饮片外表的现象是（ ）。
   A. 风化　　　　　　　B. 粘连　　　　　　　C. 泛油　　　　　　　D. 腐烂

10. 某些固体中药不经液态直接变成气态挥散的现象是（　　）。

　　A. 潮解　　　　　　　B. 风化　　　　　　　C. 气味散失　　　　　D. 升华

11. 中药饮片的含水量一般控制在（　　）。

　　A. 5%～12%　　　　B. 6%～13%　　　　C. 7%～13%　　　　D. 7%～15%

12. 芒硝饮片容易出现的变质现象是（　　）。

　　A. 发霉　　　　　　　B. 风化　　　　　　　C. 泛油　　　　　　　D. 挥发

13. 中药饮片在库检查的内容不包括（　　）。

　　A. 饮片的变异情况　　　　　　　　　　　B. 库房的温湿度

　　C. 饮片的数量　　　　　　　　　　　　　D. 饮片的含水量

14. 以下中药饮片易发生升华的是（　　）。

　　A. 樟脑　　　　　　　B. 苏合香　　　　　　C. 芒硝　　　　　　　D. 松香

15. 贮存中易泛油的中药饮片不包括（　　）。

　　A. 牛膝　　　　　　　B. 柏子仁　　　　　　C. 苍术　　　　　　　D. 乳香

16. 甘草含有大量的淀粉和甘草甜素，极易发生的变异现象是（　　）。

　　A. 泛油　　　　　　　B. 变色　　　　　　　C. 生虫　　　　　　　D. 气味散失

17. 以下关于人参贮存与养护的方法有误的是（　　）。

　　A. 根据《中国药典》（2020 年版）第一部规定，人参饮片含水量不得过 12%

　　B. 置阴凉干燥处，密闭保存，防蛀

　　C. 可采用冷藏养护技术、化学药剂熏蒸养护技术及气调养护技术等

　　D. 夏季不需要贮藏于冷藏库中，并且可存放在开放容器中

18. 芒硝常见的变异现象是（　　）。

　　A. 风化　　　　　　　B. 霉变　　　　　　　C. 泛油　　　　　　　D. 变色

19. 以下关于中药饮片贮存与养护的说法错误的是（　　）。

　　A. 冰片遇火易燃烧，贮藏时应与其他饮片相隔离，宜用专库存放

　　B. 芒硝长期与空气接触易失去结晶水而呈白色粉末，宜置密闭容器内，在 30℃ 以下贮存

　　C. 苦杏仁若有吸湿受潮、发热现象，可进行烈日暴晒摊晾

　　D. 金银花不宜久贮，贮存 1 年以上则变色，出货应做到"先进先出，易变先出"

20. 以下关于大黄贮存与养护的方法错误的是（　　）。

　　A. 贮通风干燥处　　　　　　　　　　　　B. 发霉后淘洗除霉

　　C. 翻晒时戴手套　　　　　　　　　　　　D. 密封贮存

21. 气调养护技术是人为的对影响饮片变质的气体进行有效控制的是（　　）。

　　A. 空气　　　　　　　B. 氧气　　　　　　　C. 氮气　　　　　　　D. 二氧化碳

22. 宜与泽泻对抗同贮的中药饮片是（　　）。

　　A. 花椒　　　　　　　B. 冰片　　　　　　　C. 牡丹皮　　　　　　D. 细辛

23. 低温冷藏法主要用于（　　）。

　　A. 贵重饮片　　　　　B. 花类饮片　　　　　C. 草类饮片　　　　　D. 种子类饮片

24. 下列饮片应严格实行专人、专库（柜）、专账、专用衡器、双人双锁保管的是（　　）。

　　A. 制川乌　　　　　　B. 生地黄　　　　　　C. 重楼　　　　　　　D. 生草乌

25. 下面不属于现代中药养护技术的是（ ）。

A. 气调养护技术

B. 微波干燥养护技术

C. 气幕防潮养护技术

D. 对抗同贮养护技术

书网融合……

本章小结

第十一章　中成药的贮存与养护

学习目标

【知识要求】

1. 掌握中成药常见的变异现象及养护方法。
2. 熟悉各类中成药剂型的性质特点及储存养护要求。
3. 了解不同剂型中成药的内在检查项目。

【技能要求】

能针对不同剂型中成药选择恰当的储存养护方式；能正确处理中成药贮存过程中碰到的各种问题。

【素质要求】

1. 树立"敬业"、"诚实"、"公平"的职业道德观。
2. 养成严谨、负责、团结协作、密切配合的工作态度。

第一节　概　述

一、中成药的概念

中成药是指以中药饮片为原料，在中医药理论的指导下，采用相应的制备工艺和加工方法，按规定处方和标准制成一定剂型的药物。中药饮片经粉碎、提取、干燥等程序加工后，其成分仍与原料药相似，且基本保持了原有性质，但相比于化学药物制剂，中成药则更易受温度、湿度、日光等因素的影响，出现霉变、虫蛀、沉淀等变异现象。

二、中成药贮存与养护的重要性

中成药的剂型较多，约有 40 余种，如丸剂、散剂、酒剂、酊剂、片剂、颗粒剂、糖浆剂、注射剂等，具有成分复杂、剂型多样、处方组成复杂等特点，因此有的中成药在出厂后，其质量容易发生变化，如合剂、浸膏剂等液体制剂，存在有质量不稳定的因素；片剂、丸剂等由于自身包装不够严密或不够合理，加上中成药的使用周期较长，容易引起变异。因此，学好中成药常见的变质现象、影响因素及贮存养护技术，可以有效地减少或避免变异现象的发生。

第二节　中成药常见的变异现象

中成药在贮存过程中，由于受温度、湿度、空气、日光、微生物及害虫等外界诸多因素的影响，可发生复杂的物理或化学变化，出现各种变异现象，最常见的有虫蛀、霉变、酸败、挥发、浑浊沉淀等，具体剂型及变异现象详见表11－1。

1. 虫蛀　虫蛀是指中成药被害虫蛀蚀。由于害虫种类多，繁殖迅速，适应力强，分布面广，故不论在中药仓库、中药产地加工场所等地方，都有它们的足迹。若养护不当，一旦气候环境适宜，就会遭虫害侵蚀，造成严重损失，一般温度在16～35℃，相对湿度在65%以上时，害虫就会大量繁殖。

2. 霉变　霉变即发霉，系指中成药外表或内部滋生霉菌的现象。能危害药品的常见霉菌有黑酵菌、云白霉菌、蓝霉菌等，这些霉菌在一定的温度、湿度下就能生长繁殖，一般当温度达到22～32℃、相对湿度在70%以上时，霉菌就可以大量生长繁殖，因此在梅雨季节，中成药中的糖浆剂、蜜丸、散剂、浸膏等剂型常易发生霉变现象，应尤其注意。

3. 酸败　酸败亦称酵解，是指中成药经日光照射或在高温下，发生发酸、酸败的现象。

4. 挥发　挥发是指中成药在高温下使所含挥发油或乙醇成分散失的现象。在中成药中含有挥发油或乙醇的药物，遇热后易挥发，乙醇挥发后其醇浸出物会发生沉淀，从而使有效成分失去。

5. 浑浊沉淀　浑浊沉淀是液体成药常见的变质现象。一般中成药的液体制剂，在低温环境下易产生沉淀。

表 11－1　中成药常见的变异现象

变异现象	常见剂型
虫蛀	蜜丸、散剂、茶剂、曲剂、水丸
霉变	糊丸、糖浆剂、冲剂、蜜丸、曲剂、散剂、浸膏
酸败	合剂、煎膏剂、糖浆剂、酒剂、软膏剂
挥发	含有挥发油和乙醇的成药
浑浊沉淀	酒类制剂、口服液、酊剂、糖浆剂和某些注射剂

第三节　影响中成药变异的外界因素

中成药在贮存过程中，受外界温度、湿度、空气、日光、微生物及害虫等诸多因素的影响，可能发生复杂的物理及生物化学的变化而产生变质。

1. 温度　中药成分在常温15～20℃条件下一般较稳定，但随着温度的增高，真菌、细菌极易生长繁殖，致使中成药发霉、虫蛀等。长期在温热环境中也容易使中成药的理化性质发生改变，如软化、变形、挥发、浑浊等。

（1）高温

1）霉变：大部分微生物是属于嗜温性的，适宜的温度有利于它们的繁殖和活动，从而加速霉变。

2）挥发：使含有芳香性物质的中成药会随着贮存温度的升高而产生挥发，如红花油、薄荷油等。

3）走油：含脂肪油和挥发油丰富的中成药，如软膏剂，胶剂、丹剂、栓剂等，由于温度增高而软化，或达到熔点，以致所含的油质外溢，在包装上呈现油样物质，严重影响中成药的外观形象和内在质量。

（2）低温　在低温条件下，有些中成药可发生物理与化学变化，导致药效减低，甚至失效。如液体制剂在低温（0℃以下）条件下易发生沉淀；有些水剂能结冰胀破容器，并能使药液外漏造成损失或降低药效。

2. 空气与湿度

（1）空气　空气中的氧气、水蒸气和灰尘等对中成药影响较大。若贮存不当，与空气中的氧化合而变质，如挥发油受氧的作用易引起树脂化；脂肪油容易氧化而结成块状，并能氧化酸败。又如散剂能吸附空气中的水、灰尘及有害气体，影响中成药的质量并促使变质霉坏。

（2）湿度　空气中湿度越大，有些中成药越会发生潮解、变色、变形、生虫、粘连结块，霉变或稀释；而湿度过低，有些中成药会发生风化或干裂。

3. 光线　太阳光中的紫外线对药物能起催化作用，可促进药品变色、分解氧化，使之变质，以致降低或失去药用价值。若养护不当，被光线直接照射会引起变质，如含油脂的中成药产生酸败；酒类产生浑浊；含苷类及维生素类的中成药产生分解；针剂、水剂日光照射后，因温度升高，会变色或降低药效；丹剂见光会析出水银等。

4. 害虫与真菌　中成药大多数都含有可供仓虫和真菌生长繁殖所需要的养料，倘若加工制作不当或养护不善，很容易造成大批中成药霉蛀损失。

（1）虫蛀　虫蛀即害虫对中成药的蛀蚀现象。常见危害中成药的害虫有药谷盗、谷象、米象、大谷象、烟草甲虫、谷蛾及螨虫类等数十种。一般害虫生长繁殖的最适宜温度是 20 ~ 35℃，相对温度为 60% 以上。湿度大、气温高时，害虫危害也最严重。故中成药被虫蛀常在夏秋季节发生。

（2）发霉　发霉是指中成药外表或内部有真菌滋生的现象。一般危害中成药的常见真菌有绿真菌、黑酵菌、蓝真菌等。

中成药的发霉除与本身性质和含水量有关外，温度、湿度等也是引起霉变的重要因素，尤其是温度 20 ~ 30℃，相对湿度在 70% 以上时，真菌可大量生长繁殖，故在梅雨季节，不少中成药常因加工制作和包装不严、贮存条件不适宜而造成霉烂变质。

5. 包装容器　包装容器是直接盛装和保护药品的器具。合理选择容器贮存中成药，不仅可以保护中成药的完整和清洁，重要的是能防止微生物（真菌）、虫害等的侵蚀，以及避免外界温度、湿度和有害气体、阳光等的影响，保证药品质量。

包装容器的种类很多，质量有别，对药品的影响也不一样，常用的包装有瓷制容器、玻璃容器、金属容器、纸及硬纸包装，塑料包装等。

普通玻璃在水中可被水解形成游离碱，它可使生物碱盐变色、沉淀，甚至分解失效。故在中成药生产包装时，必须根据药品理化性质选择符合要求的玻璃容器，以免影响药品质量。玻璃颜色对保证中成药质量具有重要意义，由于紫外线能透过玻璃使药品变色变质，故易受紫外线影响的药品包装用琥珀色玻璃容器最合适。

金属易受酸碱及其他化学物质的腐蚀，所以易与金属发生化学反应的中成药不宜用金属容器包装。塑料包装应选用无毒塑料包装。

6. 贮存时间　大多数中成药都有一定的保质期限，只是长短不同而已。中成药由于组成成分复杂，出厂时虽是合格品，但随着贮存时间的延长，以及受到内外因素的影响，质量上易出现问题，故对药物必须有一个时限性概念，以免影响疗效，造成经济损失。

中成药贮存时间过长，药品会发生不同程度的变质，最终导致不能应用，特别是易受潮湿、温度、光线、空气等因素影响的药品。例如，易风化或潮解中成药在湿度影响下，随着贮存时间的增长，其风化潮解会越来越严重。碱性较强的中成药贮存时间过长会逐渐腐蚀药瓶和安瓿而使其脱片，最后造成药品不能使用。有些中成药含有芳香性成分，若贮存时间过久，其芳香成分易挥发散失，因而使药效下降或丧失。有的中成药贮存过久会发霉、虫蛀、变质。鉴于此，为了保证药品质量，减轻损失，保证用药安全，中成药贮存时间不宜过长。

第四节　中成药的检验

中成药入库时，除按一般入库程序检查其品名、批号、规格、厂名、数量、说明书、批准文号、生产批号等信息之外，还需根据不同剂型的特点，对中成药的外观性状和内在质量进行检查。

一、性状鉴别

中成药的性状鉴别包括《中国药典》的"性状"与"物理常数"两项。"性状"是指将中成药除去包装、包衣或胶囊壳后的形状、色泽和气味等特征，对初步判断中成药的真伪和质量具有重要意义；"物理常数"包括相对密度、熔点、比旋度、折光率等，对评价含挥发油、油脂、树脂等成分制剂的真伪和纯度具有重要意义。

二、质量检查

中成药的常规检查是以各种剂型的通性为指标，对药品的有效性、稳定性进行评价和控制的检验过程。检验项目与剂型有关，包括水分、重量差异、崩解时限、微生物限度等，具体验收要点详见表11-2。

表11-2　中成药验收要点

剂型	外观性状要求	内在检查项目
片剂	片剂外观应完整光洁，色泽均匀，有适宜的硬度和耐磨性，非包衣片应符合片剂脆碎度检查法的要求	重量差异、崩解时限、发泡量、分散均匀性、微生物限度等
丸剂	丸剂外观应圆整均匀，大小、色泽一致，无粘连现象；蜡丸表面应光滑无裂纹，丸内不得有蜡点和颗粒；滴丸表面应无冷凝介质黏附	水分、重量差异、装量差异、装量、溶散时限、微生物限度等
散剂	干燥、疏松、混合均匀、色泽一致	粒度、外观均匀度、水分、干燥失重、装量差异、装量、微生物限度等
颗粒剂	颗粒剂应干燥，颗粒均匀，色泽一致，无吸潮、软化、结块、潮解等现象	粒度、水分、干燥失重、溶化性、装量差异、装量、微生物限度等
胶囊剂	胶囊剂应整洁，不得有黏结、变形、渗漏或囊壳破裂等现象，并应无异臭	水分、装量差异、崩解时限、微生物限度等
煎膏剂	无焦臭、异味，无糖的结晶析出	相对密度、不溶物、装量、微生物限度等
胶剂	色泽均匀，无异常臭味的半透明固体	水分、微生物限度等
糖浆剂	除另有规定外，糖浆剂应澄清，在贮存期间不得有发霉、酸败、产生气体或其他变质现象	装量、微生物限度等
合剂	除另有规定外，合剂应澄清。在贮存期间不得有发霉、酸败、异物、变色、产生气体或其他变质现象，允许有少量摇之易散的沉淀	相对密度、pH值、装量、微生物限度等
酒剂	须静置澄清，允许有少量摇之易散的沉淀	总固体、甲醇量、乙醇量、装量、微生物限度等
露剂	应澄清，不得有异物、酸败等变质现象	pH值、装量、微生物限度等

剂型	外观性状要求	内在检查项目
膏药	膏药的膏体应油润细腻、光亮、老嫩适度、摊涂均匀、无飞边缺口，加温后能粘贴于皮肤上且不移动。黑膏药应乌黑、无红斑，白膏药应无白点	软化点、重量差异等
栓剂	外形应完整光滑，应能融化、软化或溶化	重量差异、融变时限、微生物限度等
注射剂	溶液型注射液应澄清；混悬型注射液若有可见沉淀，振摇时应容易分散均匀；乳状液型注射液，不得有相分离现象	装量差异、装量、渗透压摩尔浓度、可见异物、不溶性微粒、重金属及有害元素残留量、无菌、细菌内毒素等

第五节　中成药的贮存与养护

中成药化学成分复杂，与化学药物制剂相比更容易发生变异，尤其是合剂、浸膏剂、蜜丸等剂型的中成药易受虫害、霉菌、温湿度等因素影响出现发霉、虫蛀等现象。因此，在中药的养护过程中，必须根据中成药的影响因素，针对不同的剂型、不同的环境，采用相适宜的养护技术，来防止中成药变质。

一、丸剂

丸剂系指原料药物与适宜的辅料制成的球形或类球形固体制剂。中药丸剂的类型包括有蜜丸、水蜜丸、水丸、糊丸、蜡丸、滴丸等，如储存养护不当，易出现发霉、虫蛀、粘连、干枯变形等变异现象，具体变异原因及防护措施详见表11-3。

蜜丸：系指药材细粉以蜂蜜为粘合剂制成的丸剂，其中根据药丸大小的不同又可将蜜丸分为大蜜丸和小蜜丸，其中每丸重量在0.5g以上（含0.5g）的称大蜜丸，每丸重量在0.5g以下的称小蜜丸。

水蜜丸：系指药材细粉以蜂蜜和水为黏合剂制成的丸剂。

水丸：又称水泛丸，系指药材细粉以水（或根据制法用黄酒、醋、稀药汁、糖液、含5%以下炼蜜的水溶液等）为黏合剂制成的小球形丸剂。

糊丸：系指药材细粉以米粉、米糊或面糊等为黏合剂制成的丸剂。

蜡丸：系指药材细粉以蜂蜡为黏合剂制成的丸剂。

浓缩丸：系指药材或部分药材通过提取浓缩后，与适宜的辅料或药物细粉制成的丸剂。根据黏合剂的不同，可分为浓缩蜜丸、浓缩水丸和浓缩水蜜丸等。

滴丸剂：系指原料药物与适宜的基质加热熔融混匀，滴入不相混溶、互不作用的冷凝介质中制成的球形或类球形制剂。

糖丸：系指以适宜大小的糖粒或基丸为核心；用糖粉和其他辅料的混合物作为撒粉材料，选用适宜的粘合剂或润湿剂制丸，并将原料药物以适宜的方法分次包裹在糖丸中而制成的制剂。

表11-3　丸剂的贮存与养护

类型	变质原因	防护措施
蜜丸	蜂蜜中糖分是害虫极好的营养物质，蜜丸极易生虫；蜂蜜引湿性过强，极易发霉	应密封贮存于室内阴凉干燥处，注意包装完好。梅雨季时，空气潮湿，可置于石灰缸内干燥
水蜜丸	吸湿性强，易发霉生虫	应密封置室内阴凉干燥处
水丸	因颗粒比较疏松，与空气接触面积较大，能迅速吸收空气中的水分，易出现霉变、虫蛀、松碎等现象	通常以纸袋、塑料袋或玻璃瓶包装、密闭，可防质变，宜置于室内阴凉干燥处

续表

类型	变质原因	防护措施
糊丸	赋形剂是米糊或面糊，具较强的吸湿性，因而此类药不易保存	制作时充分干燥，装于密封容器内
其他	易受药物和辅料的影响发生变异	密封贮存，防止受潮、发霉、虫蛀、变质

二、片剂

片剂系指原料药物或与适宜的辅料制成的圆形或异形的片状固体制剂。按药材的处理过程，片剂可分为浸膏片、半浸膏片、全粉片等，按包衣材料又可以分为糖衣片、薄膜衣片、半薄膜衣片等；片剂一般以口服普通片为主，另有含片、舌下片、咀嚼片、分散片、可溶片、泡腾片、阴道片、缓释片、控释片、肠溶片等不同类型。

由于片剂含药材粉末或浸膏量较多，因此极易出现吸潮、松片、裂片、粘结等现象，如出现上述情形，不宜入药。在储存过程中，片剂常用无色或棕色玻璃瓶加盖密封，有的可用塑料袋或铝箔压板等包装密封，一般在低温、低湿条件下可贮存数年而不质变，因而片剂宜贮于室内凉爽、通风、干燥、避光处，密闭存放。

三、散剂

散剂系指原料药物或与适宜的辅料经粉碎、均匀混合制成的干燥粉末状制剂。散剂可分为口服散剂和局部用散剂，其中口服散剂一般可溶于或分散于水、稀释液或其他液体中服用，也可以直接用水送服如蛇胆川贝散、蒙脱石散等；局部用散剂可供皮肤、口腔、咽喉等处应用如锡类散、痱子粉等。

散剂受湿气影响较大，易吸潮，因此必须充分干燥，包装防潮性能要好，如紫雪散中含有大量玄明粉、石膏粉等吸湿性强的矿物药，应密封防潮，否则会吸湿硬结；另外，有的散剂中含挥发性成分的中药如避瘟散中含藿香、冰片等，因此在贮存时应密闭存放，以防止有效成分的挥发和散气走味；有的散剂中含有树脂类中药如七厘散中含乳香、没药等，遇热后极易结块，储存时应防止高热

一般的散剂可用防潮、韧性大的纸或塑料薄膜包装封口或熔封后再装入外层袋内封口。含有挥发性成分的散剂，应用玻璃管或玻璃瓶装，塞紧，沾蜡封口。如贮存量较大，可适当加入0.5%～1%苯甲酸为防腐剂，以防久贮变质，在堆码时应避免因外包装变形发生重压。散剂宜贮于室内阴凉干燥处，在养护过程中，若发现受潮或生虫，应及时曝晒，并重新过筛，去其虫卵，如果发霉或虫蛀严重，则不能药用。

四、颗粒剂

颗粒剂系指原料药物与适宜的辅料混合制成具有一定粒度的干燥颗粒状制剂。颗粒剂可分为可溶颗粒、泡腾颗粒、肠溶颗粒、缓释颗粒等。

颗粒剂受外界湿气影响较大，若包装不严或散破，则极易吸收包装外空气中的水分，导致颗粒剂受潮结块、发霉或是虫蛀，颗粒剂一旦生虫，则容易出现粉末增多、颗粒间有丝状物缠绕等现象，严重影响质量。

因此，颗粒剂通常需装入塑料袋中，袋口热熔封严，存放于铁罐或塑料盒内，并置于室内阴凉、干燥处，遮光、防潮、防热储存。

五、胶囊剂

胶囊剂系指原料药物或与适宜辅料充填于空心胶囊或密封于软质囊材中制成的固体制剂。根据囊材制备工艺一般可分为硬胶囊、软胶囊、肠溶胶囊等。

胶囊剂易吸收水分，轻者出现胶囊膨胀，胶囊表面浑浊等现象，重者可长霉、粘连，甚至软化、破裂；另外，胶囊剂遇热易软化、粘连，过度干燥还会发生脆裂的现象。因此胶囊剂在贮存时，应存放于密闭塑料袋或玻璃、塑料瓶中，并置于阴凉干燥处，储存温度以不超过30℃为宜。

六、煎膏剂（膏滋）

煎膏剂系指饮片用水煎煮，提取煎煮液浓缩，加炼蜜或糖（或转化糖）制成的半流体制剂，如益母草膏、秋梨膏等。

煎膏剂若保管不当，会出现结皮、霉变、发酵、变酸、糖晶析出较多或有焦楂味等现象。在制备过程中，如果药液浓缩及加糖、炼蜜得当，保管妥当，一般不易发霉；若浓度过稀，蜂蜜炼得太嫩，或因操作不慎，沾上生水，则极易生霉。

因此，储存前应先将煎膏温度降至40～50℃，再装入干燥洁净的棕色玻璃瓶中，待煎膏彻底冷却后，瓶口用蜡纸或薄膜覆盖，并加盖旋紧，置于室内阴凉干燥处储存。

七、胶剂

胶剂系指将动物皮、骨、甲或角用水煎取胶质，浓缩成稠胶状，经干燥后制成的固体块状内服制剂。

胶剂受温湿度影响较大，当温度过高或湿度过大时，胶剂会发软发黏，甚者粘连成坨，若发现胶剂受潮发软，不可曝晒或火烘，应置于石灰缸内保存数日以除潮防霉，如出现霉变、异臭者，不宜药用。夏季或外界空气潮湿时，胶剂可放于石灰缸内或干燥稻糠中，但应避免久贮后出现的脆裂现象，一般宜1周后取出，仍贮于架上。

另外，由于各种药胶的性质不同，其贮存方法也各有差异，其中龟甲胶和鳖甲胶较难贮存，易受潮粘结，严重时还会熔化，因此在储存过程中应当格外注意温湿度，做好温湿度调控工作；驴皮胶一般宜置于阴凉干燥处存放，梅雨季节贮于石灰缸内即可；虎骨胶、鹿角胶也较易吸潮，一般梅雨季，可储存于石灰缸内，且每隔10天左右检查一次为宜。

八、糖浆剂

糖浆剂系指含有原料药物的浓蔗糖水溶液。

糖浆剂在检查时应注意观察其是否澄清、色泽是否一致，有无沉淀、混悬颗粒或其他异物的产生，如发现色泽有明显差异或是出现不明沉淀异物时应立即停止药用。

糖浆剂因含有大量蔗糖，其水溶液容易被霉菌、酵母菌等分解而出现酸败、浑浊的现象。因此，糖浆剂宜贮于室内阴凉干燥处，并做好避光、防潮、防热等工作。在冬季平均气温低于－5℃时，应做好防冻保护，否则糖浆剂冻结融化后，会出现不同程度的絮状或块状沉淀。

九、酒剂

酒剂系指饮片用蒸馏酒提取调配而制成的澄清液体制剂。

酒剂一般虽不易发生变质现象，但如果包装不严，就容易出现挥发或是散失气味的现象，当乙醇含量低于20°时，在光照下还能使其酸败变质，若含醇量低于原处方规定的10%～15%，出现有严重沉淀或酸败变质现象，则不可再供药用。

酒剂在储存过程中应保持其澄清且无杂质无沉淀，酒剂一般可盛装于小口长颈的玻璃瓶或瓷瓶内，密封瓶口，置阴凉处保存，酒瓶封口必须严密，以防止因酒的挥发导致溶媒浓度改变，进而产生沉淀、变色或疗效降低的情况；另外，由于酒剂中含有乙醇，其冰点降低，故一般不易冻结，但夏季时应注意避光防热。

十、合剂

合剂系指饮片用水或其他溶剂，采用适宜的方法提取、纯化、浓缩制成的口服液体制剂（单剂量灌装者也可称"口服液"），如小青龙合剂、复方益母草合剂、甘草合剂等。

由于合剂成分复杂，久贮易变质，因此在制剂过程中应尤其注意清洁卫生，必要时可添加防腐剂，灌装后密封。合剂在贮存时应注意防潮、避光、防冻，以免出现变质现象。

十一、膏药

膏药系指饮片、食用植物油与红丹（铅丹）或官粉（铅粉）炼制成膏料，摊涂于裱背材料上，制成的供皮肤贴敷的外用制剂。前者称黑膏药，后者称白膏药。

由于有些膏药中含挥发性药物如冰片、樟脑等，因此这类膏药储存时间不宜过长，以免有效成分散失，另外，膏药的贮存环境不宜过热，以防止药物渗透至纸或布外，同时也不宜过冷或湿度过大，以免膏药黏性降低，导致粘贴时脱落。因此，膏药一般宜贮于密闭容器内，置于干燥阴凉处贮存，并做好防潮、防热、避风工作。

十二、栓剂

栓剂系指原料药物与适宜基质制成供腔道给药的固体制剂。根据施用腔道的不同，一般可分为直肠栓、阴道栓和尿道栓。

由于栓剂是以可可豆油或甘油明胶等为基质制成的，因此其熔点较低，遇热后容易软化变形，另外甘油明胶等基质具有较强的吸湿性，所以栓剂受湿度影响较大，当空气中湿度过高时，易吸湿而霉变，湿度过低时，又会因析出水分而干化。故在贮存过程中，可以用蜡纸或锡纸包裹，放置于纸盒内或装于塑料或玻璃瓶中，注意不要挤压，以免因互相碰触而粘连或变形，一般宜置于室内阴凉干燥处，贮存温度控制在30℃以下。

十三、注射剂

注射剂系指原料药物或与适宜的辅料制成的供注入体内的无菌制剂。注射剂可分为注射液、注射用无菌粉末与注射用浓溶液等。

注射剂在检查时应着重关注其澄明度、颜色变化，是否有浑浊、沉淀，容器封口是否严实是否有破损，如有不符合要求者，应立即取出，不可供药用。

注射液在贮存时应注意温度的把控，若温度过高会使某些高分子化合物的胶体状态受到破坏而出现凝聚现象；当温度降低，则某些成分的溶解度和稳定性随之降低，也会出现沉淀、浑浊等现象。因此，注射剂应储存于中性硬质玻璃安瓿瓶中，置室内阴凉干燥处存放，注意遮光、防冻结、防高热，储存温度控制在 10～20℃为宜。

十四、酊剂

酊剂系指将原料药物用规定浓度的乙醇提取或溶解而制成的澄清液体制剂，也可用流浸膏稀释制成。供口服或外用。

酊剂中由于含有乙醇成分，因此在储存时应注意控制好温度，若温度过高可使所含乙醇挥散；若温度过低，又会使某些药物成分发生沉淀。故贮存时，应置于温度适宜的地方，一般以 10℃～20℃为宜，另外，酊剂中所含的有些成分遇光后容易分解或变色，因此应盛装于棕色小口长颈瓶中，避光储存。

十五、气雾剂

气雾剂系指原料药物或原料药物和附加剂与适宜的抛射剂共同装封于具有特制阀门系统的耐压容器中，使用时借助抛射剂的压力将内容物呈雾状物喷至腔道黏膜或皮肤的制剂。根据用药途径可分为吸入气雾剂和非吸入气雾剂。

气雾剂在检查时应着重检查塑料护套与玻瓶粘贴是否紧密，查看有无泄露，雾型是否正常，阀门有无失灵，药液是否变质等。在储存时，应注意避免受热和光照影响，一般宜储存于阴凉处，另外，搬运时应轻取轻放，并做好安全防护措施，避免因容器质量不佳或受外力撞击而引起爆炸。

目标检测

答案解析

一、单选题

1. 糖浆剂保管养护的关键在于（　　）。
   A. 防变色　　　　　　　B. 防潮　　　　　　　C. 防沉淀　　　　　　　D. 防霉败
2. 软膏受热易出现（　　）。
   A. 霉变　　　　　　　　B. 酸败　　　　　　　C. 吸潮　　　　　　　　D. 外溢

二、多选题

1. 水丸易发生的变异现象有（　　）。
   A. 挥发　　　　　　　　B. 虫蛀　　　　　　　C. 霉变
   D. 结皮　　　　　　　　E. 松碎
2. 散剂较显著的特点是（　　）。
   A. 风化性　　　　　　　B. 吸湿性　　　　　　C. 挥发性
   D. 酸败性　　　　　　　E. 膨胀性

3. 易沉淀的剂型是（　　）。

A. 药酒　　　　　　　B. 片剂　　　　　　　C. 针剂

D. 蜜丸　　　　　　　E. 口服液

4. 胶囊剂在储存中可能会出现（　　）。

A. 表面浑浊　　　　　B. 发霉、粘连　　　　C. 软化、破裂

D. 干燥脆裂　　　　　E. 糖晶析出

5. 注射剂的储存条件应是（　　）。

A. 密封于中性硬质玻璃安瓿瓶中　　　　　　B. 遮光

C. 干燥通风　　　　　　　　　　　　　　　D. 防冻结

E. 防高热

三、简答题

1. 分类列举不同中成药易发生的变异现象。

2. 简述片剂的养护措施。

书网融合……

本章小结

第十二章 特殊中药的贮存与养护

PPT

特殊中药系指性质特殊，需要专人专职进行储存保管的中药，包括有毒麻中药、易燃中药、细贵中药、盐腌中药和鲜活中药五大类。毒麻中药在储存或流通中具危险性，易致人中毒或死亡；易燃中药具有自燃、易燃的特性，若保管不当则易发生火灾；细贵中药具经济价值高的特点；盐腌中药容易受湿度影响而发生潮解；鲜活中药需保持鲜活，如储存不善容易腐烂。

第一节 毒麻中药的贮存与养护

一、毒麻中药的概念

毒性中药指具有剧烈的毒性、治疗量与中毒量相近、使用不当会致人中毒或死亡的一类中药；毒性中药中大部分为中药材，少数为加工品及成药。麻醉中药指连续使用后易产生依赖性，能成瘾癖的药物。《中华人民共和国药品管理法》规定毒性中药和麻醉中药均属"实行特殊管理办法"管理的药品。

二、毒麻中药管理品种

按照国家卫生健康委和国家药品监督管理局规定，毒麻中药的管理品种有28种，分别是：白降丹、斑蝥、蟾酥、红升丹、红粉、红娘虫、闹羊花、砒石（红砒、白砒）、砒霜、轻粉、青娘虫、水银、生马钱子、生川乌、生草乌、生白附子、生附子、生半夏、生南星、生巴豆、生甘遂、生狼毒、生藤黄、生千金子、生天仙子、雄黄、洋金花、雪上一枝蒿。麻醉中药1种：罂粟壳。

三、毒麻中药的贮存与养护

毒麻中药的储存养护流程包括有入库验收、分类储存、在库养护和出库复核。

按照国家规定，毒麻中药在库房的保管，必须由熟悉药性的药剂人员负责管理，并定期学习关于毒麻中药的储存、管理和养护知识。在调动工作时，应办理交接手续，并由单位负责人监交无误后方可调离。

毒麻中药必须做到专人专柜加锁保管，建立登账簿，记载收入、使用、消耗情况，已经拆开包装或分装好的毒麻中药也应单独存放，明显标志，不得与其他药材混杂。

1. 入库验收

（1）毒麻中药的验收　毒麻中药入库时，首先检查采购药材与采购计划单是否一致，验收时应至少有两个人一起开箱验收，认真核对品种名称、规格、产地或生产单位、发货单位、发货日期、批号等相关信息，再核查件数是否相符，检查包装是否严密，有无破损、包装上有无明显国家规定标志等，并逐件称重，检查重量是否在正常的误差范围内，验收合格后方能正式入库，填报入库凭证，分送有关部门或人员登记入账。在验收过程中若发现有缺少、缺损的毒麻中药，应双人清点登记并报企业负责人，待企业负责人批准后加盖公章，到供货单位查询、处理。

（2）毒麻中药的检验　参照国家药品标准，对毒麻中药进行性状、显微和理化等方面的鉴别，对毒性中药的有效成分或毒性成分进行含量测定、对水分、pH、杂质等进行检验。其中性状鉴别是指在宏观上对药品的形态、质地、色泽、气味等进行检验，显微鉴别主要是借助放大镜或显微镜对毒麻中药饮片的的细胞、组织或内含物等进行观察。理化鉴别则是通过化学反应法、光谱法和色谱法等分析方法检测有关成分是否存在。检查时保管人员应积极配合检验人员完成这一工作。

检验人员在检验过程中，不得中途离开现场，以防事故发生。在储藏过程中，需要进行定期或者不定期的抽查或者全面检查，主要检查包装有无破损、是否受潮，药品储存时间是否超过有效期限、药品有无缺失等。在检验毒麻中药时，工作人员不可以进行口尝或鼻嗅，尤其是对信石、藤黄等药材进行检查时，还应该戴口罩、手套等防护工具，以防止中毒。

2. 分类储存　根据入库毒麻药材的数量、性质，专人专库（专柜）储存、专账记录，并做好双人双锁等安全防护工作。在入库后，按照不同品种、类别、产地、规格、批号等分类分区置码放于洁净的垫板上，其中已经拆开包装的或分装好的毒性中药也要单独存放，并标注上"毒"或"麻"的明显标识，不得和其他药材混杂。在库检查时，应注意药材包装有无破损、封条是否完整、有无质量变异等，同时还要注意储存环境，做好库房温湿度记录，一般库存温度不得超过30℃，湿度不得超过75%。

3. 在库养护　毒麻中药的养护应根据它们的来源、理化性质、变异原因，并结合库存数量的多少来决定相应的养护措施。毒麻中药根据其来源一般可分为动、植物药材、矿物药材及其加工制品，其养护方法可根据不同来源分别选用。

（1）动、植物类毒麻中药的养护　动、植物类毒麻中药有生川乌、生草乌、生附子、生马钱子、生千金子、生天仙子、生巴豆、生半夏等，这些药材由于来源于动植物，在储存时如水分含量过高也会出现霉蛀现象，应先曝晒或烘干，去除水分后密封储存。其中对于数量较少的品种，一般可采用密封法贮存，用箱、桶、缸罐、塑料袋等容器对药材进行密封养护；对于数量较大的品种，可采用密封法、气调法、低温法等方式进行养护，用塑料薄膜罩帐、密闭库等密封储存，也可用冷藏库低温冷藏，对于密封性能好的库房，可采用除湿机吸潮；对于只具一般密封性能的库房，可在药材边上放适量的吸湿剂吸潮。

（2）矿物药及其加工制品类毒麻中药的养护　矿物药及其加工制品类毒麻中药有砒石、雄黄、砒霜、水银、红升丹、白降丹等，它们的贮存数量一般都很少，主要是防止氧化，控制湿度和温度。因此，一般可采用容器密封法养护，注意防潮、防高温就能防止发生质变。

4. 出库复核　根据出库单证进行拣单操作，其中所拣出的毒麻药材实行双人复核，复核内容包括凭证号、收货单位、生产单位、品名、规格、数量、批号、有效期等，做到账、物、卡三者相符。另外，毒麻类中药账本的保存时限应当自药品有效期满之日起不少于5年。

第二节　易燃中药的贮存与养护

一、易燃中药的概念

易燃中药系指在热和光的作用下，当达到本身的燃点时即可引起燃烧的药材。其中易燃中药的易燃性属于氧化范围。

二、易燃中药的常见品种

常见易燃中药品种有火硝、干漆、硫黄、海金沙、樟脑、生松香等。这些药材在热和光到达本身的燃点时，就会引起燃烧。不仅药材受到损失，甚至会引发火灾，因此易燃中药必须实行严格的保管制度，采取特殊的养护措施，选择安全区，设立专门仓库存放。

三、易燃中药的贮存与养护

1. 入库检验　此类药材入库时，除检验药材质量和有无杂质外，还应重点关注是否出现有受潮、密封不严等现象。如海金沙翻动时不松散，火硝颜色变暗，硫磺、干漆等底层出现细水珠，表明药材已受潮；海金沙撒于水上应上浮于水面，如出现下沉表明有杂质；对干漆、松香等还需关注是否有粘连、融化等现象的出现。另外，对于这类药材的包装也应格外注意，如发现有破漏或不符合安全要求时，应立即修补或更换，尤其是火硝，若包装不严或透风，就容易潮解融化。在贮存过程中，还应当经常检查仓库的温湿度，并注意库内外及其附近有无火源，以免发生火灾。

2. 在库养护　这类中药均不易生虫和霉变，但遇火即燃。因此库存量较大的品种应置于危险品仓库内贮存，数量较小的品种也应选择专库单独存放，存放时应远离电源、火源，最好用油篓或缸、罐等盛装后整件密封，并由专人保管。在库房附近应放有足量的灭火器、沙袋等消防设备，以保证库房的安全。另外，此类中药在储存过程中应控制好温湿度，若药材储存温度过高会使其自燃，湿度过低、太干燥，则容易引起火灾，但湿度不能过高，过高容易发生放热反应导致燃烧，一般温度控制在20℃以下、相对湿度60%~75%为宜。此外，易燃中药库内堆码的高度不宜过高，一般以不超过3m为宜，尤其是火硝、干漆不能重压，干漆更不能受阳光直射，否则易引起燃烧，不同品种垛与垛之间应保持1m以上的距离，以免搬取时因相互碰撞摩擦而发生事故。

药品库房防止火灾应贯彻"预防为主、防消结合"的方针。库内电气设备的安装、使用应符合防火要求，药库内不得使用60W以上白炽灯、碘钨灯、高压汞灯及电热器具，灯具周围0.5m内及垂直下方不得有可燃物。

第三节　细贵中药的贮存与养护

一、细贵中药的概念

细贵中药又称参茸贵细、名贵药材、细料药材等，是指来之不易、物稀量少、疗效好、价值高的中药材。

二、细贵中药的常见品种

细贵中药主要有：人参、鹿茸、冬虫夏草、燕窝、三七、哈蟆油、西红花、珍珠、麝香、牛黄、羚羊角、海马、海龙、猴枣、熊胆等。

这类药材有的来源于植物也有的来源于动物，在贮存中，由于成分性质的不同，会发生各种变异现象。如人参、海马、海龙、三七等易发霉生虫；西红花走油后容易变色干枯；羚羊角受热易干裂；麝香若包装不严密，则易散气走味；马宝、猴枣、珍珠等虽不易生虫发霉，但如若贮存不善，也会发生变色，影响药材的品质。

三、细贵中药的贮存与养护

1. 入库验收　入库时应两人或两人以上在场进行检验，应先检验原包装有无损坏或是受潮，封签是否完好，仔细核对货物与发货单上的数量是否相符，药材重量是否在允许误差范围内，如发现毛重不符，应及时向相关部门通报，并与发货方取得联系。另外，在检验时，除了对每一品种的真伪、规格等进行全面验收外，还应对容易变质的品种及其不同部位进行针对性的检查，常见细贵中药验收要点详见表 12 - 1。

表 12 - 1　常见细贵中药的验收要点

细贵品种	验收要点
人参	一般说来，生晒参、红参的主根上部及残茎（芦头）处易生虫；对原装的人参，如发现其木箱或铁盒有裂缝或钉眼孔洞的，往往即易返潮和生虫，检查时应及时打开检验；红参受潮受热易泛油、变色，外表有油渗出，色泽呈红褐色或红黑色，香气散失；糖参返糖时体发软，外表糖质不干，且有变色、发黏等现象；发霉时，可见白色毛点，严重的可发展变为黑色斑点；整把的参须，易在扎把处或粗壮的部分发霉
三七	块粒状的三七，往往在支根折段处生虫，蛀孔很小，须仔细检查才能看出，同时还应防止用小头三七黏合成大头三七卖高价情况
鹿茸	鹿茸生虫时，往往在茸尖皮层外或槽内处，严重的也能蛀蚀到内部疏松部分，但锯口处及已骨质化的部分不易生虫
西红花	检验西红花时，应注意有无变色及失油，正常的西红花颜色鲜艳，体质糯润而气浓，否则即是陈货
冬虫夏草	冬虫夏草受潮易发霉，虫蛀后多有虫粪粉末，蛀蚀严重者多只剩空皮外壳。市场上也经常出现用牙签或铁线连接折断的冬虫夏草，验收时要格外小心
牛黄	天然牛黄体松质脆，易碎裂、剥落；如体实带有韧性，颜色发黄，用手剥落碎片时发声不响则表明已受潮，容易发霉变色
麝香	毛壳麝香易生虫，净香仁受潮后易发霉、散失香气，过于干燥则失润。用手指按压毛壳麝香囊皮处，如无弹力并感到内部软润的，说明受潮应立即剖开香囊进行检验。麝香仁发霉初期，往往出现白点，发展严重的会失去芳香气而带霉味

细贵品种	验收要点
燕窝	燕窝受潮后容易发霉，检验时如手感柔软或取两盏相互碰击无声的，则说明已经受潮
熊胆	检查熊胆时须视胆囊有无虫蛀（囊皮处易虫蛀），净胆受热易融，受潮则囊皮处易发霉
哈蟆油	哈士蟆油易吸潮，如发现其色深或不光亮，或表面黏性大时，应注意吸潮防霉
海马、海龙	海马海龙的害虫很细小，多蛀入体内，尤其在其腹部最易生虫，检验时，须经敲击后才会掉出蛀粉、虫粪或害虫。此外市场上的海马肚子里面易塞入异物增重，验收时应捏一下肚子，看是否柔软易掐陷，必要时剪开肚子检查
其他	其他如检验羚羊角、马宝、狗宝、猴枣、珍珠等药材时，在鉴定品质优劣的同时，还应注意检验其包装是否牢固以及有无变色现象等

2. 在库养护　细贵中药必须放在安全可靠的库房内贮存，并有专人负责保管。储存时一般使用固定的箱、柜、缸、坛等容器，密闭后存放于干燥、阴凉，不易受热受潮的地方，库房内温度应保持在30℃以内，相对湿度不得过70%。

此类药材在储存过程中应做好定期检查工作，在养护时应根据不同中药的特性做好防护工作，防止药材发生变异现象，如虫草、鹿茸等药材，可先用密封袋封装或防潮纸包裹，再放入米缸底部存放，如发现药材已经受潮，应尽快晒干，但曝晒温度不宜过高，以免破坏药材的成分，影响药材的质量。对于人参，猴枣、燕窝等质脆易碎的药材，在操作时需特别注意，应轻拿轻放以防止残损。当然细贵类中药的养护方法还有很多，一般常采用以下几种养护方法。

（1）密封养护法　细贵药材几乎都可以采用该方法贮存，但要注意密封前应确保药材在安全水分范围内，且无变异现象，否则反而会促使霉变或虫蛀的发生，一般根据贮存药材的数量选择合适的密封容器，如库存量不多可选用密封袋、箱（柜）、缸、坛等密封储存，库存量较多的也可用小间仓室密封储存，若密封前库房湿度较大或仓室密封性能不好，可在药材周围放适量生石灰、木炭、硅胶等吸湿剂，这样能取得较好的养护效果。

例如哈蟆油可用缸、坛密封贮存，在缸底先放一碗白酒，再在上面放一张铺纸的竹篦子，然后将哈蟆油轻轻放入，封好缸口即可；也可在缸、坛容器内喷适量高浓度白酒，再加以密封；如果能装入双层塑料袋内（每袋不超过0.5kg），再放入大容器内密封贮存，则效果会更好。西红花在密封储藏时，一般只需要将西红花原包装放入大容器或瓷罐内严实密封，再放置于阴凉干燥处即可。麝香适宜用瓷瓶或玻璃瓶盛装，再用石蜡封口，置于阴凉干燥处，并要经常摇动容器，以防止麝香挤压结块。

（2）防潮法　当储存环境湿度较大时尤其是梅雨季节时，贵细类药材可用吸湿剂吸湿法来防止药材受潮。常用吸湿剂有生石灰、无水氯化钙、硅胶、木炭等。吸潮剂用量，应根据空气湿度、药材含水量以及药材品种等决定，用量也不宜过多也不能过少，过量会使药材过分干燥而碎裂，增大损耗，过少达不到吸湿的效果，一般每平米用量2.5~3kg量为宜。此外，还可配合使用除湿机来除湿。如生晒参、山参、红参、燕窝等便可采用此法，可将药物装在铺有生石灰的箱或缸罐中贮存，但须注意药材不能接触生石灰等吸湿剂，以防污染，此外，用干燥稻糠埋藏这些药材也能达到防潮的目的，具体方法是在容器内先铺一层稻糠，然后将药材分层放入，放一层药材铺一层稻糠，最后再将容器密封严实，置于干燥阴凉处贮存，但这种方法只能起到防潮的效果，平时仍应注意加强检查，防止生虫。

（3）冷藏养护法　采用低温（2~10℃）贮存中药，可以有效地防止中药生虫、发霉、变色等变异现象的发生，但该养护方法需要用到制冷设备如冰箱、冰柜、冷库等，费用较高，因此主要用于储存库存量不多且易变异的中药。燕窝、麝香、人参、哈蟆油等药材在霉季时，适宜采取该养护方法，冷藏时最好在梅雨季节前进行，梅雨季节后出库，且冷藏温度一般以2~10℃为宜；另外，药材在进入冷藏前，必须确保其含水量在安全水分范围内，同时包装必须密封，以防止潮气侵入引起发霉。

（4）气调养护法　细贵中药贮存时也可用气调养护法，一般储存量较少的药材可用塑料袋密封，量较多的可用塑料膜做成罩帐密闭或放入密闭库中，人为降氧进行气调养护。

（5）对抗同贮养护法　对抗同贮是利用不同品种药材的特殊气味、吸潮性能或特有的驱虫去霉化学成分来防止另一味药材出现虫蛀、霉变等变异现象的一种贮存养护方法。该养护法一般适用于数量不多的药物，是我国传统医药对中药贮藏经验的长期积累，是一种无毒无公害、在当下实用有效发展前景广阔的优势养护法。对抗同贮养护法一定要实施于药材被蛀发霉前，而不能在变异后进行。在细贵类药材当中常见的同贮药对有：西红花和冬虫夏草（共同存放低温干燥处）、细辛与鹿茸（将细辛碾末调糊，涂在鹿茸锯口和有裂缝处，再烤干置于密闭的撒有细辛的樟木箱内，置阴凉干燥处）、花椒与鹿茸（将鹿茸装入盒底铺有花椒的盒子内，封盖存放）、当归与麝香（麝香与当归分件用纸包好，依次装入瓷罐内，密封盖口，置干燥处）。

第四节　盐腌中药的贮存与养护

一、盐腌中药的常见品种

盐腌中药主要包括有盐肉苁蓉、盐附子、全蝎等。这几种药材都是经盐腌过或用盐水煮过，具有含盐量多、受湿度影响大的特点。当空气湿度低时，盐腌中药的外表易结晶起盐霜，而当空气湿度较高时，又容易吸潮使盐霜溶化，若长期受潮，即易变软、发霉或腐烂。其中全蝎在受潮后不仅容易发霉、变色，而且还会出现脱尾、生虫现象，严重影响质量。

二、盐腌中药的贮存与养护

1. 入库验收　在检验时，首先应注意包装袋上下和四角有无盐水痕迹，然后拆件取样，观察有无出现泛盐流水或发霉腐烂等现象。在检查盐肉苁蓉、盐附子时，还可以用刀切开，观察其内部是否滋润、有无盐分。

2. 在库养护　盐腌药材应贮存于阴凉库房内，库房温度最好不超过30℃，一般可用缸或坛分装后盖严密封存放，其中盐苁蓉、盐附子也可采用整垛密封的方式封存，且垛底应垫高40cm以上以免受潮，全蝎可用木箱整件密封，但整垛和整件密封，都不如用缸或坛密封的效果好。采用缸、坛密封时，可在其底层放入适量生石灰，并将一瓶敞开瓶口的白酒立放在缸、坛内，以防止全蝎头尾脱落。

在储存过程中，还应定期做好检查工作，一般每半个月检查一次为宜。梅雨季节，应适当缩短检查周期，有条件还可以将药材放入冷库内贮存，但必须注意将包装封严，以免受潮变质

第五节　鲜活中药的贮存与养护

一、鲜活中药的常见品种

常见的鲜活中药包括鲜白茅根、鲜紫苏、鲜石斛、鲜生姜、鲜地黄、鲜藿香、鲜佩兰、鲜石菖蒲、鲜荷叶、鲜骨碎补等。

二、鲜活中药的贮存与养护

鲜活中药的养护主要是控制药材的干湿度，防止过干或过湿，过于干燥药材会干枯，过于潮湿则会引起腐烂；另外养护过程中还需注意防虫，冬季需防寒、防冻。

鲜首乌、鲜地黄入库时，应先将有黑斑或腐烂的拣出，再用刀切去腐烂部分，晒干切口（俗称"封口"）；新采挖的药材，应先摊晾 3~5 天，至表皮稍干时，再用较湿润的河沙埋存。冬季储存时，可将药材先晒一天再贮存于温室或地窖内，一层一层用沙子埋好，贮存温度不得低于5℃，以防止冻伤。鲜芦根、鲜白茅根储存时，应竖放于容器内，加水少量，上盖湿布，夏季每天宜换水 2~3 次，冬季每天换水 1 次，并置于阴凉通风处，每天还应洒水 1~2 次，以保持药材新鲜。鲜藿香、鲜佩兰在贮存时应先将鲜药修整、去净枯枝烂叶，然后置于阴凉处，晾去水渍，并用湿布遮盖储存。其他鲜活中药可视其性质用假植或埋存法养护。

目标检测

答案解析

一、单选题

1. 以下不属于特殊中药管理的是（ ）。
　A. 冬虫夏草　　　　B. 丹参　　　　　　C. 鲜石斛　　　　D. 硫黄
2. 以下不属于细贵中药的是（ ）。
　A. 红花　　　　　　B. 牛黄　　　　　　C. 红参　　　　　D. 鹿茸
3. 鲜活中药养护的关键是（ ）。
　A. 降低含氧量　　　B. 防虫　　　　　　C. 防霉
　D. 保持一定的湿度　E. 维持一定的温度
4. 盐腌中药垛底垫高的目的是（ ）。
　A. 美观　　　　　　B. 防虫　　　　　　C. 防霉　　　　　D. 防潮

二、多选题

1. 以下被纳入国家管理的医疗用毒性中药的有（ ）。
　A. 生狼毒　　　　　B. 雄黄　　　　　　C. 生附子
　D. 轻粉　　　　　　E. 硫磺
2. 以下属于细贵中药的是（ ）。
　A. 党参　　　　　　B. 羚羊角　　　　　C. 西红花
　D. 鹿茸　　　　　　E. 红花

三、简答题

1. 特殊中药的分类有哪些?
2. 举例说明细贵中药的养护方法有哪些。

书网融合……

本章小结

参考文献

［1］张西玲. 中药养护学［M］. 北京：中国中医药出版社，2006.

［2］徐良. 中药养护学［M］. 北京：科学出版社，2006.

［3］陈文，刘岩. 中药储存与养护［M］. 北京：中国医药科技出版社，2019.

［4］湖南省中药情报站. 全国气调养护中药材技术推广会在长沙召开［J］. 中成药研究，1982
（06）：21.